Clinical Engineering

臨床工学技士のための
人工呼吸療法

【編集】磨田　裕　横須賀共済病院集中治療科
　　　　廣瀬　稔　北里大学医療衛生学部医療工学科臨床工学専攻

秀潤社

本書に記載されている内容は，出版時の最新情報に基づくとともに，臨床例をもとに正確かつ普遍化すべく，著者，編者，監修者，編集委員ならびに出版社それぞれが最善の努力をしております．しかし，本書の記載内容によりトラブルや損害，不測の事故等が生じた場合，著者，編者，監修者，編集委員ならびに出版社は，その責を負いかねます．
　また，本書に記載されている医薬品や機器等の使用にあたっては，常に最新の各々の添付文書や取り扱い説明書を参照のうえ，適応や使用方法等をご確認ください．

株式会社 学研メディカル秀潤社

序　文

　人工呼吸療法は呼吸不全，または何らかの理由で呼吸の補助が必要な病態を対象に実施されます．このような人工呼吸器を使用する器械的な治療は，おもに集中治療室（ICU），ハイケアユニット（HCU）などで行われます．使用される人工呼吸器は生命維持装置の1つとして，保守管理などを臨床工学技士が担当しています．

　本書は，このような人工呼吸療法について今まで月刊誌「クリニカルエンジニアリング」に掲載された記事を主体とし，執筆の各先生方に内容の吟味・加筆などをお願いし，一冊の書籍として編集したものです．内容は，人工呼吸療法を行うときに必要な基本的事項，たとえば血液ガスに関するもの，モニタ，よく使う換気モード，そして，ウィーニングなど全般にわたって記載されています．さらに，抜管後は通常，ただちに酸素療法が開始されるので，酸素療法に関する内容も含んでいます．このように，本書は人工呼吸療法および関連事項について重要なポイントを網羅しています．

　呼吸サポートチーム（RST）でラウンドすると，現場では実際に使用する装置・器具について，正しい知識や適正な設定，操作，特徴などが意外に周知されていないということに気付きます．このような状況に対して，臨床工学技士の皆さんは，人工呼吸器，酸素療法装置などの保守管理業務だけではなく，適正使用方法などの教育普及活動などが早速，必要であることを痛感すると思います．

　このように，業務を行ううえでは，装置や機械の構造や動作を知っているだけでは物足りないことはいうまでもありません．これらの機器はどのような病態に使用して，どのような治療効果を期待するのか，さらにはどのような有害事象が起こり得るのか，などを十分に理解しておくことが必要です．皆さんが多くの知識を吸収し，これを院内での業務に応用し，さらに他職種のスタッフにも普及，実践を重ねていくことが必要です．そのことが質の高い医療の提供へとつながっていき，その結果，患者さんの安全，安心，満足に結びつくことが本書編集者としての何よりの喜びです．

　最後に，限られた時間で原稿を作成していただいた先生方，そして（株）学研メディカル秀潤社編集室 三澤裕子氏に深謝いたします．

磨田　裕

目 次

I 人工呼吸療法の基礎

1. 血液ガス分析 　　　　　　　　　　　　　　　大塚将秀　10
2. 呼吸不全 　　　　　　　　　　　　　　　　　古田島 太　21
3. PaO_2と$PaCO_2$のコントロール 　　　　　　 磨田 裕　31
4. 加温加湿 　　　　　　　　　　　　　　　　　磨田 裕　38
5. グラフィックモニタ 　　　　　　　　　　　　春田良雄　47
6. パルスオキシメータとカプノメータ 　　　　　相嶋一登　59

II 人工呼吸器の換気モード

1. 換気モードの基本を理解する 　　　　　　　　尾崎孝平　70
2. 換気モード
    ① CMV, assist, SIMV 　　　　　　　　　　　飯田 慎　85
    ② PSV 　　　　　　　秋元照美, 塚本 功, 関口 敦, 磨田 裕　92
    ③ CPAP, PEEP 　　　　　　　　　　　　　　井上博満　98
    ④ NPPV 　　　　　　　　　　　　　　　　　木村政義　104
    ● ASV 　　　　　　　　　　　　　　　　　　山本信章　111
3. 肺保護換気 　　　　　　　　　　　　　　　　木下亮雄　115
4. 事例でみる換気モードの実際 　　　　　　　　古田島 太　134
    ―選択, 設定, 離脱―

Ⅲ 人工呼吸器からのウィーニング

1. 「人工呼吸器離脱に関する3学会合同プロトコル」の概要 　　尾崎孝平　154
2. ウィーニングの実際
    - ①進め方 　　古田島 太　159
    - ②自発呼吸試験 　　山口 修　170
    - ③気管チューブ抜管 　　大塚将秀　177
3. ウィーニングプロトコルの運用
    - ①臨床工学技士 　　相嶋一登　185
    - ② RST 　　鮎川勝彦　195
    - ●ウィーニングの自動化 　　方山真朱　202

Ⅳ 事例から学ぶトラブル対処法

1. 人工呼吸療法中のトラブルの現状 　　塚尾 浩,廣瀬 稔　206
2. トラブル事例と対処
    - ①呼吸回路 　　井上博満　213
    - ②加温加湿器 　　梶原吉春　222
    - ③気管チューブ 　　道越淳一　234
    - ④電気設備と医療ガス 　　山下大輔　243
    - ⑤患者の状態 　　相嶋一登　251
    - ⑥ NPPV 用マスク 　　山本晃市　263
3. 人工呼吸療法中のヒューマンエラーを防止するために 　　木村政義　270

V 酸素療法

1. 病態に適した酸素療法を行うために必要な知識　　宮本顕二　280
    - ●ネーザルハイフローシステム　　今中秀光　289

索引　　290

執筆一覧

編集

磨田　　裕	横須賀共済病院集中治療科	
廣瀬　　稔	北里大学医療衛生学部医療工学科臨床工学専攻	

執筆者（執筆順）

大塚　将秀	公立大学法人横浜市立大学附属市民総合医療センター集中治療部	
古田島　太	埼玉医科大学国際医療センター集中治療科	
磨田　　裕	横須賀共済病院集中治療科	
春田　良雄	公立陶生病院臨床工学部	
相嶋　一登	横浜市立市民病院臨床工学部	
尾崎　孝平	神戸百年記念病院麻酔集中治療部	
飯田　　慎	埼玉医科大学病院臨床工学部	
秋元　照美	医療法人蒼龍会東松山メディカルクリニック	
塚本　　功	埼玉医科大学国際医療センターMEサービス部	
関口　　敦	埼玉医科大学国際医療センターMEサービス部	
井上　博満	日産厚生会玉川病院臨床工学科	
木村　政義	兵庫医科大学病院臨床工学部	
山本　信章	順天堂大学医学部附属浦安病院臨床工学室	
木下　亮雄	ドレーゲル・メディカルジャパン株式会社マーケティング部	
山口　　修	横浜市立大学附属病院集中治療部	
鮎川　勝彦	飯塚病院特任副院長	
方山　真朱	自治医科大学麻酔科学・集中治療医学講座集中治療医学部門	
塚尾　　浩	北里大学医療衛生学部医療工学科臨床工学専攻	
廣瀬　　稔	北里大学医療衛生学部医療工学科臨床工学専攻	
梶原　吉春	東大和病院臨床工学科	
道越　淳一	小倉記念病院検査技師部工学課	
山下　大輔	熊本大学医学部附属病院医療技術部ME技術提供部門	
山本　晃市	KKR高松病院臨床工学科	
宮本　顕二	北海道中央労災病院院長	
今中　秀光	宝塚市立病院病院長	

I 人工呼吸療法の基礎

血液ガス分析

 概要

血液ガス分析とは，動脈血の酸素分圧（PaO_2），pH，動脈血の二酸化炭素分圧（$PaCO_2$）を測定するとともに重炭酸イオン濃度を計算で求めることである．これらは生命維持に必要なエネルギー産生に関連した項目であり，臨床でも非常に重要な検査といえる．

1 はじめに：血液ガスとは

「血液ガス」とは血液中に含まれる気体成分のことで，これらを測定することを血液ガス分析という[1]．大気を吸入している地球上の生物の血中には，空気由来の酸素，窒素，アルゴンなどとともに，体内の代謝で生じた二酸化炭素が含まれている．これらのうち窒素やアルゴンは体内で代謝されず，生理学的意義が少ないので一般的には測定の対象から外されることが多い．

生理学的に重要なガスは酸素と二酸化炭素だが，pHも同時に測定すると計算によって重炭酸イオン濃度が求められ，重要な体液の状態を把握することができる．そのため，現在では血液中の酸素分圧，pH，二酸化炭素分圧を測定するとともに，これらの値から計算により重炭酸イオン濃度を求めることを血液ガス分析という．

血液は静脈から簡便に得られるが，静脈血の酸素分圧や二酸化炭素分圧は灌流先の臓器によって大きく異なるだけでなく，代謝状態に応じて時々刻々と変化する．それに対して動脈血は先天性心疾患の一部や動脈閉塞など特殊な疾患の場合を除いて全身でほぼ均一な値を示すため，血液ガス分析の検体には通常動脈血が用いられる．

2 血液ガス分析の臨床的意義

2-1 酸素はなぜ必要か

動物は光合成ができず，また自らエネルギーを産生することもできないので，外界からエネルギー源を摂取して活動の源としている．エネルギー源であるブドウ糖は解糖系で分解されるが，エネルギーの基本単位であるアデノシン三リン酸（adenosine triphosphate：ATP）は1 molのブドウ

 Point

酸素の重要性と酸塩基平衡分析の意義
酸素が存在することで，動物は効率よくエネルギーを産生することができ，活動性を増すことに成功した．その代謝産物である二酸化炭素と代謝が不完全なときに生じる酸の量を監視するものが酸塩基平衡分析である．

糖から2 molしか産生できない．また，代謝産物として2 molの乳酸イオンが産生されるが，この乳酸イオンも効率よく処理しなければならない．

ここに，酸素が十分に存在してミトコンドリアの助けを借りれば，さらに36 molのATPを産生できるだけでなく，2 molの乳酸イオンは6 molの二酸化炭素に分解され，外界への排泄が容易となる．動物は，ミトコンドリアと酸素のおかげで大量のエネルギーを効率よく産生することができ，活動性を増すことができるのである．

2-2 酸素が欠乏したとき

酸素はミトコンドリアの電子伝達系で利用される（**図1**）．酸素が不足してこの反応が進まないと，処理されない大量の水素イオンが細胞内に貯留することになる．また，ATPが産生されないため，以下のように反応が左に傾いて，水素イオンがさらに産生される．

$ADP + Pi^- + H^+ \Leftrightarrow ATP$

ここで，ADP：アデノシン二リン酸（adenosine diphosphate），Pi^-：リン酸イオン，H^+：水素イオン．

2-3 正常な代謝の結果生じるもの

安定した正常な代謝状態では，ブドウ糖や脂肪酸は二酸化炭素と水に分解される．二酸化炭素は循環系によって肺に運ばれ，気体となって呼気中に排泄される．そのため，二酸化炭素は「揮発酸」とも呼ばれる．また，アミノ酸の一種であるシステインやシスチンに含まれるイオウは，代謝されると硫酸イオンになる．食物から摂取したリンのうち，余剰分はリン酸イオンとなる．硫酸イオンやリン酸イオンには揮発性がないので「不揮発酸」と呼ばれ，腎臓から排泄される．

2-4 血液ガス分析で評価する代謝動態

血液ガス分析は，動脈血の酸素分圧（PaO_2）とpHおよび動脈血の二酸化炭素分圧（$PaCO_2$）を測定し，重炭酸イオン濃度を計算するものである．PaO_2が一定値以上あるということは，細胞が正常の代謝を行ってエネ

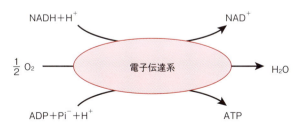

図1 電子伝達系
水素と酸素の反応で得られるエネルギーを使ってATPを合成する．

ギーを産生するために最低限必要なことであり，血液ガス分析を行うということはこれを監視していることになる．本来ならば細胞内やミトコンドリア内の酸素分圧のほうが重要であるが，それは簡単に知ることができない．

ミトコンドリアで酸素が欠乏していると，電子伝達系の活動（**図1**）が低下して水素イオンが大量に生じる．これは細胞外にも影響を及ぼし，動脈血のpHを低下させる原因となる．

$PaCO_2$の測定は，代謝の結果全身で産生された二酸化炭素が肺で効率よく排泄されているかどうかを監視していることになる．

つまり，血液ガス分析の施行は，活動に必要なエネルギー代謝が正常に営まれているかどうかを，PaO_2，pH，$PaCO_2$の測定を通して間接的に判断していることになる．血液ガス分析結果に異常がある場合は，数十秒から数分の単位で生命の危機に瀕している可能性があることを示している．

3 血液ガスの測定単位に「分圧」を使用する理由

血液中の酸素量を表現する方法には，分圧のほか，1 dL当たりに存在している酸素量である酸素含量 [mL/dL]，総ヘモグロビンに対する酸素ヘモグロビンの割合である酸素飽和度 [%] などがある．それぞれに重要な意味があるが，気相と液相が接する肺でのガス交換や，ヘモグロビンが存在しない間質液や細胞内液とのガス移動を論じる場合，酸素含量や酸素飽和度では不都合が生じる．一方，分圧を用いれば，ヘモグロビンの有無や気相・液相の違いを問わず，「ガスは分圧の高いほうから低いほうへ，分圧差に応じた速度で移動する」と単純化することができ，非常に便利である．そのため，呼吸生理学では血液ガスの測定単位に「分圧」が使用されている．

4 酸素に関する評価

4-1 酸素の体内貯蔵量

生命維持に必須の酸素だが，その酸素がどの程度体内に存在しているかを考えてみたい．

体内で酸素を多く含んでいる部位は肺内のガスと血液中のヘモグロビンで，空気を吸入している健康成人ではそれぞれ450 mLと850 mL程度である．それ以外に間質液中や筋肉内のミオグロビンに結合した状態で計250 mL存在し，体内の総和は1550 mLという試算[2]がある．一般に酸素消費量は5 mL/kg/min程度なので，体重50 kgならば250 mL/minとなり，体内の貯蔵酸素は約6分で枯渇する計算になる．肺容量が小さい肺疾患患者や代謝が相対的に活発な小児，あるいはヘモグロビン量が少

> **Point**
> **酸素に関する評価**
> 酸素の体内貯蔵は少なく，常に一定のPaO_2を確保することが生命維持に必須である．肺疾患のために酸素の取り込み効率が低下している状態を肺の酸素化障害といい，PaO_2が低下している状態を低酸素血症，細胞の酸素不足をハイポキシアという．

ない貧血患者ではさらに貯蔵量は少ないと考えられる．実際には，酸素の全量を使い切る前に代謝異常を生じるが，これらは臨床で経験する事象ときわめて一致する．

つまり，人体が必要とするブドウ糖などの他の物質と比較して，酸素の貯蔵量は桁違いに少ないことがわかる．また，ブドウ糖は欠乏してもアミノ酸を原料とした糖新生で合成することができ，エネルギー源としてだけなら脂肪酸で代替することができる．それに対し，酸素は合成することも他の物質で代用することもできない．酸素は，間断なく全身に供給し続けなければならない物質であり，数十秒から数分という短時間の供給遮断でも細胞機能に異常を生じ，場合によっては細胞死を誘発する．

4-2 酸素化障害，低酸素血症，ハイポキシア

酸素は肺から取り込まれるが，肺の機能が低下していると血液中に効率よく取り込むことができない．これを「肺の酸素化障害」という．その結果，PaO_2 が低下している状態を「低酸素血症（hypoxemia）」といい，血液の酸素化障害と呼ぶこともある．低酸素血症を生じれば，末梢の組織・細胞に送られる酸素量が減少し，ミトコンドリア内の酸素分圧が低下する．これを「ハイポキシア（hypoxia，低酸素症）」という．ミトコンドリア内の酸素分圧は測定できないが，ハイポキシアの結果生じる細胞の機能低下や細胞死による逸脱酵素値の上昇などで間接的に知ることができる．

一般に，肺の酸素化障害があると低酸素血症をきたし，その結果ハイポキシアとなるが，酸素療法や人工呼吸で肺の酸素化を補助できれば，低酸素血症を免れることもできる．また，低酸素血症がなくても，貧血のために血液中の酸素含量が低下した場合や心不全などのために心拍出量が減少している状態では，1分間当たりに末梢組織に送られる酸素量が減少してハイポキシアを生じることもある．

酸素不足に関連するこれら3つは厳密に区別されなくてはならず，その中で最も重要なのは，当然，ハイポキシアである．

4-3 肺の酸素化能力の評価

吸入気酸素分画（F_IO_2）が高ければ PaO_2 も上昇する．したがって，同じ PaO_2 であっても F_IO_2 を考慮しなければ肺の機能は評価できない．そのため，いくつかの指標が提案されているが，どの指標を用いても F_IO_2 の影響を完全に排除することはできない．現在，最も広く用いられているものはP/F（ピーエフ）比である．これは，PaO_2 を F_IO_2 で割ったもので，F_IO_2 が0.5のときに PaO_2 が100 Torr ならば

$$P/F 比 = \frac{100}{0.5} = 200$$

となる．

5 酸塩基平衡

5-1 血液の酸塩基平衡を左右するもの

　古典的な酸塩基平衡理論において,血液のpHを左右するものは,酸である二酸化炭素と塩基である重炭酸イオンである(**図2**).これは,溶液中の炭酸（H_2CO_3）の解離状態に対する質量作用の法則で説明できる.この両者のバランスで血液のpHが決定される.

　二酸化炭素は全身で産生されて肺から排泄されるため,呼吸性因子と呼ばれる.二酸化炭素は酸なので,分圧が低下すれば血液はアルカリ性に傾き,上昇すれば酸性に傾く.基準値は35〜45 Torrで,35 Torrより低下した状態を「呼吸性アルカローシス」,45 Torrよりも上昇した状態を「呼吸性アシドーシス」という.

　重炭酸イオンは,全身での代謝状態を総合的に反映するため,代謝性因子と呼ばれる.基準値は22〜26 mmol/Lとされるが,これは$PaCO_2$が40 Torrの場合で,$PaCO_2$が上昇すれば重炭酸イオンの基準値も上昇し,$PaCO_2$が低下すれば重炭酸イオンの基準値も低下する.塩基である重炭酸イオン濃度が基準範囲より低下した場合,血液は酸性に傾き,これを「代謝性アシドーシス」という.逆に,基準範囲より上昇した場合は「代謝性アルカローシス」という.

> **✎ Point**
>
> **酸塩基平衡**
> 血液のpHは,$PaCO_2$とHCO_3^-濃度で決まる.$PaCO_2$が低下しているものを呼吸性アルカローシス,増加しているものを呼吸性アシドーシス,HCO_3^-濃度が低下しているものを代謝性アシドーシス,増加しているものを代謝性アルカローシスという.

炭酸（H_2CO_3）は,水素イオン（H^+）と重炭酸イオン（HCO_3^-）に電離する.
$$H_2CO_3 \Leftrightarrow H^+ + HCO_3^-$$
これに,解離定数をKとして質量作用の法則を当てはめると,
$$\frac{[H^+][HCO_3^-]}{[H_2CO_3]} = K$$
両辺の対数をとって整理すると,
$$pH = pK + \log\frac{[HCO_3^-]}{[H_2CO_3]}$$
ただし,$pK = -\log K$
炭酸の濃度$[H_2CO_3]$は$PaCO_2$に比例し,その係数は0.03なので,
$$pH = pK + \log\frac{[HCO_3^-]}{0.03 \times PaCO_2}$$
これは,Henderson-Hasselbalchの式と呼ばれる.

図2 炭酸に当てはめた質量作用の法則から導かれたHenderson-Hasselbalchの式
この式は,重炭酸イオン濃度と$PaCO_2$でpHが決まることを端的に表している.

5-2 アシドーシスとアシデミア，アルカローシスとアルカレミア

動脈血の pH の基準値は 7.35〜7.45 とされている．これを外れた場合は異常で，7.35 より小さい場合を「アシデミア（acidemia，酸血症）」，7.45 より大きい場合を「アルカレミア（alkalemia，アルカリ血症）」という．

それに対して，血液の pH を下げる方向に作用する病態を「アシドーシス（acidosis）」，pH を上げる方向に作用する病態を「アルカローシス（alkalosis）」という．

アシドーシスがあると pH が低下してアシデミアになることも多いが，必ずしも 7.35 を下回ってアシデミアになることはなく，基準範囲にとどまることもある．同様に，アルカローシスのときに必ずアルカレミアを生じるということでもない．

したがって，「pH＞7.35 なのでアシドーシスではない」や「7.35≦pH≦7.45 なので酸塩基平衡に異常はない」という診断は誤りである．

5-3 呼吸性アシドーシスを生じる病態（表1）

呼吸性アシドーシスは，二酸化炭素の産生過剰または排泄不足の場合に生じる．

産生過剰は高体温や甲状腺機能亢進症で生じるが，代償的に換気量が増加するため $PaCO_2$ は上昇しないことが多く，呼吸性アシドーシスになる

表1 酸塩基平衡障害を生じる病態

呼吸性アシドーシス	二酸化炭素の産生過剰	高体温，甲状腺機能亢進症，吸入気の二酸化炭素分圧の上昇	
	二酸化炭素の排泄不足	呼吸中枢障害，横隔神経麻痺，神経筋接合部の異常，横隔膜の機能低下，胸郭の障害，肺コンプライアンスの低下，死腔換気率の上昇，気道抵抗の増加，気道閉塞，人工呼吸器設定の異常（換気量不足）	
呼吸性アルカローシス	二酸化炭素の産生不足	なし（換気量減少で代償するため）	
	二酸化炭素の排泄過剰	頭蓋内病変（脳圧亢進，感染炎症，出血など），呼吸中枢異常，心因性（不安，興奮など），気道や胸膜の刺激，人工呼吸器設定の異常（換気量過剰）	
代謝性アシドーシス	重炭酸イオンの直接の減少	重炭酸イオンの産生不足	なし
		重炭酸イオンの排泄過剰	腎尿細管機能障害，下痢，消化管瘻
	他の酸の過剰	他の酸の産生過剰	強酸と弱塩基の塩の摂取，ミトコンドリアの低酸素症
		他の酸の排泄不足	腎機能障害
代謝性アルカローシス	重炭酸イオンの直接の増加	重炭酸イオンの産生過剰	重炭酸塩の摂取
		重炭酸イオンの排泄不足	ループ利尿薬の投与
	他の酸の不足	他の酸の産生不足	弱酸と強塩基の塩の摂取
		他の酸の排泄過剰	胃液の喪失（嘔吐，ドレナージ）

ことは少ない．産生過剰とはやや異なるが，閉鎖空間への閉じ込めや医療機器の故障などで吸入気の二酸化炭素分圧が上昇する場合も，呼吸性アシドーシスとなる．

排泄不足は，神経筋疾患や多くの肺胸郭疾患で生じる可能性がある．調節換気中の換気量は人工呼吸器の設定に依存するため，設定換気量が不足すれば$PaCO_2$が上昇する．

5-4　呼吸性アルカローシスを生じる病態（表1）

呼吸性アルカローシスは，理論的には二酸化炭素の産生不足または排泄過剰で生じるが，産生減少時はそれに合わせて換気量が減少するため，呼吸性アルカローシスになることはない．

排泄過剰は必要以上に換気量が増加していることを意味し，頭蓋内病変，呼吸中枢異常，心因性，気道や胸膜の刺激などで生じる．調節換気中の換気量設定が過剰な場合も$PaCO_2$は低下する．

5-5　代謝性アシドーシスを生じる病態（表1）

代謝性アシドーシスは重炭酸イオンの不足を意味するが，重炭酸イオンの産生不足または排泄過剰のように重炭酸イオンが直接減少する病態と，他の酸の増加によって重炭酸イオンが消費される病態がある．

実際には重炭酸イオンの産生が不足する病態はないので，重炭酸イオンが直接減少するのは排泄が過剰な病態だけとなる．腎機能障害で尿細管の再吸収能力が低下していると，重炭酸イオンが十分に再吸収されず，血中の重炭酸イオン濃度が低下する．十二指腸に分泌される膵液は，強い酸性である胃液を中和する働きをもつが，これは110〜120 mmol/L程度の重炭酸イオンを含んでいる．下痢などで大量の腸液が失われる場合や，イレウス管によるドレナージや消化管瘻（ストマ）からの排泄が多い場合に重炭酸イオンの喪失が起こる．

他の酸の産生量が多い場合には，酸を過剰摂取する場合とミトコンドリアの低酸素症の場合がある．酸を直接大量に摂取することは考えにくいが，強酸と弱塩基の塩を大量に摂取する可能性はある．具体的には，ナトリウムイオンに比べてクロライドイオン（Cl^-）を多く含むアミノ酸製剤の過剰摂取などがある．

低酸素症で酸の産生が増加する理由は**図1**で説明できる．ミトコンドリアに存在する電子伝達系は，NAD（nicotinamide adenine dinucleotide）と結合して運ばれた水素を酸素と反応させて水を作る酵素群である．このとき大量のエネルギーが産生され，ADP，リン酸イオン，水素イオンからATPを合成している．ここで酸素が欠乏すると，酸素と反応できない水素イオンが増加する．また腎不全時は不揮発酸の排泄が減少し，血中に増加する．

5-6 代謝性アルカローシスを生じる病態（表1）

　代謝性アルカローシスを生じるのは，重炭酸イオンそのものが過剰な場合と，他の酸が減少する場合がある．

　重炭酸イオンそのものが過剰な場合には，重炭酸イオンの供給が多い場合と排泄が少ない場合がある．過剰摂取には内服薬や注射薬の過剰投与がある．排泄が少ない場合には，ループ利尿薬の投与などで代償的に腎臓での再吸収が亢進している場合がある．

　他の酸が減少する場合には，弱酸強塩基の塩の摂取が多い場合と酸の排泄が多い場合がある．輸血に含まれるクエン酸ナトリウムは弱酸強塩基で，大量輸血後には代謝性アルカローシスを生じることが多い．酸の排泄が多い場合の代表的な病態は，嘔吐や胃管からの排液で酸を大量に含む胃液を喪失する場合である．

6 酸塩基平衡診断（表2）

　酸塩基平衡を診断する方法の1つに次の4つのステップ法がある．

ステップⅠ：正常かどうかの診断

　まず，酸塩基平衡が正常かどうかを判断する．「酸塩基平衡が正常」とは，pH，$PaCO_2$，HCO_3^- のすべてが基準値内（表2）にあることをいう．HCO_3^- の代わりに BE（base excess）を用いてもよい．酸塩基平衡が正常の場合はステップⅡ以降には進まず，ステップⅠで診断は終了となる．いずれか1つでも基準値を外れる場合は酸塩基平衡障害があると診断し，その分類のためにステップⅡ以降に進む．

ステップⅡ：基本の病態を診断

　酸塩基平衡障害がある場合は，基本の病態がアシドーシスかアルカローシスかを診断する．pH が 7.40 より小さい場合はアシドーシスが，7.40 より大きい場合はアルカローシスがあると判断する．

ステップⅢ：原因が呼吸性か代謝性かを診断

　ステップⅡで診断したアシドーシスまたはアルカローシスが，呼吸性か代謝性か，または両者が合併した混合性かを判断する．たとえば，ステップⅡでアシドーシスと判断された場合，$PaCO_2>45$ Torr であれば呼吸性アシドーシス，BE<-2 mmol/L であれば代謝性アシドーシス，両者とも満たしていれば混合性アシドーシスと診断する．

ステップIV：急性か慢性かの診断

酸塩基平衡障害の原因以外の因子に代償反応が生じているかどうかを判断する．たとえば呼吸性アシドーシスだった場合，原因以外の因子，すなわち代謝性因子が代償的に変化してBE>+2 mmol/Lとなっていれば代償変化ありと判断して，慢性呼吸性アシドーシスと診断する．もし，BE≦+2 mmol/Lならば代償反応を生じていないので，急性呼吸性アシドーシスと診断する．

表2 酸塩基平衡の4ステップ診断法

ステップI（正常かどうかの診断）	
$7.35 \leq pH \leq 7.45$ かつ $35\ Torr \leq PaCO_2 \leq 45\ Torr$ かつ $22\ mmol/L \leq HCO_3^- \leq 26\ mmol/L$ または $-2\ mmol/L \leq BE \leq +2\ mmol/L$	

ステップII（基本病態の診断）	
pH<7.40 の場合➡アシドーシス pH>7.40 の場合➡アルカローシス	

ステップIII（呼吸性／代謝性の診断）	
アシドーシスの場合	$PaCO_2>45\ Torr$ の場合➡呼吸性アシドーシス $HCO_3^-<22\ mmol/L$ または $BE<-2\ mmol/L$ の場合➡代謝性アシドーシス 両者を満たす場合➡混合性アシドーシス
アルカローシスの場合	$PaCO_2<35\ Torr$ の場合➡呼吸性アルカローシス $HCO_3^->26\ mmol/L$ または $BE>+2\ mmol/L$ の場合➡代謝性アルカローシス 両者を満たす場合➡混合性アルカローシス

ステップIV（急性／慢性の診断）	
呼吸性アシドーシスの場合	$HCO_3^- \leq 26\ mmol/L$ または $BE \leq +2\ mmol/L$ の場合➡急性呼吸性アシドーシス $HCO_3^->26\ mmol/L$ または $BE>+2\ mmol/L$ の場合➡慢性呼吸性アシドーシス
呼吸性アルカローシスの場合	$HCO_3^- \geq 22\ mmol/L$ または $BE \geq -2\ mmol/L$ の場合➡急性呼吸性アルカローシス $HCO_3^-<22\ mmol/L$ または $BE<-2\ mmol/L$ の場合➡慢性呼吸性アルカローシス
代謝性アシドーシスの場合	$PaCO_2 \geq 35\ Torr$ の場合➡急性代謝性アシドーシス $PaCO_2<35\ Torr$ の場合➡慢性代謝性アシドーシス
代謝性アルカローシスの場合	$PaCO_2 \leq 45\ Torr$ の場合➡急性代謝性アルカローシス $PaCO_2>45\ Torr$ の場合➡慢性代謝性アルカローシス

pH，$PaCO_2$，HCO_3^-の基準値

$7.35 \leq pH \leq 7.45$
かつ
$35\ Torr \leq PaCO_2 \leq 45\ Torr$
かつ
$\begin{bmatrix} 22\ mmol/L \leq HCO_3^- \leq 26\ mmol/L \\ または \\ -2\ mmol/L \leq BE \leq +2\ mmol/L \end{bmatrix}$

ただし，HCO_3^-の値は$PaCO_2$が40 Torrの場合，「酸塩基平衡が正常」とはpH，$PaCO_2$，HCO_3^-のすべてが基準値内の場合である．HCO_3^-の代わりにBEを用いてもよい．

診断を阻害する因子

気管吸引直後の採血，人工呼吸器設定の変更直後，酸素療法の器具（単純フェイスマスク）のフィット不良，ファイティングなどで不同調があった直後など，安定した状態でないときの採血やデータの信頼性に問題がある場合は，初めから診断に適さない．

また，偶然に2因子の障害（たとえば，呼吸性アシドーシスと代謝性アルカローシス）が合併した場合は，代償反応と区別ができないため診断できない．

7 おわりに

ここでは $PaCO_2$ と重炭酸イオン濃度が血液の酸塩基平衡を決めると説明したが，実際にはリン酸イオン，硫酸イオン，ナトリウムイオン，クロライドイオン，アルブミンなど多くの物質の濃度が関与している．しかし，これらの物質の増減は，間接的に重炭酸イオン濃度を変化させるので，最終的には重炭酸イオン濃度の増減に集約できる．したがって，呼吸性因子の $PaCO_2$ とその他の因子の影響を代表する重炭酸イオン濃度でpHの変化を説明することができる．これが古典的な酸塩基平衡の解釈である．

代謝性アシドーシスといっても，実際には真に重炭酸イオンを喪失する下痢や尿細管障害の場合もあれば，硫酸イオンやクロライドイオンが増加したために代償的に重炭酸イオン濃度が低下する場合などがあるので，代謝性酸塩基平衡障害の場合は多くの因子を分析することが病態の解明につながる．このような観点から酸塩基平衡を解析する方法が，Stewart法と呼ばれるものである．

■文献
1) 大塚将秀：Dr.大塚の血液ガスのなぜ？がわかる－基礎から学ぶ酸塩基平衡と酸素化の評価－．学研メディカル秀潤社，2012
2) Lumb AB: Oxygen. Nunn's Applied Respiratory Physiology. 7th ed. p179-215, Churchill Livingstone, Edinburgh, 2010

mmHg と Torr（トル）

いずれも SI 単位系ではないので，「Pa（パスカル）」に変更していくことが求められている．現在のわが国の計量法では，血圧と眼圧の単位として「mmHg」，生体内の圧力に限っては，「Torr」の使用が認められている．したがって，血液ガス分析で酸素分圧などを表現するときは「Torr」を用いることが推奨される．臨床的には 1 mmHg と 1 Torr は同じ値と考えて差し支えないが，厳密には異なる．

・mmHg

水銀柱 1 mm の高さに相当する圧力．トリチェリーの実験以来，圧力の単位として広く用いられていた．当初は実際の水銀柱 1 mm の圧力であったが，緯度や標高によって地球の重力は異なり，水銀の密度も温度によって異なる．これでは，研究結果を世界的に比較する際に問題になる．そこで統一が求められるようになり，「標準重力加速度の下で 0℃の水銀柱 1 mm の圧力」と新しく定義された．

・Torr

定義は標準大気圧の 760 分の 1 である．本来は水銀柱 1 mm の圧力と同じ発想で決められた単位であるが，基準とした標準大気圧は定義のときに端数の切り捨てをしているため，10^{-7} 程度のわずかな差がある．

2 呼吸不全

 概要

呼吸不全は，呼吸機能障害により動脈血酸素分圧（PaO_2）が低下した状態であり，動脈血二酸化炭素分圧（$PaCO_2$）上昇を伴わない酸素化障害と $PaCO_2$ が上昇する換気障害に分けられる．単に PaO_2 が低い低酸素血症と低酸素症の違いは重要であり，後者には循環動態，ヘモグロビン（Hb）濃度，酸素需要がかかわる．また，呼吸不全の際には呼吸筋の負荷が増加し，呼吸筋不全を合併する．

1 はじめに

1-1 呼吸不全の定義

呼吸不全（respiratory failure）は，旧・厚生省特定疾患呼吸不全調査研究班の基準では「呼吸機能障害により室内気吸入時の動脈血酸素分圧（PaO_2）が 60 Torr 以下となる状態」と定義されている．なぜ，$PaO_2 \leq 60$ Torr なのかということに関しては，酸素解離曲線で勾配が急降下を開始するのがこの近辺であり（**図1**），組織の酸素化の指標である混合静脈血酸素飽和度（$S\bar{v}O_2$）が下がり始めるということ，60 Torr 以下で有意に肺血管の収縮が起こるという事実が指標となっているようである[1]．低酸素症（hypoxia，ハイポキシア）と低酸素血症（hypoxemia，ハイポキセミア）の違いは後述するが（23 ページの column 参照），呼吸障害による低酸素血症によって低酸素症になった状態を「呼吸不全」と考えることができ，低酸素血症以外の原因で起こる低酸素症とは区別すべきである．

1-2 Ⅰ型呼吸不全とⅡ型呼吸不全

呼吸不全を，動脈血二酸化炭素分圧（$PaCO_2$）の値により，45 Torr 以下をⅠ型（type 1）呼吸不全，45 Torr を超えるものをⅡ型（type 2）呼吸不全とする分類がある．しかし，「45」という数字で区切ることに大きな意味はなく，酸素化障害型呼吸不全がⅠ型，換気障害型呼吸不全がⅡ型に相当する．

1-3 急性呼吸不全と慢性呼吸不全

呼吸不全の状態が最低1カ月間以上継続するものを慢性呼吸不全（chronic respiratory failure）とし，それ以下のものは急性呼吸不全と定

 Point

換気とガス交換
一見して紛らわしいが，ventilation（換気），gas exchange（ガス交換）の和訳の問題である．「換気」は，吸気/呼気による肺胞と体外との間の気体の移動であり，「ガス交換」は，肺胞と肺毛細血管との間の気体の移動である．換気血流比（$\dot{V}_A/\dot{Q}$）不均等分布は，ガス交換障害に含まれる．

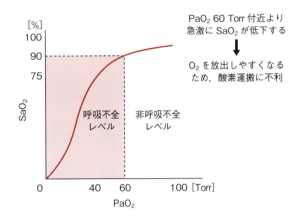

図1 酸素解離曲線

PaO_2 が 100〜60 Torr の間は動脈血酸素飽和度（SaO_2）が緩やかに低下するが，60 Torr を割る辺りから SaO_2 は急速に下降する．これは酸素分圧が低下する末梢組織レベルで，ヘモグロビン（Hb）が容易に酸素分子を放出し供給することに役立っている．逆に動脈レベルで PaO_2 が 60 Torr 以下だと酸素運搬能が著しく低下するために好ましくない．なお，経皮的酸素飽和度は SpO_2 として区別する．

義されているが，ここで問題になるのは単なる期間の差ではなく，病態の差である．元々正常あるいは安定していた肺に，急激に起こった命を脅かすような呼吸状態の変化が急性呼吸不全で，緊急の治療を要する．PaO_2 ≦60 Torr を急性呼吸不全とするならば，それ以前の段階から呼吸は促迫しており，急性呼吸不全として対処する．また，たとえば救急車で搬送されてくるような最初から酸素投与されている症例では，わざわざ酸素投与を中止して PaO_2≦60 Torr であることを確認する必要はない．急性呼吸不全は正常な状態に回復することもあるが，慢性呼吸不全に移行することもある．

　一方，慢性呼吸不全は，回復しなかった急性呼吸不全後，または慢性呼吸器疾患によって起こる非可逆的な固定した呼吸不全と考えることができる．低酸素血症または呼吸性アシドーシスは代償されており，酸素療法の適応は PaO_2≦55 Torr である．

2 呼吸不全の病態と原因疾患

2-1 酸素化不全と換気不全

　呼吸不全は，おもに酸素化が障害（PaO_2 の低下）される病態と，換気が障害（$PaCO_2$ の上昇）される病態に分類される．古典的なⅠ型呼吸不全，Ⅱ型呼吸不全という呼称は最近ではあまり耳にすることはなく，代わりに

酸素化不全（hypoxemic failure, lung failure, gas exchange failure），換気不全（hypercapnic failure, pump failure, ventilator failure）という用語が好んで使われる傾向にある．両者が混在する病態も存在するが，どちらが主の病態か考慮することは，障害部位，治療を決定するうえで重要なポイントとなる．

　低酸素血症の機序として換気血流比不均等，シャント，拡散障害，肺胞低換気があるが，前者の3つは酸素化不全にかかわり，肺胞低換気は換気不全そのものである．そのほか，吸入気酸素分圧（P_IO_2）が低下した際にも低酸素血症を呈する．高地で大気圧が低下した際には，P_IO_2 が低下するため低酸素血症が起こる．

2-2 酸素化不全

　病変の首座は肺実質（肺胞，肺毛細血管，間質）にあり，肺胞と毛細血管の間で行われるガス交換が障害された状態である．そのため，肺胞動脈間酸素分圧較差（$A-aDO_2$）が開大する．換気障害を合併しない場合には $PaCO_2$ は正常もしくは換気が亢進するため，$PaCO_2$ は低下する．

1 拡散障害（図2a）

　拡散障害はおもに間質（一部肺胞基底膜，毛細血管内皮を含む）の肥厚，水腫，構造変化により，酸素の拡散が障害された状態である．肺機能検査

---

column

低酸素血症と低酸素症の違い

　低酸素血症＝低酸素症ではない．「低酸素血症」とは，単に PaO_2 が低いという状態である．「低酸素症」は組織の酸素欠乏を意味し，PaO_2 以外にヘモグロビン濃度，心拍出量，末梢循環，酸素需要などがかかわってくる．つまり，PaO_2 が保たれていても他の要因で低酸素症という状態は起こり得る．よって，呼吸不全の治療の目標は単なる PaO_2 の正常化（低酸素血症の改善）でなく，組織の酸素化の改善（低酸素症の改善）を目指さなくてはいけない．そのためには，貧血・循環動態と酸素需要の改善が重要である．

　酸素運搬は，血液中の酸素の量×心拍出量で決まる．そもそも酸素は血液に溶けにくく，血液 100 mL 当たりに溶解する酸素量 [mL] ＝ PaO_2 [Torr] × 0.003 で，PaO_2 を 200 Torr まで上げても，たったの 0.6 mL である．また酸素が運搬されるためにはヘモグロビンと結合することが必要で，SaO_2 100%では，血液 100 mL 当たりのヘモグロビンに結合する酸素量 [mL] ＝ ヘモグロビン [g/dL] × 1.34 となる．これはヘモグロビン 15 g/dL とすると 20 mL に相当する．なお，貧血がみられる場合，PaO_2 を増加させたとしても低酸素症の改善には反映しにくいため，輸血を必要とする．

で肺拡散能（DL_{CO}）が低下する．また，酸素の20倍水に溶解しやすい二酸化炭素などの可溶性の気体は拡散障害の影響を受けにくいため，ガス交換障害では高二酸化炭素血症は起こりにくい．拡散障害では，安静時に比べ運動により著しい低酸素血症を起こす．拡散障害を生じるおもな疾患は肺水腫，間質性肺炎，ARDS（acute respiratory distress syndrome）などである．

②換気血流比（$\dot{V}_A/\dot{Q}$）不均等分布（ミスマッチ）（図2b）

肺胞（換気，$\dot{V}_A$）と肺毛細血管（血流，$\dot{Q}$）の分布がマッチしているときに，最も効率よく酸素化が行われる．すなわち換気が良好な部分に血流が多く，換気が不良な部分の血流が少ない状態である．立位では，上肺野から下肺野に向かって肺胞の体積が増えるので換気が増加する．血流は重力の影響で下肺に向かうほど増加するので，$\dot{V}_A/\dot{Q}$ がマッチしている．

ミスマッチがあると，低 $\dot{V}_A/\dot{Q}$ 領域では酸素化が十分に行えず，高 $\dot{V}_A/\dot{Q}$ 領域では無駄な換気（死腔換気）が大きくなるため，トータルで低酸素血症になる．低酸素血症の原因としては最も頻度が高いと考えられ，肺炎，気管支喘息など一般的な疾患がこれに含まれ，体位変換，痰による気道閉塞，無気肺などによる低酸素血症もこれに該当する．左右差の強い肺病変の場合，健側を下にした側臥位をとると酸素化が改善するのは，ミスマッチが改善するからである．

③右→左シャント（図2c）

$S\bar{v}O_2$ は70〜80%で，肺で酸素化された後に酸素飽和度97〜100%の動脈血になる．シャントが存在すると酸素飽和度80%のまま動脈に戻る．仮に肺で酸素化された血液の酸素飽和度を100%，シャント血液の酸素飽和度を80%とすると，20%シャントで動脈血酸素飽和度（SaO_2）96%，50%シャントで SaO_2 90%，100%シャントで SaO_2 80%となる．吸入気酸素濃度（F_IO_2）を上昇させてもシャント血液は酸素を受け取らないため，シャント率が大きい場合には酸素療法は無効である．

シャントは肝硬変，肺血栓塞栓症，シャント性心疾患などでみられる．

> **Point**
>
> **分時換気量（$\dot{V}_E$）と肺胞換気量（$\dot{V}_A$）**
>
> 一回換気量（V_T）に1分間の呼吸回数（f）を乗じたものを $\dot{V}_E$ といい，換気の指標となるが，実際は死腔（V_D）は換気に関与しないため，$PaCO_2$ と反比例するのは（V_T-V_D）×f で表せる $\dot{V}_A$ のほうである．V_D/V_T を死腔換気率といい，正常で0.3，COPDでは0.6以上にもなる．

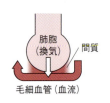
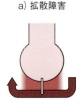
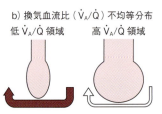
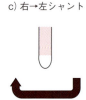

図2 ガス交換障害

a）間質の病変のため，酸素の拡散が障害される．
b）低 $\dot{V}_A/\dot{Q}$ 領域では，血流の酸素化が障害される．一方，高 $\dot{V}_A/\dot{Q}$ 領域では，死腔効果のため相対的に換気効率が低下する．
c）換気をまったく受けないため，静脈血のまま肺を通過する．a，bと異なり，吸入気酸素濃度（F_IO_2）を増やしてもシャント血流の酸素化は改善しない．

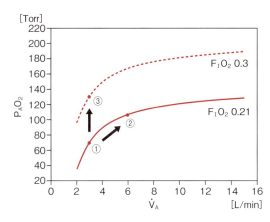

図3 肺胞換気量と肺胞内酸素分圧の関係

肺胞低換気の状態では，肺胞内酸素分圧（P_AO_2）は低下する．純粋な換気不全では，肺胞換気量（$\dot{V}_A$）を3 L/m（①）から6 L/m（②）に増やすと，P_AO_2は70→110 Torrまで上昇し，PaO_2も改善する．一方，換気を改善させないままF_IO_2を9％増加させるとP_AO_2は70→130 Torrと上昇（③）するが，PaO_2の上昇により換気が抑制される可能性がある．

比較的直近に出現した無気肺の場合，まだ虚脱肺の血流は保たれているため，シャントと同じ状態となり，これは$\dot{V}_A/\dot{Q}=0$の状態ととらえることができる．無気肺が持続するとやがて同領域の肺動脈が低酸素性肺血管攣縮（hopoxic pulmonary vasoconstriction：HPV）を起こし，シャント血流が低下してくるため，病態は改善しないが低酸素血症は改善する．

2-3 換気不全

換気不全は，胸壁，呼吸筋，呼吸中枢，脊髄，末梢神経障害などのポンプ機能の障害と，肺気腫のような気道・肺胞系の障害に分けられる．$PaCO_2$は換気障害の指標であり，純粋な換気障害であればA-aDO_2の開大はみられない．低酸素血症は換気低下の結果起こっているため，わずかな酸素投与にて是正されるが（**図3**），本来，換気を改善させる治療が必要である．

1 換気量と$PaCO_2$の関係

$PaCO_2$は，次の式で示されるように，肺胞換気量に反比例し，二酸化炭素産生量に比例する．

$$\dot{V}_A = \dot{V}CO_2/PaCO_2 \times 0.863$$

$\dot{V}_A$：肺胞換気量[L/min]，$\dot{V}CO_2$：二酸化炭素産生量[mL/min]．

2 換気不全の原因となる病態と疾患（表1）[2]

①換気応答低下

中枢性の換気応答が低下すると低換気になる．原因として，鎮静薬など呼吸中枢抑制作用のある薬剤の過量投与などが考えられ，特に腎・肝機能障害により代謝が遅延している場合に起こりやすい．重症頭部外傷，脳血

 Point

肺胞気酸素分圧（P_AO_2）と動脈血酸素分圧（PaO_2）

P_AO_2とPaO_2の較差をA-aDO_2というが，正常は10 Torr以下であり，ガス交換障害では増大する．純粋な換気だけの障害ではA-aDO_2は正常なので，**図3**では$P_AO_2 ≒ PaO_2$と考えて差し支えない．

表1 換気不全の原因疾患（Roussosほか[2]より作表）

急性換気不全の原因
・中枢性換気応答低下 　鎮静薬・麻薬投与，中枢神経疾患（脳炎，卒中，外傷） ・神経・神経筋接合部の異常 　脊髄損傷，横断性脊髄炎，破傷風，筋萎縮性側索硬化症（ALS），ポリオ，ギラン・バレー症候群，重症筋無力症，有機リン中毒，ボツリヌス中毒 ・呼吸筋の異常 　筋ジストロフィー，廃用性萎縮 ・胸郭・胸膜の異常 　胸部外傷（フレイルチェスト），横隔膜破裂 ・肺・気道系の異常 　重症喘息発作，COPD急性増悪，肺水腫，上気道閉塞，気管支拡張症 ・その他 　敗血症，ショック
潜在性換気不全の原因
・中枢神経の異常 　原発性肺胞低換気 ・胸郭の異常 　脊椎後側彎症，胸郭形成術後，肥満低換気症候群，胸水，神経筋疾患 ・肺・気道系の異常 　COPD ・肺および胸壁の異常 　全身性皮膚硬化症，多発性筋炎，全身性エリテマトーデス ・その他 　電解質異常，低栄養，内分泌異常

管症障害，脳炎，脳脊髄圧亢進状態などでは，急性期には中枢性の換気応答はむしろ亢進するが，やがて低下すると低換気または呼吸停止となり，人工換気が必要となる．低換気により$PaCO_2$が上昇すると脳脊髄圧が上昇してさらに病態が悪化するので，$PaCO_2$を正常域にコントロールすることが重要である．

②脊髄疾患による換気不全

　高位頸髄損傷（C3以上）では，最大の呼吸筋である横隔膜が麻痺して，補助呼吸筋による呼吸となり，換気が低下する．また筋萎縮性側索硬化症（amyotrophic lateral sclerosis：ALS），脊髄性筋萎縮症（spinal muscular artoply：SMA）など脊髄前角が障害される運動ニューロン疾患でも，徐々に換気不全が進行していく．

③運動性ニューロパチーによる換気不全

　急速進行性の運動ニューロパチーであるギラン・バレー症候群では，四肢筋力低下，呼吸筋の麻痺を認め，換気が低下する．

④筋疾患，筋力低下に関係する薬剤

　筋原性疾患や神経筋接合部の異常により呼吸筋が障害されれば，当然，換気に影響する．また抗ChE（コリンエステラーゼ）薬，筋弛緩薬などの

投与は，呼吸筋収縮の低下により換気低下を引き起こす．

⑤胸壁（胸膜，胸腔，胸郭）の異常による換気不全

脊椎後側彎症などの胸郭変形では低換気が認められる．多発性肋骨骨折では，疼痛，胸壁動揺（フレイルチェスト）や，有効な咳ができないために喀痰が貯留し，低換気になりやすい．大量胸水や虚脱度の大きい気胸も換気低下の原因になる．また，肺結核後遺症で両側胸膜の広範な石灰化，胸膜胼胝，胸郭形成などがあると換気量は低下する．

⑥気道・肺実質の異常

肺気腫では，肺胞構造の破壊，残気量増大，過膨張により死腔が増大している（死腔換気率増加）．そのため，見かけ上分時換気量が増加していても（有効）$\dot{V}_A$ は低下している．さらに気道狭窄，気道分泌，呼吸筋疲労の影響が加わり，換気不全が増悪する．

⑦肥満低換気症候群と睡眠時の低換気

$BMI>30 \, kg/m^2$，日中傾眠，$PaCO_2>45 \, Torr$，睡眠呼吸障害合併を特徴とする．高度肥満による胸郭のコンプライアンス低下，横隔膜挙上による換気障害があり，睡眠時無呼吸症候群および睡眠時低換気症候群により高度の低酸素血症，高二酸化炭素血症を呈する．日中覚醒時は $PaO_2>60 \, Torr$ に保たれていることが多いが，$PaCO_2$ は上昇しており，潜在性に心不全が進行していることが多い．

睡眠時には正常でも2%程度の換気量低下があるが，COPD（chronic obstructive pulmonary disease），睡眠時無呼吸症候群，結核後遺症などでは，4%以上の SaO_2 低下が睡眠時間の10%以上を占める．

⑧二酸化炭素産生の亢進

感染，発熱，糖類の過剰投与により，二酸化炭素の産生は亢進し，体温1℃上昇につき二酸化炭素の産生は10%増加する．中枢性換気応答と呼吸機能が正常であれば，$PaCO_2$ の上昇に比例して $\dot{V}_A$ は増加し，$PaCO_2$ を一定に保とうとする．しかし，換気不全が存在する場合には高二酸化炭素血症が増悪する．

栄養源が熱量に変化する際の酸素消費量（$\dot{V}O_2$）に対する $\dot{V}CO_2$ を RQ（respiratory quotient）という．RQ は糖質で 1.0，タンパク質で 0.8，脂質で 0.7 であるので，同等の熱量を得るための栄養源では脂質が最も $\dot{V}CO_2$ が少ない．よって，換気障害で肺胞換気量が低下している症例や発熱・感染などで $\dot{V}CO_2$ が増加している症例に対しては，脂質組成の多い栄養投与が適している．

③酸素投与誘発性高二酸化炭素血症（oxygen-induced hypercapnia）の機序（図4）[3]

慢性換気不全の患者に不用意に高濃度の酸素投与を行うと二酸化炭素の貯留（CO_2 retention）をきたすといわれている．その機序として，次のようにいくつか考えられているものがある[3]．なお，CO_2 ナルコーシスとは，二酸化炭素貯留にて意識障害を起こした状態を示し，意識障害を伴わ

Point

高二酸化炭素血症と CO_2 ナルコーシス
二酸化炭素貯留による意識障害を CO_2 ナルコーシスという．$PaCO_2>70 \, Torr$ で昏睡となるが，脳内 pH の低下が関係しており，慢性高二酸化炭素血症の場合は，$PaCO_2>100 \, Torr$ であっても意識が保たれることがある．意識障害の結果による換気不全は CO_2 ナルコーシスといわない．

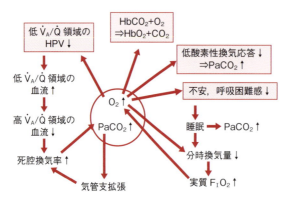

図4 高濃度酸素性高二酸化炭素血症の機序
（Malhotraほか[3]より一部改変転載）

ない二酸化炭素貯留は CO_2 ナルコーシスとはいわない．

① Haldane効果

F_IO_2 の上昇によりヘモグロビンに結合していた二酸化炭素が酸素に置換され，遊離した二酸化炭素により $PaCO_2$ が上昇する．

②低酸素性肺血管攣縮（HPV）の抑制

酸素吸入により低 $\dot{V}_A/\dot{Q}$ 領域でのHPVが解除され，血流が増加する．相対的に高 $\dot{V}_A/\dot{Q}$ 領域の血流が低下するため，死腔効果が増大するので二酸化炭素のクリアランスが低下する．$PaCO_2$ 上昇による気管支拡張によって死腔換気率の増加が加わり，さらに $PaCO_2$ も上昇する．

③中枢性二酸化炭素性換気応答の抑制

二酸化炭素上昇による換気応答は低酸素状態では亢進するが，酸素投与により低酸素血症が改善すると，中枢性換気応答が低下し $PaCO_2$ が上昇する．

④酸素投与による睡眠導入

酸素投与による呼吸困難などの自覚症状改善により不眠が解消し，睡眠することによって換気が低下する．CO_2 ナルコーシスには睡眠が関係しているともいわれている．

⑤低換気による F_IO_2 上昇

低流量酸素システム（鼻カニューレ，酸素マスクなど）では F_IO_2 は $\dot{V}_A$ に依存し，換気が低下すると混合する空気が減少するため，F_IO_2 は増加する．それによりますます換気が抑制され，$PaCO_2$ が上昇するという悪循環を形成する．

3　呼吸不全にみられる呼吸筋疲労・呼吸筋不全

酸素化不全にしても換気不全にしても，呼吸不全時には安静呼吸時に比

べて呼吸筋に多大な負荷がかかり，呼吸を維持するための消費エネルギーが増大する．呼吸筋に対するエネルギー源の供給を呼吸不全によるエネルギー消費が上回れば，呼吸筋は正常な収縮が維持できなくなり（呼吸筋疲労），やがて低換気，呼吸停止に陥る．呼吸筋疲労／呼吸筋不全自体は換気不全に含まれる病態であるが，酸素化不全においても合併しやすい病態であり，ここでは分けて解説する．

3-1 呼吸筋疲労

呼吸筋は，最大の吸気筋である横隔膜および補助呼吸筋である外肋間筋，胸鎖乳突筋，斜角筋と，呼気筋である腹筋群，内肋間筋から成り立っている．安静呼吸はおもに横隔膜だけを使用した呼吸で，呼気は肺の弾性で受動的に行われる．呼吸筋は持久運動に適した赤筋に含まれ，好気性代謝，すなわちエネルギーと酸素の供給が不可欠である．

呼吸仕事量（P）は，換気を行うため呼吸筋力に発生する圧または要するエネルギーとして次の式で表され，気道抵抗（R）上昇とコンプライアンス（C）低下は呼吸仕事量増加の要因である．

$$P = V_T/C + F \times R$$

P：呼吸仕事量，V_T：一回換気量，C：コンプライアンス，F：吸気流量，R：気道抵抗．

安静呼吸時に呼吸筋が行う仕事に要する酸素量は 15 L/日で，消費熱量は 30 kcal/日である．急性呼吸不全時には呼吸筋の仕事量は 10〜20 倍にも増加し，換気効率も悪化するので，呼吸筋の消費エネルギーは 1000 kcal 以上に達する．そのため摂取エネルギー不足に陥りやすくなる．人工呼吸器により調節呼吸を行っている場合は，呼吸筋の酸素摂取量および消費エネルギー量は筋肉の生存に最低限必要な量にまで減少する．呼吸仕事量，消費エネルギーの軽減は，人工呼吸療法において重要な目的の 1 つであることがわかる．

3-2 呼吸筋不全（respiratory muscle failure）

呼吸筋の活動は，エネルギーの供給と需要のバランスの上に成り立っている．すなわち，供給としては，呼吸筋への血流，酸素，栄養を，需要としては呼吸仕事量・呼吸の効率などがかかわっている．ここで需要が供給を上回る状況が継続すると前述の呼吸筋疲労が起こる[4]．当初は，補助呼吸筋の使用，呼吸数の増加などで代償するが持久性に乏しいため，やがて低換気，呼吸停止に至る．努力呼吸が減少してきた場合，呼吸状態が改善してきたのか，呼吸筋疲労によるものかの判断が難しいことがあるが，その際は動脈血液ガスが参考になる．

呼吸筋疲労では換気が低下するため，$PaCO_2$ の上昇がみられる．呼吸筋疲労から筋力が回復するためには約 1 日間を要し[5]，その間は調節換気や補助換気が有用である．逆に 2 日以上人工呼吸（特に調節換気）を続け

Point

呼吸仕事量と PAV モード

呼吸仕事量増大が呼吸不全増悪の要因であるならば，呼吸仕事量の低下を指標にしてウィーニングを進めようという換気モードが PAV（proportional assist ventilation）である．Puritan Bennett™ 840（コヴィディエン ジャパン）の場合，患者の呼吸仕事量 0.3〜0.7 J/L を目安にアシストを減らしていくようにする．

ると呼吸筋の萎縮が始まるので，できるだけ早期に自発呼吸主体の換気モードにして，早期人工呼吸離脱を計画していくべきである．もちろん，病態の安定化と十分なエネルギー供給が必要である．

4 おわりに

呼吸不全を単なるPaO_2が低い状態と考えるのではなく，障害部位，病態生理を理解して，広い意味での低酸素症の改善に結び付けていくことが重要である．また，呼吸不全に伴う呼吸筋の役割について考慮することで，呼吸管理法，栄養療法，人工呼吸器離脱についての理解も深めることができる．

■文献
1) 厚生省特定疾患「呼吸不全」調査研究班：呼吸不全―診断と治療のためのガイドライン，p10-13，メディカルレビュー社，1996
2) Roussos C, Koutsoukou A：Respiratory failure, Eur Respir J Suppl 47：3s-14s, 2003
3) Malhotra A, Schwartz DR, Ayas N, et al：Treatment of oxygen-induced hypercapnia, Lancet 357 (9259)：884-885, 2001
4) Vassilakopoulos T, Zakynthinos S, Roussos Ch：Respiratory muscles and weaning failure, Eur Respir J 9 (11)：2383-2400, 1996
5) Vassilakopoulos T, Zakynthinos S, Roussos C：The tension-time index and the frequency/tidal volume ratio are the major pathophysiologic determinants of weaning failure and success, Am J Respir Crit Care Med 158 (2)：378-385, 1998

3 PaO₂とPaCO₂のコントロール

> **概要**
>
> 人工呼吸器は換気量，血液ガスなどをみながら設定調節する．なかでも，血液ガスの値は重要な項目である．人工呼吸器の設定からみると，動脈血二酸化炭素分圧（PaO₂）はおもに吸入酸素濃度とPEEP (positive end expiratory pressure) の影響を受け，動脈血二酸化炭素分圧（PaCO₂）はおもに分時換気量の影響を受ける．

1 はじめに

人工呼吸管理の主要な目的は，適切なガス交換を維持して動脈血酸素分圧（PaO₂），動脈血二酸化炭素分圧（PaCO₂）を適正化することである．ここでは，人工呼吸管理によってPaO₂，PaCO₂がどのように制御されるか，目標値などはどのように考えるか，などについて述べる．

2 PaO₂ のコントロール

呼吸不全ではPaO₂が低下して危険な状況になる．人工呼吸管理および酸素療法ではPaO₂上昇が主要な目的の1つである．

2-1 吸入酸素濃度（F_IO_2）と PaO₂

呼吸生理学では，しばしば肺を単純な1つのユニットに置き換えて考えている．**図1a**は理想的にガス交換ができる肺胞ユニットを表している．

PaO₂はF_IO_2によって大きく影響される．肺では，吸入気の酸素は肺胞に導かれる．このとき肺胞内の酸素分圧は肺胞気酸素分圧（P_AO_2）であり，下記のように肺胞気式から計算で求めることができる．

$$P_AO_2 = (760 - 47) \times F_IO_2 - \frac{PaCO_2}{0.8}$$

760は大気圧 [mmHg]，47は37℃飽和水蒸気圧 [mmHg]，0.8はガス交換率．

理想肺胞では拡散障害などは存在しないと仮定するので，ガス交換した直後の肺毛細血管酸素分圧（$P_C'O_2$）はP_AO_2に等しいとされる．これが動

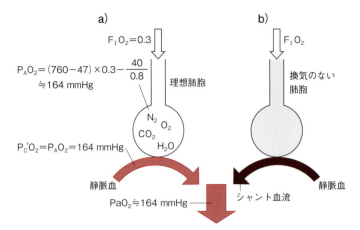

図1 理想肺胞における各部位での酸素分圧(a)とシャントとしたモデル(b)
a) F_IO_2 30%, $PaCO_2$ 40 mmHg の場合.
b) シャント血流を $\dot{Q}s$, 全血流を $\dot{Q}t$ とする. a と b の血流が等しいとき, シャント率 ($\dot{Q}s/\dot{Q}t$) は50%になる.

脈血に流れていき, PaO_2 になって動脈血採血により実測できる. 理想肺胞だけならば, $P_AO_2 = P_C'O_2 = PaO_2$ となる. したがって, PaO_2 は吸入気の酸素濃度に従って直線的に変化する.

実際の肺では, 理想肺胞ばかりではなく, **図1b** のように血流だけしか存在せず, ガス交換ができないシャント（短絡）になる部分も存在する.

このシャントが多いほど, 静脈血のまま動脈に流れ込む血液が多くなるので, PaO_2 は低下する. 一般にシャントの血流の大小はその比率［%］で表し, 理想肺胞とシャントが1対1ならば, シャント率は50%となる. なお, 正常肺でも1〜2%のシャントは存在する. 一方, シャント率50%はかなりの重症呼吸不全で, 一側肺がすべてガス交換しないような状況と同等である.

図1 において, F_IO_2 を増加させる操作は, **図1a** の理想肺胞への F_IO_2 が増加し, **図1a** の P_AO_2, $P_C'O_2$ も上昇することになる. しかし, **図1b** のシャントの部分では F_IO_2 の影響は現れないので, PaO_2 は **図1a** のように理想肺胞だけのようにはならず, PaO_2 の上昇効果は低い. この PaO_2 上昇効果は, 理想肺胞とシャントの比率で異なり, 理想肺胞が多いほど上昇効果が大きく, 理想肺胞が少ないほど上昇効果が少ないことは容易に想像できる.

F_IO_2 を変化させたときに PaO_2 が変化するが, シャント率の大小によってどのように異なるかを示したものが **図2** の iso-shunt diagram（または line）である[1]. これは, 酸素濃度を変えたとき, シャント率, 血行動態などが変化しないという仮定の下でのシミュレーションであり, ここからわかるのは以下のような点である.

・PaO_2 は F_IO_2 が上がれば上昇する.

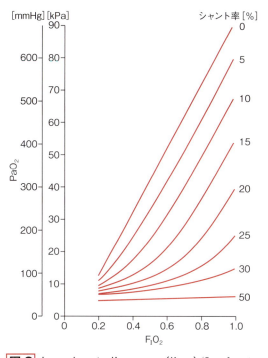

図2 iso-shunt diagram (line)(Lawler ほか[1] より一部改変転載)

シャント率をある一定値（図では 0～50％を示す）としたときの，F_IO_2 と PaO_2 の理論的関係を示す．

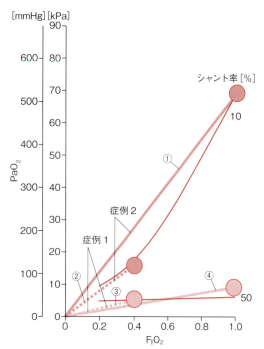

図3 iso-shunt diagram (line) 上に自験例で F_IO_2 を変えたときのデータをプロットした図

①症例2：F_IO_2 1.0 での P/F 比を示す直線．
②症例2：F_IO_2 0.4 での P/F 比を示す直線．
③症例1：F_IO_2 0.4 での P/F 比を示す直線．
④症例1：F_IO_2 1.0 での P/F 比を示す直線．
P/F 比は各直線の傾きを表している．
シャント率は症例1が50％程度，症例2が10％程度で，この曲線にほぼ沿った変化を示した．しかし，症例2ではP/F比は一定でないことがわかる．

- PaO_2 の上昇の程度はシャント率によって異なる．
- シャント率がゼロに近ければ，F_IO_2 と PaO_2 の関係はほぼ直線的である（グラフの原点は通過しない）．
- シャント率が大きいほど，F_IO_2 増加による PaO_2 上昇効果は少ない．

　図2はいくつかの仮定の下に成り立っているので，実際の症例ではこの通りにはならないものも存在する．しかし重症の ARDS (acute respiratory distress syndrome) などでは吸入気を高濃度酸素にしてもなかなか PaO_2 が上昇しない例がある．これは**図2**でのシャント率が大きい状況であり，このグラフは非常に参考になる．

2-2　P/F（ピーエフ）比とは

　P/F 比は $\dfrac{PaO_2}{F_IO_2}$ で，酸素化指標の1つとしてよく使用される．特に急性

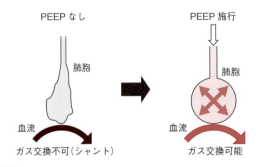

図4 PEEPにより肺胞虚脱を防止するという概念図

期領域ではしばしば使用され，ARDS診断基準，重症度分類でもP/F比を基準としている．

図3は実際の症例でF_IO_2を変えたときのPaO_2の変化とP/F比を示している．iso-shunt diagram (line) もいくつかの仮定があるものの，そこにP/F比を重ねると，P/F比はグラフ上原点を通る直線の傾きであることがわかる．そして，実際の症例でもF_IO_2を変えるとiso-shunt diagram (line) の上にある程度分布している．なお，このときP/F比が変化することもわかる．

P/F比は日常の現場でよく使用されるが，このように必ずしも一定値をとるわけではないことがわかる．

2-3　PEEPはどう作用するか

ARDSの治療などではしばしばPEEPが有効であり，多くの人工呼吸症例でPEEPが使用される．

PEEPのおもな効果は，**図4**のように，つぶれてガス交換のできない肺胞を開存させ，その結果シャントを減少させることであると考えられている．これは，**図2**でみれば，同じF_IO_2であってもシャント率が減少すればグラフの上方向に移動して，PaO_2が上昇することを意味している．

2-4　F_IO_2とPEEP

以上のように，PaO_2はF_IO_2とPEEPにより大きく変化するので，実際の人工呼吸器の設定においてはこれらの調節が重要になる．

1 PaO_2

目標とするPaO_2は60〜90 mmHg程度であり，パルスオキシメータで測定した動脈血酸素飽和度（SpO_2）では92〜96％程度になる．高すぎるPaO_2は組織損傷などの原因になり，たとえば心肺脳蘇生後などでは，300 mmHg以上のPaO_2維持は予後の悪化が指摘されている[2]．

2 F_IO_2

高濃度の酸素は肺傷害（線維化など）の原因になり，そのため酸素濃度

表1 ARDSでのF_IO_2とPEEPの設定の例（文献3より一部改変転載）

a) PEEPを低めに，F_IO_2を高めに設定する方法

F_IO_2	0.3	0.4	0.4	0.5	0.5	0.6	0.7	0.7
PEEP[cmH$_2$O]	5	5	8	8	10	10	10	12

F_IO_2	0.7	0.8	0.9	0.9	0.9	1.0
PEEP[cmH$_2$O]	14	14	14	16	18	18～24

b) PEEPを高めに，F_IO_2を低めに設定する方法

F_IO_2	0.3	0.3	0.3	0.3	0.3	0.4	0.4	0.5
PEEP[cmH$_2$O]	5	8	10	12	14	14	16	16

F_IO_2	0.5	0.5～0.8	0.8	0.9	1.0	1.0
PEEP[cmH$_2$O]	18	20	22	22	22	24

はなるべく50％以下に設定する．ただし，酸素化障害のためF_IO_2を下げられない場合もしばしば存在する．その場合は，PEEPを上げて，P/F比が改善したらF_IO_2をできるだけ早く50％以下に設定するように考慮する．

③PEEP

PEEPを上げればPaO_2が上昇する場合が多い．これは図4のように開存できる肺胞ユニットが存在する場合，すなわち，肺水腫，無気肺，肺炎，ARDSなどではPEEPの効果が期待できる．なお，F_IO_2とPEEPをどのように選択し，設定するかについてルールはないが，ARDSでの設定の例としてARDSネットワーク[3]が提言する表1が参考になる．

このように20 cmH$_2$O程度の高いPEEPを設定することもあるが，PEEPが高いと圧外傷，循環抑制，頭蓋内圧亢進など有害事象も増加するので，ガス交換の改善がみられたらなるべく10 cmH$_2$O以下に設定する．

3 $PaCO_2$（pH）のコントロール

3-1 肺胞換気量の制御

$PaCO_2$は換気量によって調節される．換気量と$PaCO_2$などの関係は下記の肺胞換気式で示される．

$$PaCO_2 = 0.863 \times \frac{\dot{V}CO_2}{\dot{V}_A}$$

$\dot{V}CO_2$：CO_2産生量[mL/分]，$\dot{V}_A$：肺胞換気量[L/分]，0.863は定数．

このように$PaCO_2$は$\dot{V}_A$に反比例する．これは人工呼吸でも自発呼吸でも同様であるが，$\dot{V}_A$は実測しておらず，また直接設定できない．これ

には下記のように死腔換気量（$\dot{V}_D$）が関与している．

$$\dot{V}_A = \dot{V}_E - \dot{V}_D$$

　　$\dot{V}_E$：分時換気量．

これらは1分当たりの量であるが，一回換気量（V_T）として考えるなら，「$\dot{V}_E = V_T \times$ 換気回数（f）」なので，

$$V_A = V_T - V_D$$

となる．

　人工呼吸器で直接モニタし設定するのは，V_T，$\dot{V}_E$，fなどである．$\dot{V}_A$ を増減させたいときは，V_T またはfのどちらか，または両者を増減させればよい．一般に，V_T を変えると気道内圧も変化し，肺胞の過膨張，拡張不良などを起こす可能性があるので，fを変えることが多い．なお，$\dot{V}_A$ はfに比例し，したがって$PaCO_2$はfに反比例することになる．

3-2　$PaCO_2$ よりもpHに着目

　人工呼吸中の適正な $PaCO_2$ の値は40 mmHgだろうか？　健常人では40 mmHgであることは認識されている．しかし，これは正常な酸塩基平衡を維持している場合である．呼吸不全患者ではさまざまな酸塩基平衡異常を伴うことが多い．$PaCO_2$ はヘンダーソン・ハッセルバルヒの式を介してpHに直接影響を与えている．

　生体では各種の臓器・細胞代謝，酵素作用など，pHによって活性が制御されることが多い．このことは，生体内でpHを適正に維持することが重要であることを意味している．我々はしばしば $PaCO_2$ の値をみて一喜一憂しがちである．たとえば $PaCO_2$ が50 mmHgくらいになると「二酸化炭素が吐けなくてどうしよう」ということを聞くが，このときpHが7.453ならば，吐けないどころかむしろ過換気なのである．このとき $PaCO_2$ を40 mmHg以下にすると，pHはさらに上昇し，自発呼吸はむしろ抑制されてウィーニングが進まないという状況になる．

　このように人工呼吸器で換気量を設定する場合，$PaCO_2$ を目標とするのではなく，$PaCO_2$ の向こう側にあるpHをコントロールするということに着目したい．実際，ARDSネットワークでの換気量設定の目安では $PaCO_2$ の目標値は述べられていない．pHが7.30〜7.45をゴールになるように換気量，fを設定するとされている[3]．

Point

permissive hypercapnia
これは「高二酸化炭素血症（hypercapnia）を容認（permissive）する」という考えで[4]，すでに定着している．換気量を大きくすることで肺損傷が増大するなどの問題点が指摘されており，$PaCO_2$ は無理に低下させることはせず，高いままでもよいとするものである．

4

おわりに

　PaO_2 はおもに F_IO_2 とPEEPの影響を受ける．P/F比はしばしば用いられるが，必ずしも一定値をとるわけではない．$PaCO_2$ は換気量によって制御されるが，むしろpHの適正化に着目すべきである．ここでは，F_IO_2，PEEP，換気量の考え方について述べた．

■文献
1) Lawler PG, Nunn JF : A reassessment of the validity of the iso-shunt graph, Br J Anaesth 56 (12) : 1325-1135, 1984
2) Kilgannon JH, Jones AE, Shapiro NI, et al : Association between arterial hyperoxia following resuscitation from cardiac arrest and in-hospital mortality, JAMA 303 (21) : 2165-2171, 2010
3) NIH NHLBI ARDS Clinical Network : Mechanical Ventilation Protocol Summary
4) Hickling KG, Henderson SJ, Jackson R : Low mortality associated with low volume pressure limited ventilation with permissive hypercapnia in severe adult respiratory distress syndrome, Intensive Care Med 16 (6) : 372-377, 1990

4 加温加湿

> 概要
>
> 気管挿管人工呼吸では，乾燥ガスが気管の中まで入っていく．乾燥ガスを吸入すると障害が発生するので，人工呼吸中も自然呼吸と同様に吸入気を加温加湿することが必要である．人工呼吸中の吸入気の加温加湿を行う装置には，加温加湿器と人工鼻がある．動作原理は異なるが，適正な使用方法，細かな観察と評価が必要である．

1 加温加湿の必要性

　ヒトが大気中で自然呼吸をしているとき，吸入気は上部気道を通過していくうちに気道粘膜から加温加湿され，その結果，気管分岐部付近ではほぼ37℃，相対湿度（relative humidity：RH，後述）は100％になる．

　このように自然呼吸の場合は少し湿度のある空気を吸入し，かつ，その吸入気は自然気道を通過していくという．しかし，気管挿管人工呼吸で吸入する人工呼吸器からのガス（酸素と圧縮空気の混合気）には，水分がほとんど含まれていない．また，気管挿管しているのでこの乾燥したガスは気管の中までそのまま入り，このガスを吸入することになる．乾燥したガスの吸入は，次のような障害を引き起こす[1]．

・気道の乾燥
・痰の硬化
・気管チューブの詰まり
・無気肺
・肺炎　など

　そこで，このような障害を回避するためには，人工呼吸中であっても自然呼吸と同様に外部から吸気を加温加湿することが必要になる．

2 湿度についての基礎知識

2-1 湿度の表現方法

　水が水蒸気として空気中に存在している場合，水分子はガス状になっているため目には見えない．このような状況において，空気中に存在する水

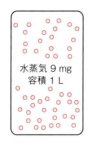

図1 絶対湿度の考え方
図のような任意の空間を考えたとき、ガス、水蒸気が移動しないならば、この状態での絶対湿度は9 mg/Lとなる。

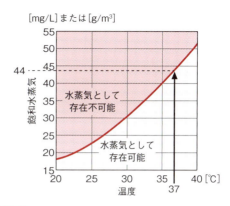

図2 温度（20〜40℃）と飽和水蒸気の関係
37℃における飽和水蒸気は44 mg/Lである。

分の量を表す方法には，絶対湿度（absolute humidity：AH，単位は[mg/L]または[g/m³]），相対湿度[%]，そして分圧（partial pressure，P_{H_2O}，単位は[mmHg]）がある．

2-2 絶対湿度

絶対湿度は空気単位体積中の水分量，すなわち単位体積当たりの含水量を表すものである．たとえば**図1**のように，温度が21℃で内容量1Lの容器の中に含まれる水分が全体で9 mgであるとする．このときの絶対湿度は9 mg/Lとなる．この容器の空気の温度が25℃になっても，37℃になっても，水分子の出入りがなければ，絶対湿度は温度にかかわらずその値は9 mg/Lで一定になる．

2-3 飽和水蒸気

ある温度の空気中に水分子は水蒸気として無制限に存在できるのではなく，限度が存在する．空気中にガスで存在できる水分子（水蒸気）の限度は温度とともに増加する．すなわち低温では少なく，高温では多くの水分子が存在でき，存在できる水蒸気は気温が高いほど多くなる．ある温度で存在可能な最大の水蒸気を飽和水蒸気という．温度を変更しなければ，飽和水蒸気以上に水分を増やそうとしても，水蒸気として存在できず，液体の水になる．

図2は温度と飽和水蒸気の関係を示したものである．曲線上側の領域は飽和水蒸気を超過しており，このような空気・水蒸気の混合気は1気圧下では存在しない．なお，体温37℃での飽和水蒸気は44 mg/Lである．この状態は水蒸気分圧では47 mmHgである．特に47 mmHgという値は肺胞気酸素分圧（$P_{A_{O_2}}$）の計算などで必要になるので，記憶しておくべき数値でもある．

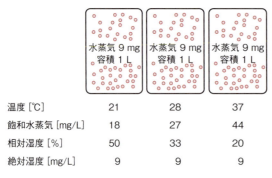

温度 [℃]	21	28	37
飽和水蒸気 [mg/L]	18	27	44
相対湿度 [%]	50	33	20
絶対湿度 [mg/L]	9	9	9

図3 密閉された容器を例とした温度変化と絶対湿度，相対湿度
絶対湿度は変化しないが，相対湿度は変化する．

2-4 相対湿度

相対湿度とは，ある温度下において次の式で求められ，%で表される．

$$相対湿度[\%] = \frac{実際に存在している水蒸気量[mg]}{飽和水蒸気[mg/L]} \times 100$$

すなわちある温度下での水蒸気の「飽和度」という意味合いをもつ．**図1**では1Lの空気中には9 mgの水分が存在しているが，21℃の空気は最大で18 mg/Lの水蒸気（飽和水蒸気）を含有できるので，相対湿度は9÷18×100で，50%となる．

2-5 気体の温度

図3は3つの温度について，容器の中にある空気の相対湿度がどのように変わるかを示している．もともと容器の中に存在する水分は温度が変わっても不変である．しかし，含有できる最大の水蒸気（飽和水蒸気）は，28℃では27 mg/L，37℃では44 mg/Lと変化する．したがって，同じ容器の中の空気でも，温度上昇に伴い相対湿度は低下することを示している．

以上のように，絶対湿度が等しくても温度が異なれば相対湿度は変わってくるので，湿度を論ずるときには必ずそのときの温度も同時に考慮しなければならない．

2-6 結露と相対湿度

図4は，37℃で40 mg/Lの水蒸気を含むガスが冷却される場合を示す．30℃になったとすると，30℃での飽和水蒸気は30 mg/Lなので，これを超えて水蒸気としては存在できない．37℃と30℃での差の10 mg/Lは液体の水となる．これが結露であり，水滴として認められる．さらに23℃に低下すると，結露はさらに増加する．

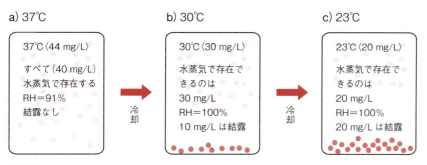

図4 37℃，絶対湿度 40 mg/L の呼気（a）が 30℃（b），23℃（c）と冷却されたときの結露の発生する様子
〈 〉内は飽和水蒸気を示す．ヒータのない呼気回路ではこのような状況になる．

3 加温加湿を行う装置の種類

人工呼吸中に吸入気の加温加湿を行う装置としては，加熱型の加温加湿器と人工鼻がある．前者は active humidifier または heated humidifier，後者は passive humidifier とも呼ばれる．

3-1 加温加湿器

加温加湿器は，ガスを水中に導いて多数の気泡を発生させるタイプ（bubble diffusion 型）と，貯水槽の水面から水を蒸発させるタイプ（pass-over 型）の 2 つに大きく分類される．今日では pass-over 型の MR 型シリーズ（Fisher & Paykel Healthcare Limited）およびそれと類似した加温加湿器が多く使われている．

3-2 pass-over 型加温加湿器

滅菌水を入れた加温加湿チャンバは底面から加温され，水の表面から水が蒸発する．現在 MR-850 を主力としているが，旧モデルである MR-410，MR-730 もまだ使用されている．ただし，MR-410 では吸気回路でのヒータワイヤ（電熱線）による加温がなく，外気で冷却されるため，吸気回路内に大量の結露を生じる．また水温を相当高くしないと十分な温度と絶対湿度が得られない．そのため今日では MR-410 はマスクを用いた NPPV（noninvasive positive pressure ventilation）で使用される．なお，吸気温度を確認するためには，吸気回路末端に気道温度計を取り付けてモニタする必要がある．

MR-730，MR-850 などホースヒータ付きのタイプは，吸気回路内にヒータワイヤ（電熱線）を入れることにより，吸気ガス冷却による回路内結露を防いでいる．しかし，ホースヒータ付きの加湿器では，その使用状況によっては，適温のガスが駆出されていても相対湿度が低くなってお

> **Point**
> **加温加湿器と人工鼻**
> 吸入気の加温加湿を行うための装置には，加温加湿器と人工鼻がある．加温加湿器は水を加熱して水蒸気を発生させる．人工鼻は呼気中の水蒸気を捕捉して吸気に還元する．

り，水分が足りないこともある．

つまり，MR-730，MR-850 では，チャンバ出口と気道末端の温度差を制御している．したがって温度が指定通りの値になっていても，相対湿度が相当に低下していることもあり得る．なお，室温や人工呼吸器からのガス温度なども加湿性能に影響を及ぼすとされており[2]，これらが高温になると加湿性能が低下する．

また，気管吸引時に回路を一時外したときや大流量のガスを流す状況，一時的にガス流量を停止するなどの場合は，温度制御が不安定になる可能性もある．いずれにしても，加湿状況の注意深い観察が必要で，相対湿度を100％に保つためには，吸気温度モニタの数cm下流の吸気回路終末部分にうっすらと結露が生じることなどが必要である．

MR-850 では温度設定などが自動化されており，通常の使用では温度設定などの作業は不要である．この機種では自動化により今までの設定の困難さなどが回避され，十分な湿度の吸気を供給するように設計されている．ただし，基本的にコントロールしているのは，チャンバ出口の温度と吸気回路末端（口元）の温度である．つまり吸気の絶対湿度，相対湿度が確保されているかは不明である．そのため，やはり加温加湿状況を注意深く観察する必要がある．

MR-850 の自動モード（通常使用されているモード）で加湿不足が考えられるときは，加湿能力を上昇させる必要がある．このような場合，自動モードからマニュアルモード（**表1**）に切り替えて温度設定を行う場合もある（**図5**）．

これら加温加湿器で使用する加湿チャンバのうち MR290 は，自動給水方式になっている．ただし，この自動給水方式は蒸留水点滴ビンとチャンバとの静水圧差を利用するため，高い PEEP（positive end-expiratory pressure）や高い気道内圧が必要な場合は水が滴下しにくくなることもある．また，接続チューブの途中に空気層があるとエアブロックが起こり，水が滴下しなくなる場合もある．そのため，チャンバ内に水があるかどうか注意深い観察が必要である．

加温加湿器の設定

加温加湿器では適切な設定をすれば吸入気は37℃，絶対湿度44 mg/L 程度になる．しかし不適切な設定では加湿が不十分になることがある．人工鼻は吸気絶対湿度が30〜35 mg/L 程度であり，加湿不足になる場合がある．

3-3 人工鼻（heat and moisture ex-changer：HME）

1 人工鼻の原理と特徴

人工鼻の内部は繊維，紙，スポンジなどでできており，Yピースと気管チューブの間に装着する．動作の原理は**図6**のように呼気中の熱や水分を蓄え，次の吸気時に放出するものである．

機種によって加湿効率や気流抵抗，機械的死腔量，さらには，除菌フィルタ機能の有無などの違いがある．除菌フィルタ機能をもつものは特にHMEF〔heat and moisture exchanger filter，人工鼻フィルタ，またはHME（heat and moisture exchanger）フィルタ〕と呼ばれる．また加湿効率を上げるため繊維やスポンジに塩類（カルシウム塩化物，リチウム塩

表1 MR-850の自動モードおよびマニュアルモードでの動作の様子

設定モード	表示	チャンバ出口温度 [℃]	口元温度 [℃]
自動	A	35.5〜40	39〜40
マニュアル	0.0	37（−3）	40
	1.0	38（−2）	40
	2.0	39（0）	39
	3.0	40（+1）	39
	4.0	41（+2）	39
	5.0	42（+3）	39

ソフトウエアバージョンによって異なる場合がある．
通常は自動モードになっている．（ ）内はチャンバと口元の温度差．

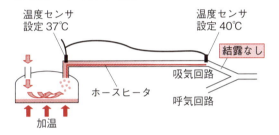

a) 設定：マニュアル 0.0

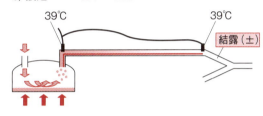

b) 設定：マニュアル 2.0

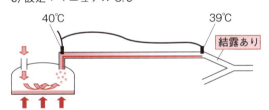

c) 設定：マニュアル 3.0

図5 MR-850 マニュアルモードセットによるチャンバ出口温度，吸気回路末端温度の制御様式の違い
設定（モード，表示）については表1を参照．

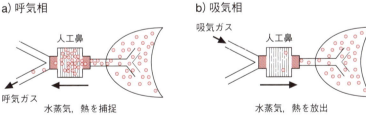

図6 人工鼻の動作の様子と吸気，呼気での水蒸気，熱の移動の概念
呼気中の水分・熱をすべて捕捉することは困難である．

化物，マグネシウム塩化物など）を添加したものなどもある．

　理想的な人工鼻は，十分な加湿能をもち，小型軽量で，気流抵抗や機械的死腔が小さいことである．しかしこれらは設計上相反する特性であるため，まだこのようなものは出現していない．

人工鼻での吸気絶対湿度は30〜35 mg/L程度であり，加温加湿器のそれよりも一般的には低く加湿が不十分になる場合もある．そのためいくつかの加湿補助装置（HMEブースター®, Phillips-Medisize Corporation）など）が開発されている．

　人工鼻は，製造販売業者により24時間または48時間ごとに交換するように推奨されている．しかしコスト削減から，より長期間の使用について検討されており，その結果，7日間もの長期使用が可能であることも示されている[3]．なお，海外では治療全体で考えると人工鼻の使用はコスト低減に有効であるという報告が多い．しかしわが国では，人工鼻の単価からみるとコスト削減効果は期待しにくい．

　また，人工呼吸器回路に結露がないので，細菌汚染予防の点から有利と考えられ，細菌フィルタ機能をもつ人工鼻（HMEF）の場合は，気道・肺の感染を低減できたという報告もある．しかし，CDC（Centers for Disease Control and Prevention）のガイドライン[4]では人工鼻フィルタと加温加湿器との比較において，感染予防の見地からの優位性は現在のところ未解決としている．ただし，結核などの空気感染の危険がある場合は，人工鼻フィルタの使用は感染予防上有利と考えられる．

②人工鼻使用上の注意点
①抵抗

　間欠的に薬物をネブライザで投与する場合は，そのときだけ人工鼻を外す．そうしないと薬が気道に到達しないばかりでなく，薬剤により人工鼻の目詰まりを起こして著しい抵抗の上昇を招く．抵抗が上昇すると，特にCPAP（continuous positive airway pressure），PSV（pressure support ventilation）などの自発呼吸モードでは，呼吸仕事量の増加，換気量の減少，そのための頻呼吸や呼吸困難などを引き起こす可能性がある．

　以下に人工鼻の使用を避けるべき症例を示す[5]．

- 人工鼻の抵抗，死腔が無視できない場合：自発呼吸，CPAPなどの場合，高二酸化炭素血症
- 気道分泌物が人工鼻まで到達する場合：泡沫痰を吹き出す肺水腫，気道出血
- 肺・気道から大量のガスリークがある場合（呼気量が吸気量の70%未満[4]）：気管支胸膜瘻，カフなしチューブ使用例
- 人工鼻での加湿不十分な場合
- 人工鼻重量の保持が困難な場合
- その他：大換気量（10 L/min以上），低体温（<32℃）[6]

②死腔効果

　人工鼻はその容量に相当する分の機械的死腔量をもつ．すなわち，内容量が50 mLの人工鼻を装着すると，およそ50 mLの死腔を付加したことになる．これはもしVCV（volume control ventilation）で換気量が一定

表2 臨床的な適正加湿評価の指標（磨田[8]を一部改変転載）

1. 喀痰が軟らかくなっていること
2. 吸気回路終末部に配置した温度モニタで適温（35〜39℃）になっていること
3. 吸気回路末端付近で内面に結露していること
4. 気管チューブ内壁に結露，水滴があること
5. 気管吸引カテーテルが気管チューブにスムーズに入ること

人工鼻使用下では1, 4, 5を指標にする．

表3 痰が硬い，加湿不足と考えられる場合の対応

1. 加温加湿器使用中の場合
   水はあるか？
   気管チューブに結露があるか？
   ➡ ─ ない / 少ない ➡ 加温加湿器設定の再調整（37℃以上）
       ─ 自動モード（MR-850）➡ マニュアルモードにする
       ─ 加温加湿器を交換する
2. 人工鼻使用中の場合
   ➡ 加温加湿器に変更する

であったとしたら，死腔換気量が増加した分，肺胞換気量が減少することを意味する．その結果，$PaCO_2$が上昇する．したがって，もともとの一回換気量が少ない場合ほど，人工鼻の容量付加効果が大きくなるので，このような症例での使用は注意を要する．

たとえばARDS（acute respiratory distress syndrome）の症例では，加温加湿器に比較して人工鼻使用時のほうが$PaCO_2$が上昇した[7]．なお，小児で長期間人工鼻を使用しても加温加湿器と同程度であったとする報告もある．しかし，小児ではカフなしチューブを用いた場合（呼気の戻りが不十分な場合）や死腔負荷などから考えて，必ずしも良好な加湿が得られるとはいえない．

4 加温加湿の評価

人工呼吸器回路での湿度のモニタリングは困難であることを述べたが，日常の人工呼吸管理では気道への加温加湿が適切かを評価しなくてはならない．そのためには**表2**[8]のような項目について観察していくことになる．

加湿が不足していると判断されたときに，加湿を補うためにネブライザを使用することがある．しかしネブライザの有効性は認められておらず，機種の変更や加温加湿器の設定を調節する必要がある（**表3**）．蒸留水，生理食塩液，半生理食塩液などによるネブライザはbland aerosolと呼ばれ，気道刺激性，気管支収縮などの有害事象を引き起こすことがあり，一

Point

加温加湿は適切か？
加温加湿が適切であるか否かは常に観察して評価する．観察のポイントは，痰の軟らかさ，気管チューブの内壁の結露の程度などである．加湿不足が考えられたら，温度設定などを調節するか，装置の交換，変更も考慮する．

部の適応症例以外では推奨されていない[9]。

5 呼気回路について

　人工呼吸器回路，特に呼気回路の内壁には呼気が冷却されて結露が生じる．最近は，呼気回路でもヒータワイヤを内蔵し，冷却されないように加熱して結露を予防する回路，さらには回路から大気に向かって水蒸気を拡散する回路（Evaqua^{TM}，Fisher & Paykel Healthcare Limited）も開発された．これらの回路では呼気回路のウォータトラップが不要になるため，水抜き操作から解放されること，人工呼吸器の呼気フローセンサの破損予防などの効果が期待される．

6 おわりに

　呼吸管理における湿度，加温加湿器，人工鼻について述べた．これらを使用するときはそれぞれの特性，使用方法を理解し，適正な設定動作の確認が求められる．また，これらの装置や機器は周囲の温度などの影響を受けやすく，1日のうちでも動作状況が異なる．加えて季節によっても異なる場合があり，細かな観察と評価が必要である．

■文献
1) 磨田　裕：気道の給湿療法，呼吸療法テキスト，3学会合同呼吸療法認定士認定委員会（編），p139-146，克誠堂出版，1992
2) Lellouche F, Taillé S, Maggiore SM, et al：Influence of ambient and ventilator output temperatures on performance of heated-wire humidifiers, Am J Respir Crit Care Med 170 (10)：1073-1079, 2004
3) Ricard JD, Le Mière E, Markowicz P, et al：Efficiency and safety of mechanical ventilation with a heat and moisture exchanger changed only once a week, Am J Respir Crit Care Med 161 (1)：104-109, 2000
4) Tablan OC, Anderson LJ, Besser R, et al：Guidelines for preventing health-care--associated pneumonia, 2003：recommendations of CDC and the Healthcare Infection Control Practices Advisory Committee, MMWR Recomm Rep 53 (RR-3)：1-36, 2004
5) 磨田　裕：加温加湿と人工鼻，人工呼吸 15 (2)：83-90，1998
6) American Association for Respiratory Carel, Restrepo RD, Walsh BK：Humidification during invasive and noninvasive mechanical ventilation：2012, Respir Care 57 (5)：782-788, 2012
7) Prin S, Chergui K, Augarde R, et al：Ability and safety of a heated humidifier to control hypercapnic acidosis in severe ARDS, Intensive Care Med 28 (12)：1756-1760, 2002
8) 磨田　裕：加温加湿，新版 図説ICU－呼吸管理編－，沼田克雄，奥津芳人（編），p310-313，真興交易医書出版部，1996
9) Kallstrom TJ, AARC：AARC clinical practice guideline. Bland aerosol administration--2003 revision & update, Respir Care 48 (5)：529-533, 2003

5 グラフィックモニタ

概要

人工呼吸は換気の状態を把握して管理を行う必要がある．最近の人工呼吸器にはグラフィックモニタが搭載され，患者の換気状態を描写している．そのため，グラフィックモニタを理解することは，人工呼吸器の設定やトラブル発生時などに有用である．ここでは，基本的なグラフィックモニタの波形について解説する．

1 はじめに

　グラフィックモニタは，人工呼吸器の換気状態をグラフ化する重要なモニタで，経時的に気道内圧，流量，換気量を波形として表示する．グラフィックモニタを活用することにより，視覚によって換気モード，吸気流量，換気量，呼気の呼出状態，気道内圧−換気量ループ〔pressure-volume（P-V）ループ〕，流量−換気量ループ〔flow-volume（F-V）ループ〕により肺のコンプライアンスなど肺の状態を把握することができる．さらに，人工呼吸器回路などのリークや結露貯留，気道閉塞などトラブルの発見にもつながる．ここでは，グラフィックモニタの読み方について解説する．

2 グラフィックモニタから観察できること

　グラフィックモニタを観察することで多くの情報を得ることができる．波形の特徴から換気モード，気道内圧の状態，吸気・呼気の状態や流量，換気量や肺，気道（回路も含む）の状態を推測することができる．

3 グラフィックモニタに影響を与える因子

　人工呼吸では人工呼吸器から回路，人工気道，気道，肺とつながり換気を行っている．そのためグラフィックモニタは，換気を行う際に送気される空気の通り道である気道，挿管・気管チューブ，呼吸回路の障害による気道抵抗や肺・胸郭・呼吸回路のコンプライアンス（膨らみやすさ）に

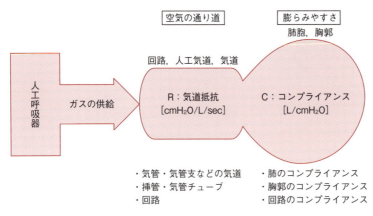

図1 グラフィックモニタに影響する因子

よって影響を受ける（**図1**）．

4 グラフィックモニタの意味すること

　グラフィックモニタに描写されたグラフは縦軸と横軸から構成されている．このグラフでは縦軸と横軸に人工呼吸器が測定した換気データがプロットされるが，縦軸と横軸が交わった部分はそれぞれの測定数値が0であることを意味する．

　基本的な波形（**図2**）は，横軸が時間で，単位は［秒］である．縦軸は気道内圧－時間波形では圧力で，単位は［cmH₂O］や［hPa］，［mbar］で表される．流量－時間波形では流量で，単位は［L/min］，換気量－時間波形では肺に送られたガスの量で，単位は［mL］または［L］で表される．

4-1 気道内圧－時間波形

　気道内圧－時間波形は気道内圧の時間的な変化を表す．

①従量式

　図3aは従量式換気モードの波形であるが，横軸から立ち上がる点が吸気開始点で，波形の頂点が吸気終了点である．この間が吸気時間になる（濃い色▨の部分）．また，波形の頂点が最高気道内圧，横軸の基線が呼気終末陽圧（positive end-expiratory pressure：PEEP）を意味する．そして，吸気終了点から次の吸気開始点までが呼気を意味する（薄い色▨の部分）．

②従圧式

　図4は従圧式換気モードの波形で，基線から立ち上がる点が吸気開始点で，設定した吸気圧に達するとその圧力を設定した吸気時間だけ保持する．その後，圧力が下がり始める点が吸気終了点である．吸気終了点から

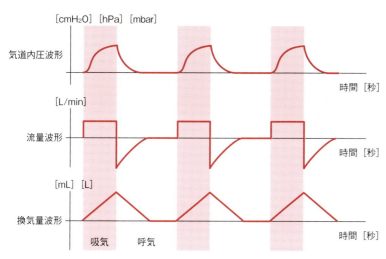

図2 基本的な波形

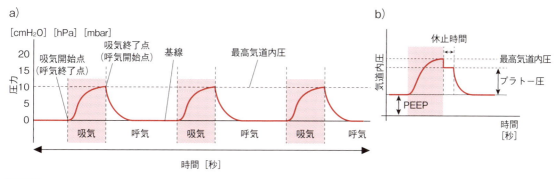

図3 気道内圧−時間波形：従量式

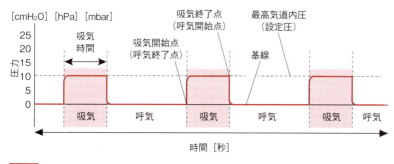

図4 気道内圧−時間波形：従圧式

次の吸気開始点までが呼気を意味する．

③休止時間（ポーズ）

　従量式換気モードでは休止時間（ポーズ）の設定がある．ポーズを設定すると，設定した換気量を送気した後，吸気・呼気弁が設定した時間だけ閉じて換気血流比の不均衡分布を是正する．この場合の気道内圧−時間波

形は，**図3b**に示すように，設定した換気量が送気され気道内圧が最高気道内圧に達すると，吸気・呼気弁が閉じている間に膨らみにくい肺胞へ膨らみやすい肺胞からガスが移動して吸気ガスの不均衡分布を改善させ，ガス交換効率を向上させる．このときガスが移動して気道内圧が下がり，ある一定のところで安定する．この圧力をプラトー圧といい，肺胞にかかっている圧力といわれている．このプラトー圧から，次式で静肺コンプライアンスを求めることが可能である．

$$静肺コンプライアンス\,[\mathrm{mL/cmH_2O}] = \frac{一回換気量}{プラトー圧}$$

4-2 流量－時間波形

　流量－時間波形は，肺に出入りするガスの流れる量を表している．この波形には気道内圧や換気量の波形とは異なる点があり，横軸の0から上の部分が人工呼吸器から肺に送気するガスの流れる量（吸気），横軸の0から下の部分が人工呼吸器に戻ってくるガスの流れる量（呼気）を意味している．流量－時間波形も換気モードにより形が異なる．

① 従量式

　図5は従量式換気モードの波形で，吸気時は一定の流量でガスを送気するので吸気開始から終了までの波形は四角形になる．逆に呼気時は呼吸筋の収縮で呼出されるので呼気開始時の流量は大きく，呼気終末に近付くと小さくなり，逆三角形になる．なお，呼気・吸気に表される波形の面積が換気量を意味する．

② 従圧式

　図6は従圧式換気モードの波形で，正常な肺は膨らみやすいので吸気初期では流量が大きく，吸気終末になるにつれて設定圧に近付くと肺は膨らみにくくなるので流量は小さくなり，最終的には0になって，波形は三角形になる．呼気時は，初期には流量が大きく，その後はゆっくりとなって呼出終了時には0になるので，従量式と同様に逆三角形の波形を呈する．なお，従量式と同様，吸気・呼気に表される波形の面積が換気量を意味する．

4-3 換気量－時間波形

　換気量－時間波形は，人工呼吸器が送気したガスと戻ってきたガスの量を描写している．縦軸が換気量，横軸が時間を表している．**図7**は従量式換気モードの波形であるが，三角形の頂点から前の部分（▲）の面積が吸気の換気量，頂点から後ろの部分（▲）の面積が呼気の換気量を意味する．

4-4 特徴的な波形

　ここまで気道内圧，流量，換気量の経時的な波形について解説したが，ほとんどの人工呼吸器は3種類〔気道内圧，流量（フロー），換気量（ボ

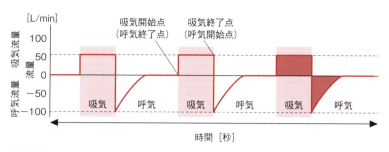

図5 流量−時間波形：従量式

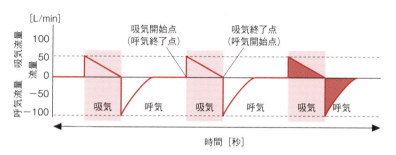

図6 流量−時間波形：従圧式

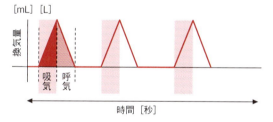

図7 換気量−時間波形：従量式

リューム）］の波形をモニタに表示して観察できるようになっている．

また人工呼吸器には多くの換気モードが搭載されており，症例に合わせて換気モードを選択して設定するが，グラフィックモニタは換気モードにより特徴的な描写をする．

1 P-Vループ（気道内圧−換気量ループ）

P-Vループ波形は，グラフの縦軸が換気量，横軸が気道内圧値を意味する．一呼吸ごとに吸気開始から肺に出入りした換気量と気道内圧の変化をグラフ上へ連続的にプロットして円を描く波形である．**図8**に示すように，縦軸と横軸の交わる点①からループが始まり，曲線を描きながら頂点②までが吸気，頂点②から①までの曲線が呼気を意味する．このループが曲線になる理由は，吸気開始時は肺にはガスが入りやすく膨らみやすいため，気道内圧が緩やかに上昇するためである．その後，肺の中に送られたガスが許容量近くになると肺は膨らみにくくなり，気道内圧の上昇が著

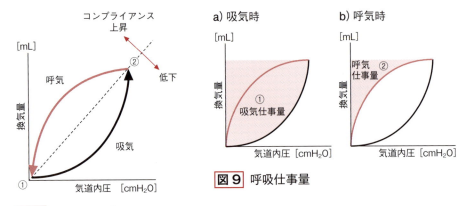

図8 P-V ループ

図9 呼吸仕事量

しくなって急な曲線になる．一方，呼出初期は呼出しやすいため気道内圧の変化は大きく，呼気終末期に気道内圧変化が少なくなるため後半に曲がりが多い曲線を示す．

P-V ループでは肺のコンプライアンスを把握できる．肺コンプライアンスは，縦軸と横軸が交わる点①と吸気曲線終了点と呼気曲線開始点②が交わる点を直線で結び，この直線の傾きで推測することができる．肺コンプライアンスが低下して肺や胸郭が硬くなると，縦軸と横軸の交わる点①と頂点②を結ぶ直線の傾きが小さくなる．逆にコンプライアンスが上昇して肺が軟らかくなると，縦軸と横軸の交わる点①と頂点②を結ぶ直線の傾きが大きくなる．

また，P-V ループでは図9に示すように，吸気時の曲線の上部側の面積①が吸気仕事量，呼気時の曲線の上部側の面積②が呼気仕事量を表す．この面積が大きくなるほど吸気時や呼気時の仕事量が増加していることを意味する．

② F-V ループ（流量−換気量ループ）

F-V ループ波形は，縦軸が流量，横軸が換気量を意味する．一呼吸ごとに流量と換気量を連続的にプロットしてループを描いた波形である（図10）．吸気が始まると縦軸と横軸の交わる点①から上向きにループが始まり，流量により横向きに描かれ，吸気終了時には横軸と点②で交わる．呼気に転ずると，呼気初期は横軸より下向きにループが描かれ，最大の流量に達した後，徐々に流量が小さくなり，縦軸と横軸の交わる点①に戻りループができ上がる．

F-V ループは吸気・呼気の換気量，呼気の呼出状態や回路からの漏れなどを反映する．漏れがある場合の F-V ループは呼気の曲線が0点（縦軸と横軸の交わる点①）に戻らず，それ以前に横軸と交わってしまう．

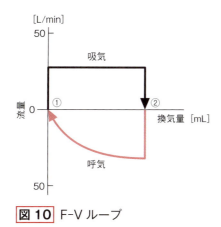

図10 F-Vループ

5 グラフィックモニタの観察のポイント

　グラフィックモニタのそれぞれの波形を観察するポイントは，正常な波形を覚えることである．そして，前述したように正常な波形でも人工呼吸器の換気モードにより波形が異なるので，換気モードによる波形の違いも理解する必要がある．正常な波形を理解することで，波形が変化したときにトラブルなどの発見につながる．

　注意点としては，グラフィックモニタは気道内圧，流量，換気量などのデータを測定して波形として表すものであるが，図11に示すように，縦軸や横軸のスケールが違うと同じデータを表していても異なる波形になってしまい，波形を見間違えてしまう可能性があることである．さらに，人工呼吸器が測定したデータを基にスケールを自動変更する機種もあるので，スケールの確認も重要となる．

 Point

波形の変化に気付く
グラフィックモニタは人工呼吸器装着時，管理期，ウィーニング時とさまざまな場面で波形が変化していく．人工呼吸器を管理するスタッフは，換気状態の変化やトラブル発生時の波形変化に気付くことで迅速な対応ができるようにしなければならない．

6 異常波形

　人工呼吸器のトラブルや病態の変化，不適切な設定によりグラフィックモニタの波形は変化する．正常波形との違いを理解することで，どこに原因があるかを推測することができる．

6-1 ポーズが不十分

　従圧式換気モードの場合，設定した吸気時間が短いと，流量–時間波形で吸気流量が0になる前に呼気のフローが発生してしまう．このようなときには吸気時間を長めに設定して，吸気流量が0になるように調整する（図12）．

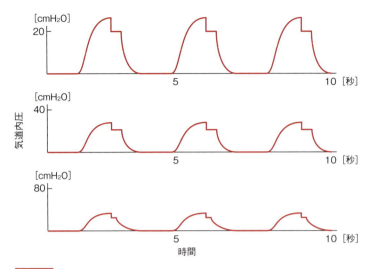

図11 スケールの違いによる波形の違い
すべて同じデータによる波形であるが，横軸のスケールが違うと異なる波形に見える．

6-2 ポーズが長い

吸気時間が長いと，流量−時間波形の吸気流量が極端に早く0になってしまう．このときには，吸気時間を短くする必要がある（**図13**）．

6-3 ミストリガ

吸気努力を感知しないで吸気が行われないときに発生するトリガをミストリガという．トリガ感度を鈍く設定した場合や慢性閉塞性肺疾患（chronic obstructive pulmonary disease：COPD），肺気腫や肺結核後遺症などの拘束性換気障害の場合で，吸気の流量が非常に小さくトリガ感度を上回らないときなどに発生する．このときには，流量−時間波形で吸気フローが発生するが，吸気は起こらない（**図14**）．

6-4 気道内圧上昇

従量式換気モードでは**表1**に示すような原因で気道内圧が上昇する．気道内圧が上昇すると，気道内圧−時間波形で吸気時の波形の高さが高くなる．また，高圧（気道内圧上限）警報が作動してしまうと幅の狭い波形になる（**図15**）．これは，気道内圧が警報値を超えてしまうと，高圧警報により人工呼吸器内部の安全弁が開放してしまうために起こる．高圧警報が発生したときには換気量が減少するので，流量，換気量−時間波形は小さくなる．

6-5 気道抵抗上昇，肺コンプライアンス低下

気道抵抗上昇や肺コンプライアンス低下の場合，従量式換気モードでは

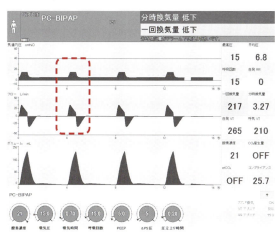

図12 ポーズが不十分
吸気流量が0になる前に吸気が発生してしまう.

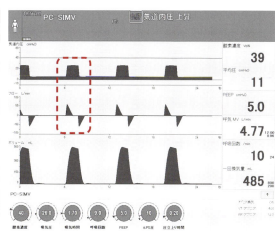

図13 ポーズが長い
吸気流量が極端に早く0になってしまう.

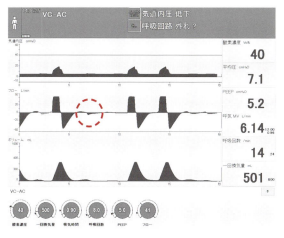

図14 ミストリガ
吸気フロー波形が出ているのに吸気が行われていない.

　気道内圧が上昇して最高気道内圧が高くなり，気道内圧波形の高さが高くなる．従圧式換気モードでは，気道抵抗上昇や肺コンプライアンス低下により送気されるガス量が低下して換気量が減少するので，流量－時間波形，換気量－時間波形では波形が正常より小さくなる（**図16**）．

6-6　呼気不良

　COPDなど気道の狭窄などで呼気に抵抗がある場合には，肺の中のガスを呼出する速度が遅く時間がかかる．吸気時は，従量式換気モードでは気道内圧－時間波形は気道内圧が高くなるため鋭角な波形を示す．流量－時間波形では呼出開始直後に最高流量になり，その後，呼気流量は正常に比べて小さくなるため，呼気流量が0（横軸に交わる点）になるまでに時

表1 気道内圧上昇の原因

原因箇所	原因	対処法
患者側	・人工気道の閉塞 ・気道内の痰の貯留 ・気胸・無気肺 ・気管支喘息重積発作 ・肺のコンプライアンス低下	・人工気道の交換 ・吸痰 ・気胸・無気肺の治療 ・喘息の治療 ・肺の治療
人工呼吸器側	・人工鼻閉塞 ・回路内の結露（水の貯留） ・回路の屈曲	・人工鼻の交換 ・結露の排除 ・屈曲の解除

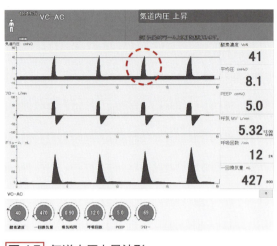

図15 気道内圧上昇波形
幅の狭い気道内圧波形となる．

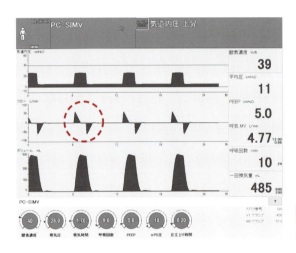

図16 気道閉塞時の換気量減少波形
換気量が少なくなり，流量波形が小さくなる．

間がかかる（**図17**）．そして，呼気開始から流量が0になるまでの時間が長いほど強い気道閉塞が推測される．

また，重症な気道閉塞があり呼吸回数が多い場合には，吸気されたガスが完全に呼出されない状態で次の吸気が始まってしまう．その状態が持続すると呼出できないガスが蓄積して肺内が陽圧になるため，auto-PEEPが発生し（**図18**），流量－時間波形では，呼気の波形で流量が0に戻らないうちに吸気が始まってしまう特徴的な波形になる．換気量－時間波形では，呼気側の波形の傾きが小さくなり，時間をかけて呼出する波形になる．

6-7 リーク

リークの原因には，**表2**に示すような患者側と人工呼吸器側の原因が考えられる．これらの原因で回路などからリークが発生すると，換気量－

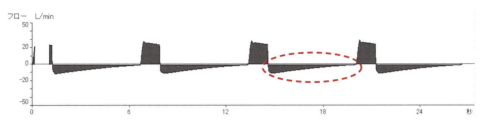

図17 気道抵抗上昇時の流量－時間波形
呼気が長くなっている．

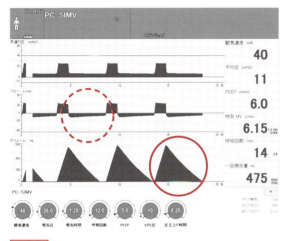

図18 auto-PEEP発生時の波形
呼気流量が0にならないが，吸気が始まっている（⚪︎点線）．
呼気側がなだらかな波形になる（○）．

表2 リークの原因

原因箇所	原因	対処法
患者側	・人工気道（挿管・気管切開カニューレ）のカフ漏れ ・カフの破損	・カフ圧調整 ・挿管・気切チューブ交換
人工呼吸器側	・回路が外れている ・ウォータートラップ，接続部からの漏れ ・人工呼吸器の故障（内部の漏れ）	・回路の接続し直し ・ウォータートラップ，接続部の締め直し ・人工呼吸器の交換

時間波形では吸気側には変化はなく，呼気側の波形は回路などからリークしている量まで波形が下がると，それ以上は波形が基線に戻らずに次の吸気の波形が出現する特徴的な波形（吸気換気量＞呼気換気量）になる（**図19**）．

6-8 結露貯留，痰の貯留

加温加湿器を使用して加湿をした場合に，人工呼吸器の回路内に結露が貯留したり，気道内に痰の貯留を認めると，気道内圧－時間，流量－時間波形の波形が揺れて記録される（**図20**）．

7 おわりに

グラフィックモニタは人工呼吸器の換気状況をリアルタイムで表している．そのため，まずは正常波形について理解できなければ異常に気付くこ

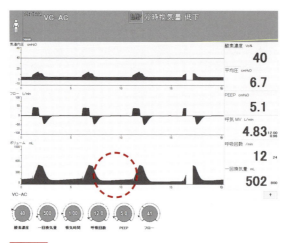

図19 リーク波形

a) 吸気側　　　　　　　　　　　b) 呼気側

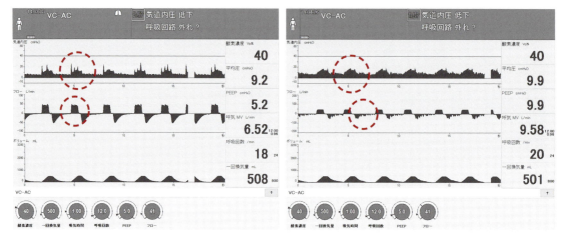

図20 結露による波形の揺れ

とができない．また，視覚により状態把握ができるため，人工呼吸器の設定変更などでは有効なデバイスになる．ここでは基礎的な部分を中心に解説したが，グラフィックモニタを極めることで，より一層，人工呼吸管理に応用できると思われる．

6　パルスオキシメータとカプノメータ

概要

パルスオキシメータとカプノメータは，呼吸管理を安全かつ効果的に実施するために必須のモニタである．どちらも非侵襲的で連続的に測定できることから利便性が高く，手術室や集中治療室に限らず一般病棟から在宅医療の場まで，その使用範囲が広がっている．一方で，測定されたデータの解釈には，測定原理を理解し誤差要因を判断することや，示すデータの生理学的な意義を理解することが必要である．

1　パルスオキシメータ

1-1　パルスオキシメータとは

　パルスオキシメータは，還元ヘモグロビンと酸化ヘモグロビンの吸光特性の違いを利用して，プローブの発光部から出た2つの波長の光の吸光度から経皮的に酸素飽和度（SpO_2）を測定するものである．吸光度の違いを利用して動脈血酸素飽和度（SaO_2）を測定する試みは1920年代に始まっていたが，体外から動脈成分を抽出してSaO_2の測定原理を開発したのは日本光電工業の青柳卓雄氏である[1), 2)]．

　医療現場へのパルスオキシメータの導入により持続的にSpO_2を測定することができるようになったため，低酸素血症の発見がより迅速かつ正確に行われるようになった．現在では，手術[3)]や人工呼吸管理[4)]に欠かせないモニタである．

1-2　パルスオキシメータの特徴[5)]

　パルスオキシメータの特徴は以下の通りである．
①非侵襲的に測定できる．
②分光学的測定法であるので，人体に障害を与えない．
③SaO_2にほぼ等しい数値を表示する．
④長時間の連続測定ができる．
⑤測定値のドリフトがない．
⑥ウォーミングアップ時間が数秒である．
⑦校正操作などの装置管理が不要である．
⑧測定技術が不要である．
⑨合併症がほとんどない．

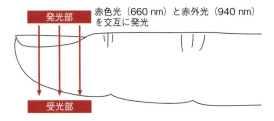

図1 パルスオキシメータの構造と原理

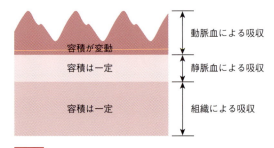

図2 パルスオキシメータの測定原理
吸収される光の量は測定部位の容積に影響される．動脈の拍動による容積の変化を，吸収された光の量の変化でとらえる．

⑩その他，装置は小型，軽量，堅牢で，故障が少ない．

1-3 測定原理

装置はプローブ（発光部と受光部）から構成され，次のような原理によって測定されている．

①発光部（発光ダイオード）から赤色光（660 nm）と赤外光（940 nm）の2波長を交互に（毎秒数100回）発光する（**図1**）．
②動脈血（と組織）を通過した光量（吸光度）を受光部で測定する．
③吸光度の拍動性変化を脈波として検出する（**図2**）．
④吸光度脈波のピーク値で，赤外光に対する赤色光の振幅比率（$\beta 660/\beta 940$）を求める．理論式から，この比率が酸素飽和度である．

$$SpO_2 = \alpha_1 \times \frac{\beta 660}{\beta 940} - \alpha_2$$

⑤数秒間の酸素飽和度の平均値を算出して表示する．
⑥拍動をとらえているので脈拍数も測定できる．

1-4 適応

パルスオキシメータは測定の簡便さゆえに多くの医療現場や介護現場で使用されている．麻酔中や重症患者の呼吸管理のみならず，一般病棟，外来でも頻用されている．さらに近年の低価格化もあり，患者本人が購入して自宅で使用する場合もある．

表1にパルスオキシメータのおもな使用場面をあげる．

1-5 酸素飽和度と呼吸生理

SpO_2 は SaO_2 を非侵襲的に測定したものであり，呼吸管理上は SaO_2 として取り扱うことになる．

酸素解離曲線は SO_2 と PO_2 の関係を示しており，S字形をしている（**図3**）．PO_2 が 60 mmHg を下回ると曲線は急峻となり，急激に SO_2 が低下

表1 パルスオキシメータを使用する場面

・手術中，手術後の呼吸管理
・重症患者の呼吸管理，特に人工呼吸器装着中
・一般病棟入院患者のバイタルサインの確認
・リハビリテーション
・在宅酸素療法，在宅人工呼吸療法

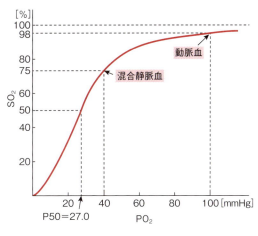

図3 酸素解離曲線

する．

PO_2 が高い環境ではヘモグロビン（Hb）に対する酸素親和性が高く，逆に PO_2 が低い環境では酸素親和性が低いため，動脈血では酸素は Hb と結合したまま組織に運ばれ，組織では Hb から酸素が放出されることにより細胞に酸素を渡しやすくしている．

臨床上で覚えておきたい数値としては，動脈血および混合静脈血における SO_2 と PO_2 である．

| 動脈血：SaO_2 = 98% | PaO_2 = 100 mmHg |
| 混合静脈血：$S\bar{v}O_2$ = 75% | $P\bar{v}O_2$ = 40 mmHg |

1-6 測定上の注意点[5]

パルスオキシメータはきわめて優れたモニタであり，測定値の信頼性は高いが，病態の変化と測定値が一致しない場合があり注意が必要である．

1 機械的な測定誤差

機械的な測定誤差は，SpO_2 が 70～100％の範囲で±2％，50～70％の範囲で±3％で，臨床的な信頼限界は 75％とされている．75％以下では SaO_2 よりも SpO_2 が高く表示される傾向がある．

2 臨床上起こり得る測定誤差と対策

①体動，プローブのずれ，装着部位

体動や痙攣などによりプローブがずれると，測定誤差の原因となる．太くて角質化の著しい指にプローブを装着すると，組織を通過する光量が少なくなり，測定不良になることがある．また，浮腫，瘢痕，マニキュアなども同様である．

②末梢循環不全

血圧低下，心不全，大動脈狭窄，末梢血管狭窄などが原因で起こる末梢

循環不全では，末梢動脈の拍動が小さくなり吸光度の振幅が低下するためSpO_2は低値に測定される．

また，マンシェット，弾性包帯，体重などが原因で生じる中枢側血管圧迫による局所血流変動も測定値低下の原因になる．さらに循環ショック，血管閉塞，末梢血管収縮薬投与などにより末梢動脈の拍動が消失する場合は測定できなくなる．

③色素

インドシアニングリーン，メチレンブルー，インジゴカルミンなどの色素が投与されている場合の測定値は信頼できなくなる．

④メトヘモグロビン (MetHb)

MetHbは酸化Hbよりも赤色光を多く吸収するが，吸光度比の演算によりSpO_2は84％に収束する．

⑤一酸化炭素ヘモグロビン (COHb)

COHbは酸化Hbよりも赤色光の吸収が少ないが，吸光度比の演算によりSpO_2は65％に収束する．ヘビースモーカー，気道熱傷患者，排気ガス中毒などの一酸化炭素中毒患者では注意が必要である．

現在ではCOHb濃度を測定できる装置が発売されている．

⑥うっ血

右心不全，hypervolemiaなどでは末梢静脈血が拍動することがある．静脈血でも拍動すれば測定装置は動脈血として認識するため，SpO_2は低値になる．

⑦貧血，多血症

血中Hb濃度が極度に低下すると吸光量が少なくなる．そのため正確な検出が困難になり，測定誤差をもたらす他の因子の影響を受けやすくなる．また，血中Hbが過剰な場合はSpO_2値が実際のSaO_2値よりも高く表示されてしまうことがある．

⑧その他

電気メス，携帯電話などの電磁波による測定誤差，蛍光灯や無影灯，日光などによる光の影響により測定誤差が発生することがある．

1-7 まとめ

以上のような測定誤差を生む因子を除外する工夫をすれば，測定上のトラブルを減らし，安全に患者の全身管理を行うことができる．

以下に測定の際のポイントをあげる．

①プローブは太い指には装着しない．
②血圧を頻繁に測定する場合は，マンシェットを装着する腕の反対側の手指にプローブを装着する．
③SpO_2値が怪しい場合は脈波を確認する．きちんと脈波が確認できれば，ある程度信頼できる．
④照明や日光により測定誤差が発生する場合は，これらの光を遮断する．

表2 各方式の特徴

メインストリーム方式	サイドストリーム方式
・反応が速い ・センサが重く，大きい ・センサヘッドの汚れによる測定への影響がある ・死腔の増加 ・CO_2測定のみ	・反応が遅い ・コネクタ部は軽量・小型 ・屈曲あるいは水分によるサンプリングチューブ閉塞がある ・CO_2以外のガス濃度（分圧）測定が可能 ・非挿管患者のモニタが可能

⑤ SpO_2 の変化は軽くみないこと（3％の変化は身体にとっては大きな変化である）．
⑥ SpO_2 値のみならず，全身状態の一環として評価する．

2 カプノメータ

2-1 カプノメータとは

　パルスオキシメータと同様に，非侵襲的かつ連続的にモニタリングできる点で広く使われているモニタである．カプノメータは患者の呼気中の二酸化炭素（CO_2）濃度や CO_2 分圧を測定するものであり，CO_2 濃度を測定することをカプノメトリという．カプノメトリは換気のモニタとして用いられ，日本麻酔科学会の『安全な麻酔のためのモニター指針』[3]には「全身麻酔ではカプノメータを装着すること」と記載されており，日本呼吸療法医学会の『人工呼吸器安全使用のための指針』[4]には，「呼気二酸化炭素濃度は連続的にモニタリングできることが望ましい」と記載されている．
　カプノメトリを行うことにより，気管チューブの逸脱や呼吸回路の外れなどのトラブルを早期に発見できるとして，カプノメータの使用が推奨されている．

2-2 測定原理

　カプノメータは，CO_2 が $4.3\,\mu m$ の波長の赤外線を吸収する性質を利用して，呼気中の CO_2 分圧を測定している（赤外線吸収分光法）．
　測定するガスのサンプリング法によって2つの方式がある（表2）．

① メインストリーム方式

　気管チューブと呼吸回路の間に測定部を設置する方法である．CO_2 濃度のみを測定する場合に用いられる方法であるが，センサを設置するためのアダプタ（キュベット）を呼吸回路内に組み込む必要があり，器械的死腔の増加につながる．さらにセンサの重みで気管チューブにストレスがかかることが問題となる．器械的死腔については，特に小児患者で問題となるが，最近では死腔量を極力低減させたキュベットおよびセンサが発売さ

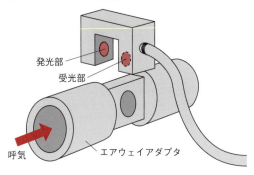
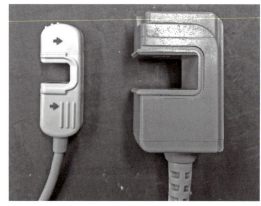
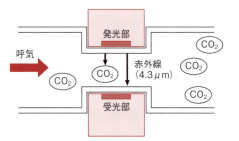

図4 メインストリーム方式のカプノメータ
センサヘッドの構造（a）と小型センサヘッド（b），大型センサヘッド（c）．

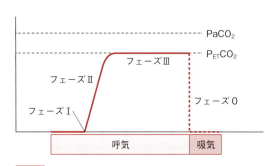
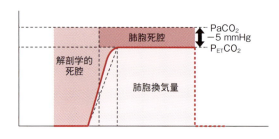

図5 カプノグラムの成り立ち

れている（**図4**）．

②サイドストリーム方式

サンプリングチューブを用いてガス分析装置にガスを吸引して分析する方法である．呼吸回路に直接センサを装着しないため，回路へのストレスは少ない．またCO_2以外のガス（亜酸化窒素や吸入麻酔薬）の濃度も測定することができる．

2-3 カプノメータと呼吸生理学

①カプノグラムの成分

呼気中のCO_2分圧の変化を曲線で描いたものをカプノグラム（capnogram）という（**図5**）．カプノグラムは次のように0～Ⅲのフェーズに分けられる[6]．

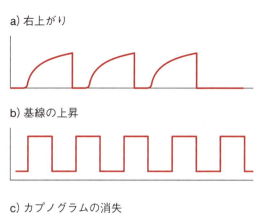

a) 右上がり

b) 基線の上昇

c) カプノグラムの消失

図6 カプノグラムの代表的な変化

- フェーズ0：吸気時を表す．吸気開始直後からガス中のCO_2分圧は急激に低下し，基線に近付く（大気中のCO_2分圧は0.228 mmHg）.
- フェーズⅠ：呼気の開始点である．呼出されるガスが解剖学的死腔に存在しているものであるため，CO_2分圧は低くほぼ基線に一致する．
- フェーズⅡ：解剖学的死腔からのガスに肺胞からのガスが混入し始め，次第にCO_2分圧が増加する．肺胞内からのガスが呼出される速さは，肺の弾性収縮力と気道抵抗に依存する．
- フェーズⅢ：呼出されるガスのすべてが肺胞からのガスになると，通常は平坦波に変化する．呼気が終了したところが呼気終末CO_2分圧（$P_{ET}CO_2$）となる．

Point
解剖学的死腔
呼吸器のなかで，口腔，鼻腔や気管，気管支などガス交換に関与しない部分を解剖学的死腔という．解剖学的死腔は成人でおよそ150 mLである．

②カプノグラムの代表的な変化

①右上がり（図6a）

これはフェーズⅡが継続しており，フェーズⅢ，つまり肺胞からのガスに到達していないことを意味する．気道抵抗の上昇によりこのような波形が観察される．気道抵抗の上昇は慢性閉塞性肺疾患（chronic obstructive pulmonary disease：COPD）や気管支喘息でみられる．

②基線の上昇（図6b）

空気中のCO_2分圧はほぼゼロであるので，吸気時にはカプノグラムは基線と重なるのが正常な状態である．しかし基線が上昇することがみられる場合には，呼気の再呼吸もしくは装置の校正不良が疑われる．

③カプノグラムの消失（図6c）

カプノグラムの消失は，センサがCO_2を検出できていないことを示す．呼吸回路の外れもしくは呼吸停止，人工呼吸器の停止が考えられる．さら

表3 $P_{ET}CO_2$ の変化とその原因および病態

$P_{ET}CO_2$ の変化	原因	病態・疾患
$P_{ET}CO_2$ 低値	CO_2 産生量の低下	低体温,鎮静,飢餓
	肺血流の低下,換気血流比不均衡など	肺血栓塞栓症,低血圧
	CO_2 の呼出障害	気管支喘息,慢性閉塞性肺疾患(COPD)
	過換気	疼痛,低酸素血症
	人工呼吸器および回路トラブル	回路からのリーク,カフリーク
$P_{ET}CO_2$ 高値	CO_2 産生量の増加	発熱,敗血症,甲状腺機能亢進症,痙攣発作
	低換気	呼吸筋疲労,神経筋疾患,鎮静薬投与

に肺血流の極度の低下も考えられる.また,心停止に陥った場合にも,カプノグラムは消失する.

③呼気終末 CO_2 分圧($P_{ET}CO_2$)の意義

動脈血 CO_2 分圧($PaCO_2$)は肺における換気を示す指標であるが,これを知るには動脈血を採取する必要がある.パルスオキシメータと併せて,酸素化と換気の評価が連続的に行われることは安全性の面でも有益であると思われる.

カプノグラムのフェーズⅢの終わりは肺胞気の CO_2 分圧を反映しているとされ,これを特に $P_{ET}CO_2$ と呼び,$PaCO_2$ に近似するとされている.肺胞死腔や循環に異常がない場合には,$PaCO_2$ と $P_{ET}CO_2$ の差は 2〜5 cmH_2O といわれている[6].

2-4 用途

①$P_{ET}CO_2$ 測定

死腔換気量や循環動態により $P_{ET}CO_2$ と $PaCO_2$ の差は広がるが,その較差を把握したうえで $P_{ET}CO_2$ をモニタすることは,低換気や過換気の把握に有用である.

$P_{ET}CO_2$ の変化とその原因および病態について**表3**にまとめた.

②気管チューブの位置確認

カプノグラムにより,気管チューブが気管内にあることを予測する精度は感度100%,特異度100%であった[7),8)].視診,聴診と併せてカプノグラムを確認することは,気管挿管時の先端位置確認とその後の持続的モニタとして推奨[7]されている.

人工呼吸管理中の気管チューブの位置異常や呼吸回路の接続不良に伴う換気の停止を素早く検出するモニタとして活用されており,人工呼吸中の継続したカプノグラムの監視は気管チューブが適切な位置に存在することを確認するために強く推奨されている[7].ただし,胃内に CO_2 が存在する場合には食道挿管になっても数呼吸は CO_2 を検出することがあるため注意が必要である.

図7は計画外抜管が発生したときのカプノグラムである.気管チュー

Point

肺胞死腔

換気に対して血流が少ないと換気血流比は増大する.換気血流比が高い領域では換気効率が悪いため換気量の増大が必要となる.このような換気効率の悪い領域を肺胞死腔という.

Point

計画外抜管

計画外抜管には,患者が自ら気管チューブを抜いてしまう自己抜管と,気管チューブの固定不良や外的要因によるチューブの抜去(事故抜管)が含まれる.

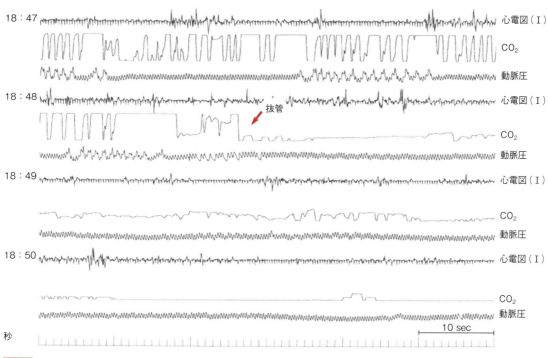

図7 計画外抜管時のカプノグラム

ブの先端が咽頭部にあるためカプノグラムは表示されているが，波形自体は小さくなっており，適正に測定できていないことがわかる．

③自己心拍再開の評価

心停止の患者では，肺血流が停止していることから換気を行っても$P_{ET}CO_2$は低下するが，自己心拍が再開すると肺血流が増加するため$P_{ET}CO_2$が増加する．適切な胸骨圧迫が行われ，気管挿管が適切に行われている状況下で$P_{ET}CO_2$が10 mmHg以下の場合には，自己心拍再開の可能性が低いとされている[8]．従来は心電図変化や脈拍の触知によって自己心拍再開を確認していたが，最近は胸骨圧迫を停止することなく，カプノグラムの変化で自己心拍再開を認識することができる．

④循環動態の評価

$P_{ET}CO_2$は肺血流を反映する．VA ECMO (veno-arterial PCPS) を行っている場合には，流量次第では肺血流が低下することから$P_{ET}CO_2$も低下する．一方で，換気条件を一定にした状況で$P_{ET}CO_2$が増加した場合には，肺血流の増加および代謝の増加によるCO_2産生量を示唆し，他の循環パラメータと併せて評価する．

⑤カプノグラフィの応用

$PaCO_2$と肺胞換気量（$\dot{V}_A$）は次式で示す関係にある．

肺胞換気式：$PaCO_2 = 0.863 \dfrac{\dot{V}CO_2}{\dot{V}_A}$

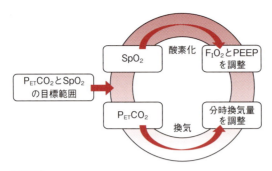

図8 closed loop ventilation の動作

　この式によれば，CO_2 産生量（$\dot{V}CO_2$）が一定であれば，$PaCO_2$ と $\dot{V}_A$ は反比例の関係にある．このことから $PaCO_2$ は換気の指標として用いられる．しかし，$PaCO_2$ を得るには動脈血採血が必要であり，連続的に換気を評価して，人工呼吸器の換気設定をこまめに調整することは困難である．そこで，カプノメトリによって得られた $P_{ET}CO_2$ を指標に換気設定（おもに pressure support）を自動で調整する closed loop ventilation が一部の人工呼吸器で導入されている[9]（**図8**）．

　closed loop ventilation は，パルスオキシメータやカプノメータから得られる情報を人工呼吸器の換気設定に反映させることで，医療従事者が手動で換気設定を調整するよりもよりきめ細かく設定できることから，安全で効率的な人工呼吸が提供できる[9] とされている．しかし，安全に人工呼吸を行うには，これらの測定原理や動作原理を熟知した医療従事者（臨床工学技士）が必要であることはいうまでもない．

■文献
1) 青柳卓雄，岸　道男，山口一夫ほか：イヤーピース・オキシメータの改良，第13回日本ME学会大会論文集：30-91，1974
2) 諏訪邦夫：SpO2 パルスオキシメータ，INTENSIVIST 3 (2)：285-292，2011
3) 日本麻酔科学会：安全な麻酔のためのモニター指針（第3回改訂），2014
4) 日本呼吸療法医学会人工呼吸安全管理対策委員会：人工呼吸器安全使用のための指針 第2版，人工呼吸 28 (2)：210-225，2011
5) 相嶋一登：酸素療法に必要なモニタリング，クリニカルエンジニアリング 18 (8)：860-866，2007
6) Kodali BS：Capnography outside the operating rooms, Anesthesiology 118 (1)：192-201, 2013
7) Walsh BK, Crotwell DN, Restrepo RD：Capnography/Capnometry during mechanical ventilation：2011, Respir Care 56 (4)：503-509, 2011
8) American Heart Association：2010 American heart association guidelines for cardiopulmonary resuscitation and emergency cardiovascular care science, Circulation 112 (18)(Supp3)：2010
9) Arnal JM, Wysocki M, Novotni D, et al：Safety and efficacy of a fully closed-loop control ventilation (IntelliVent-ASV®) in sedated ICU patients with acute respiratory failure：a prospective randomized crossover study, Intensive Care Med 38 (5)：781-787, 2012

II 人工呼吸器の換気モード

1 換気モードの基本を理解する

> **概要**
>
> 呼吸管理では，多くの換気モードを個別に理解する必要はなく，基本的な換気モードの駆動原理をしっかり把握することが重要である．すなわち，定流量型吸気 (volume control ventilation：VCV型) と定圧型吸気 (pressure control ventilation：PCV型) の強制換気，SIMV (synchronized intermittent mandatory ventilation)，PSV (pressure support ventilation)，CPAP (continuous positive airway pressure) について理解することが基本である．そのほかの換気モードは，これらの応用もしくは変形にすぎない．

1 はじめに

　人工呼吸の進化の歴史はわずか60年余である．神が創造された自発呼吸の進化に比べると，「バベルの塔」を築いている愚かな人類に酷似しているとさえ，筆者は感じる．キャッチコピーによくみかける「生理的な人工呼吸モード」は決して存在しない．

　陽圧人工呼吸が行う「ガスを送り，圧で肺を拡張させる」は，人工呼吸の黎明期から何ら進化していない．つまり，換気モードは昔から「ガスの送り方，かける圧，圧をかける時間，その回数」などで決められ，呼び名は変わってもその行為自体は何ら変化していない．さらに，人工呼吸器が呼気に対して関与しないところも旧態依然として同じである．自発呼吸と強制換気が混在する換気モードにしても，両者の調和の仕方を変えているにすぎない．

　そこで，人工呼吸器の製造各社は，自発呼吸に追随できない部分を修正しては新しい換気モードを次々と作り出してきた．しかし，これらの修正について個別に学習する必要はなく，共通言語ともいえる基本の換気モードを学ぶことが重要である．

　また，換気モードの命名は，開発各社が個々に創意工夫して付けたものも多く，同じ規格・規準で決定されているわけではないので注意が必要である．

2 人工呼吸の基本動作[1), 2)]

　陽圧人工呼吸において吸気相に圧をかけてガスを送り込むという行為

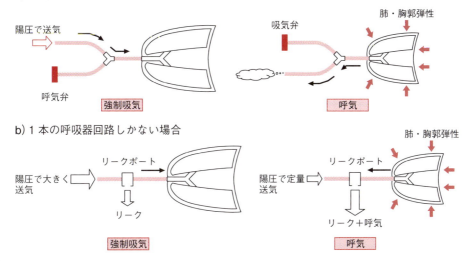

図1 陽圧人工呼吸の基本原理
a) 吸気回路と呼気回路を別々に有する場合，吸気時には呼気弁を閉じて送気を行い，呼気時には吸気弁を閉じて呼気弁を開放すると，肺・胸郭弾性で呼気が発生する．
b) 非侵襲陽圧換気に採用される1本の呼吸器回路を有する人工呼吸では，送気を意図的に漏らすリークポートが存在する．送気量とリーク量が等しい定量送気している場合には肺は静止しているが，リーク量より多い量を送気すると肺にガスが流れて吸気が発生し，定量送気に戻すと肺・胸郭弾性で呼気が発生する．

は，いずれの機種でも不変である（図1）．呼気は，吸気で発生した肺・胸郭弾性によって受動的に発生し，人工呼吸器が関与しないという点もすべて共通である．

2-1 換気モードの考え方：まず強制換気を理解する

気道内に圧をかけて換気する様式は陽圧換気（positive pressure ventilation）で，「陽圧人工呼吸」とも呼ばれる．また，蘇生バッグで用手的に換気する方式に対して，人工呼吸器で換気する方式は「機械的換気（mechanical ventilation）」と呼ばれる．そして，自発呼吸の有無にかかわらず患者の意思を無視して人工呼吸器で強制的に換気する方式は，「強制換気（mandatory ventilation）」と呼ばれる．つまり，言葉の分類は異なっても，人工呼吸を自発呼吸のない患者に実施する際には，「陽圧換気」「機械的換気」「強制換気」はすべて同じ換気手段を意味する言葉である．まず，このことを踏まえたうえで，強制換気の換気様式を，以下の4つの項目に分けて整理してみる．

強制換気の吸気方式は，以下の4点で異なる．

- いつガスを送り始めるか
- 送り込むガス量をどのように規定するか
- どのような吸気流量でガスを送り込むか
- いつガスを送るのを中止して呼気に移るか

 Point

強制換気
人工呼吸は，気道内に陽圧をかけて吸気ガスを患者に送気し，吸気を補助する．しかし，呼気は患者の肺・胸郭の弾性によって発生し，人工呼吸器は関与しない．したがって，換気モードは「吸気の様式」を意味する．

すなわち，換気モードは上記のいずれかを基準にした，あるいは特徴付けたモードである．したがって，強制換気の吸気様式で換気モードを考えると合理的で理解しやすい．

1 いつガスを送り始めるか：時間サイクル，患者サイクル

①時間サイクル
②患者サイクル
③患者／時間サイクル

①時間サイクル（time cycle）
　一定時間（1人工呼吸サイクル）が経過したら，人工呼吸の吸気が開始される．つまり，人工呼吸器に完全に依存した状態で，「コントロールモード」とも呼ばれる．

②患者サイクル（patient cycle）
　患者の自発吸気の開始を認識（トリガ，trigger）し，人工呼吸器が陽圧で送気を始める．

③患者／時間サイクル（patient/time cycle）
　患者の自発呼吸がない場合は時間サイクルで作動し，患者自発呼吸サイクルが設定された時間サイクルより短くなれば，患者サイクルで作動する．
　完全に強制換気に依存するモードは，「調節呼吸（control mechanical ventilation もしくは control mandatory ventilation：CMV）」と呼ばれ，時間サイクルで動作を行い，本来は患者の自発呼吸に関与しないはずである．ところが，CMV に設定していても，自発呼吸のトリガを設定すると，患者／時間サイクルで作動するものが多い．すなわち，CMV のダイヤル設定になっていても，実際には補助換気（assist ventilation：AS）を実行する．最近の人工呼吸器には AS 単独の設定がほとんどなく，単に CMV と表記されるか，両刀使いのモードであることを示す A/C（assist/control）となっている．

2 送り込むガス量をどのように規定するか：量で規定するか，圧で規定するか

①量（一回換気量）で規定する：従量式換気（VCV 型）
②圧（気道内圧）で規定する：従圧式換気（PCV 型）

　同じ強制換気（CMV）であっても，VCV 型と PCV 型が存在する．当初の CMV はほとんどが VCV 型であり，PCV 型を採用する CMV や間欠的強制換気（SIMV）に対してのみ，「P-CMV」や「PC-SIMV」と別表記された経緯があり，この傾向は一部で今も認められる．しかし現在は，強制換気の規定を VCV 型とするか PCV 型とするか，選択する方式が一般的になっている．

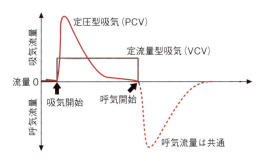

図2 定圧型吸気（PCV）と定流量型吸気（VCV）の流量波形
人工呼吸器は患者呼気には関与しないため，呼気流量は患者の気道抵抗と肺胸郭コンプライアンスに依存する．

③どのような吸気流量でガスを送り込むか：一定の流量で送り込むか，圧が一定になるように流量を調節しながら送り込むか

①一定の流量で送気する
　定流量型吸気（constant flow generator）
②気道内圧が一定になるように送気する
　定圧型吸気（constant pressure generator）

定流量型吸気はVCV型の強制換気に採用され，定圧型吸気はPCV型の強制換気に採用される．generatorとは，吸気ガスを発生させる装置をいう．

VCV型＝定流量型送気，PCV型＝定圧型送気であるため，これらの送気方法で換気モードが分類されたことはないが，人工呼吸器の作動状態を理解するうえで重要である．たとえばVCVでは，吸気流量（送気する流量）が30 L/minの一定流量で1秒間送気されると，一回換気量は500 mLの従量式換気になる．一方PCVでは，肺胞が拡張し始め，一定の圧になるまでの早期には吸気流量は多いが，肺胞が拡張し始めると吸気後半で吸気流量は徐々に低下し，設定した圧で拡張できるところまで肺胞が拡張すると吸気流量は停止する（**図2**）．

定圧型吸気のPCVでは，仮に吸気の途中で患者が自発吸気を行っても，吸気時間内であれば，人工呼吸器は気道内圧を維持するため新たに送気を増やすので，患者吸気の自由度はVCVに比較して大きく，患者吸気は妨げられにくい．これに対してVCVでは流量と一回換気量は規定されるため，患者の自発呼吸が出現した際の自由度はなく，患者は吸気困難を感じ，人工呼吸器とファイティングを起こしやすくなる．

④いつガスを送るのを中止して呼気に移るか：時間で規定するか，量で規定するか，流量で規定するか，圧で規定するか

①時間規定（time limited）
　設定された吸気時間で送気を終了する．

> ②量規定（volume limited）
>   設定された換気量に達した時点で送気を終了する．
> ③流量規定（flow limited）
>   定圧型吸気の吸気初期の流量が減少する割合を設定し，送気を終了する．
> ④圧規定（pressure limited）
>   旧式，搬送用のみに採用され，一定の気道内圧に達した時点で送気を終了する．

①時間規定

　強制換気の多くは，その送気（吸気）の終了は，吸気時間を採用している．PCVでは吸気時間内に肺胞が設定圧で拡張してしまうと結果的に送気が終了するが，送気が終了しても吸気時間内は気道内圧を設定圧に維持する．

②量規定

　VCVでは設定された一回換気量を送気した時点で吸気終了を規定する機種が多いが，定流量型の送気を採用している場合には，一回換気量と流量が規定されると自動的に吸気時間も決定されるため（一回換気量＝吸気流量×吸気時間），時間も規定されることになる．

③流量規定

　流量規定の送気終了の方式は，圧支持換気（PSV）で採用される．PSVは強制換気ではない．

④圧規定

　圧（気道内圧）だけで規定するタイプ，すなわち設定した気道内圧に達した直後に呼気に転換する病棟用人工呼吸器は現時点ではないと考えてよい．これは人工呼吸が普及し始めた初期の従圧式換気に採用されたが，現在では搬送用と吸入療法用などに一部残るのみである．

2-2　吸気ポーズ（end-inspiratory pause：EIP）もしくは吸気プラトー

　EIPは，吸気の終わりに一定の圧が維持される時間を指す．すなわち送気が終了した後に吸気弁も呼気弁も閉鎖した状態であり，換気量は維持され，流量も「0」になる．EIPを長く設定すると気道内圧は高い圧で維持されるため，時定数の大きな肺胞（拡張しにくい肺胞）を拡張させ，酸素化能を改善する効果を有する（**図3**）．

　一方，PCVでは一定時間吸気圧が維持されるため，EIPの設定自体が存在しない．

2-3　VCVとPCVの違い（図4）

　正常な肺を風船にたとえると，単に膨らませるという行為については，

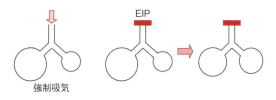

図3 EIP の効果

コンプライアンスと気道抵抗の異なる肺胞（時定数が異なる肺胞）が存在する場合，早く拡張する肺胞とそうでないものが生まれる．EIP を付加することで肺内のガスが再分配され，肺の拡張が均一化される．

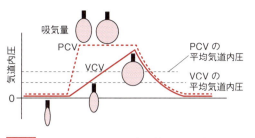

図4 VCV と PCV の肺の拡張の過程

PCV では，①肺胞が早く膨らむ，②膨らんでいる時間が長い，③平均気道内圧（肺胞内圧）が高い．

VCV と PCV は同様に目的を達成し，そこに差はない．たとえば，コンプライアンス（しなやかさ）が 50 mL/cmH$_2$O の風船は，VCV で一回換気量を 500 mL に設定しても，PCV で吸気圧を 10 cmH$_2$O に設定しても，まったく同じように膨らむ．しかし，肺は個々の肺胞によってコンプライアンスと気道抵抗が異なるため，すべての肺胞が同時に膨らむわけではない（時定数が異なる）．

仮に，VCV と PCV で同じ吸気時間（ここでは送気する時間）を設定したとすると，VCV では吸気終末で設定換気量が達成されて，最高気道内圧に達するのに対して，PCV では吸気初期から最高気道内圧が維持され（平均気道内圧も PCV で高い），時定数に応じて肺は拡張する．このため VCV では EIP を適切に設定しなければ，時定数の大きな肺胞が拡張しにくくなる．

すなわち，気道内圧を一定に保ちながら肺の拡張性を維持したい場合には，PCV が好まれる．

一方で ARDS（acute respiratory distress syndrome）の肺保護戦略では，一回換気量を 6 mL/kg 程度に制限することが求められている[3]．そこで最近では，PCV の定圧型吸気方式を採用しつつ精密な流量制御を実施して一回換気量を規定する方式が，多くの人工呼吸器に採用されている．これは「一回換気量の保証機能（volume assured PCV）」と呼ばれ，この場合，送気の終了は保証設定された換気量に達した時点となる．

この分野は各製造販売業者が好き放題に名称を付けている感があり，VSV（volume support ventilation），auto-flow，PRVC（pressure regulated volume control）など雨後の筍の様相である．なお，制御の方式は多少異なるものの，それら1つひとつを別の換気モードと考える必要はない．

強制換気の VCV（定流量型吸気）と PCV（定圧型吸気）の基本3波形（気道内圧，流量，換気量）を**図5**，**図6** に示す．

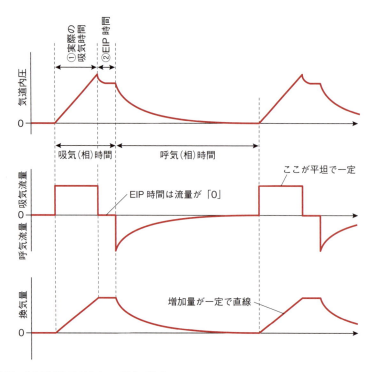

図5 VCV（定流量型吸気）の換気様式

VCV（定流量型吸気）では吸気の間に流量の変化はなく，換気量は直線的に増加していく．

① 実際の吸気時間（送気時間）：吸気ガスの送気開始から終了まで．吸気相の時間を単に吸気時間とする機種もあるので，定義に注意する．
② EIP 時間：直接時間を設定する機種と自動的に時間配分から決定される機種がある．

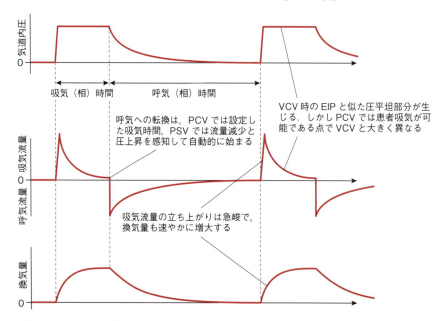

図6 PCV（定圧型吸気）の換気様式

PCV，PSV などの定圧型吸気方式を採用する換気モードでは，EIP は設定されない．吸気流量の変化は，定流量型よりは自発呼吸のパターンに近い．吸気流量と換気量は肺のコンプライアンス（しなやかさ）や患者の吸気努力で変化する．

2-4 トリガ方式（図7）

次に，自発呼吸の認識の方法であるトリガについて述べる．

患者の自発吸気を人工呼吸器が認識する方法には，圧トリガと流量トリガの2方式がある．自発吸気を認識する感度（sensitivity）を鋭敏にすることで，より敏感に自発吸気を認識し，人工呼吸器から早く送気を開始できる．これによって患者の呼吸仕事量を軽減でき，患者の呼吸困難感も緩和できる．したがって，トリガ感度は適切な感度に設定されるべきである．一方，感度が鈍すぎると自発呼吸を感知できなくなり（ミストリガ），過敏すぎると自発吸気でないノイズによって人工呼吸器が誤って送気を開始（オートトリガ）する．

①圧トリガ

圧トリガは自発吸気で発生した回路内陰圧を認識する方式である．この方式の欠点は，患者が吸気運動を始めて気道内は陰圧になっているのに，人工呼吸器が送気を始めるまで患者は吸気できない点である．感度が鈍いと患者の呼吸仕事量は大きくなる．

②流量トリガ

流量トリガでは回路内に常に一定の流量のガスを流しておくこと（定常流もしくはバイアスフローと呼ばれる）が前提で，患者吸気がない場合は，吸気側と呼気側に流れる流量は同じになる．患者吸気が発生すると，吸気側と呼気側に流量差が発生し，人工呼吸器はこの流量差を感知して自発呼吸と認識する．感度はこの流量差で調節し，感知する流量差が小さいほど敏感である．

流量トリガの利点は，患者は吸気開始時から定常流を吸気でき，吸気努力が少なくて済むことである．逆に欠点は，定常流のガスを浪費することである．

新しい機種では圧トリガと流量トリガが併設されているもの（ハイブリッドタイプ）が多く，感度も自動化され，感度設定自体が存在しない機種もある．

2-5 強制換気と自発呼吸が混在する換気モード

①補助換気（ASもしくはA/C，図8）

ASの強制換気パターンはCMVの場合とまったく同じで，基本的に時間サイクルで稼働する．ただし，自発呼吸がトリガされた時点で強制換気が開始される．したがって，自発呼吸がない場合，ASはCMVとまったく同じ動作を行い，換気回数は設定回数以下にはならない．しかし，自発呼吸回数が設定換気回数を超える場合には，強制換気の回数は自発呼吸の回数に依存することになる．純粋に患者サイクルで稼働するASはほとんど存在しないため，ASはCMVにもなり得るという機序からA/Cとも呼ばれ，単にCMVにトリガ感度を設定する形で設定される．

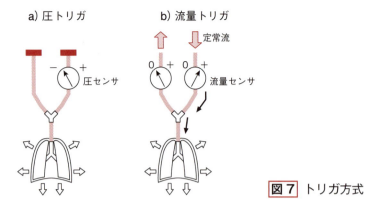

図7 トリガ方式

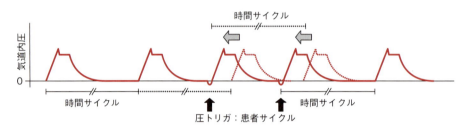

図8 AS もしくは A/C の換気パターン

　患者の自発吸気が存在し，AS で作動する場合，VCV では患者の吸気努力が異なっても一回換気量は変化しないのに対し，PCV では吸気努力によって換気量が増加する．

② 間欠的強制換気（SIMV）

　現在では同調機能（シンクロナイズ機能）をもたない IMV は存在しない．「間欠的：intermittent」の意味は，自発呼吸と自発呼吸の間に「強制換気：mandatory ventilation」が行われるということを意味し，自発呼吸と共存できる換気モードである（図9）．言い換えると，強制換気と強制換気の間に自発呼吸を自由に許容する換気モードともいえる．

　SIMV は，自発呼吸だけでは分時換気量が不足したり，十分な一回換気量が得られずに肺の拡張性が損なわれたりするときに，これらを強制換気で補うために使用される．したがって，SIMV は人工呼吸器の離脱（ウィーニング）によい適応がある．

　SIMV は自発呼吸がなくても設定できる．自発呼吸がなければ，換気回数12回/分の SIMV は時間サイクルで稼働し，CMV の 12回/分とまったく同じ動作を行う．すなわち，個々の強制換気の吸気パターンは CMV とまったく同じで，CMV と吸気設定を共有する機種が多く，CMV と同様に SIMV の強制換気には VCV タイプと PCV タイプがある．

③ 同調機能（シンクロナイズ機能）

　当初，IMV には同調機能がなく，単に時間サイクルで作動していた．

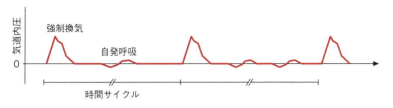

図9 SIMVの換気パターン

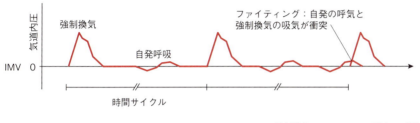

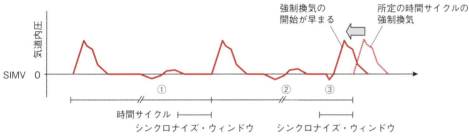

図10 SIMVの同調機構
①②の自発吸気はウィンドウ期間に入らないため強制換気は同調しない．③はウィンドウ期間内にあるためトリガされ，強制換気は所定の時間サイクルより早く開始される．

このため患者の自発呼吸が強まると，患者呼気と人工呼吸器の吸気（送気）が衝突してファイティングが起こった．同調機能とはこの事態を回避するための機能をいう．この同調機能は，強制換気が始まる前の一定の期間（シンクロナイズ・ウィンドウ）に自発呼吸が出現した際，規定の時間サイクルよりも早く次の強制換気が始まり，自発呼吸に同調する機構をいう（**図10**）．具体的には，シンクロナイズ・ウィンドウで患者の自発呼吸を認識（トリガ）すると，ASと同じように強制換気が開始される．したがってSIMVではトリガ感度を適切に設定する必要がある．

シンクロナイズ・ウィンドウで強制換気が早く開始され続けると，強制換気回数が設定回数より多くなるために，これを回避する理論も組み込まれている．このため，SIMVの強制換気の間隔は自発呼吸が存在すると複雑に変化する．

2-6 圧支持換気（PSV）

強制換気の次に学ぶべき陽圧換気はPSVである．

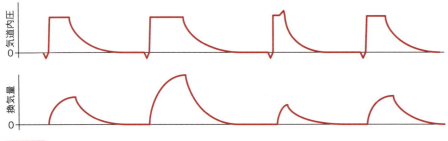
図11 PSVの換気様式

①患者サイクル
　PSVは，患者の自発呼吸を認識（トリガ）して吸気が開始される．したがって，自発呼吸のない患者にはPSVを適応できない．

②定圧型吸気
　PSVはPCVと同様に定圧型吸気を採用し，設定されたPS値（サポート圧）に達するまで人工呼吸器は送気（吸気）を行う．そして，次に述べる吸気の終了基準に達するまでは，患者の自発吸気努力で自由に吸気することができる．
　以上から，PSVは患者の吸気努力によって，吸気時間と一回換気量が変化することになる（**図11**）．

③吸気終了は流量規定
　定圧型吸気の初期には，**図12**に示すように大きな吸気流量が発生する．その最大吸気流量を基準（100%）として，通常では吸気流量が25%前後に減少した時点で吸気（送気）が終了する．吸気流量がゼロになる時点まで待って呼気に転換すると，流量がゼロになっても気道に陽圧が残ったまま呼気が始まることになり，患者は円滑に呼気できない状況に陥る．このため流量がゼロになる以前に送気を停止して，患者呼気が開始されるまでに気道内圧をゼロ，もしくはPEEPレベルに戻しておく必要がある．
　何％まで吸気流量が減少した時点で吸気を終了するかという基準は，「ターミネーション・クライテリア（termination criteria）」と呼ばれ，調節可能な機種が多い．たとえば，努力性の頻呼吸では最大吸気流量の25％まで吸気流量が減少するまで待つと，患者呼気開始時に送気が終了していない状況が発生しやすくなるため，50％程度で吸気を終了させる必要性が生じる．
　PSVの終了基準は，前述のターミネーション・クライテリア以外にも，①気道内圧が設定PS値を上回った場合（吸気中に患者が意図的に呼気に転じた場合など）と，②一定時間（多くは4秒）以上吸気が継続する場合が設定され，いずれかに抵触すると吸気が終了する．

④吸気の立ち上がり時間
　吸気の立ち上がり時間を変化させた場合のPSVの気道内圧波形を**図13**に示す．患者によって吸気努力が異なるため，吸気初期の吸気流量が

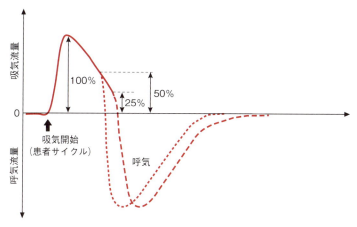

図12 PSVにおける吸気終了基準（ターミネーション・クライテリア）
努力性の頻呼吸では吸気終了を早める必要があり，ターミネーション・クライテリアを大きく設定する．

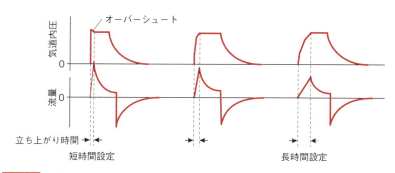

図13 PSVの吸気立ち上がり時間の調節
患者にとって短すぎる立ち上り時間では，定圧型吸気でも気道内圧に圧のオーバーシュートが生じることがある．逆に長すぎる場合には，設定PS値に到達するまでに時間がかかり，一回換気量が減少することがある．

少ないと患者は吸い足りないと感じ，逆に多すぎると吸気に圧迫感を感じる．このため患者の吸気努力に見合った流量設定が必要になる．しかし，定圧型吸気を採用するPSVでは，吸気流量が**図13**に示すように刻々と変化し，直線的な一定の流量値を設定することができない．このために気道内圧が設定PS値に達する時間を調節することで，患者が吸いやすい吸気初期の流量を与える．

なお，吸気の立ち上がり時間の調整は，同じ定圧型吸気様式を有するPCVにおいても同様に調節可能である．

⑤ 非侵襲的陽圧換気（NPPV）のS/Tモード（spontaneous/time cycle）

PSVは患者サイクルで稼働するため自発呼吸の存在が不可欠である．NPPV（noninvasive positive pressure ventilation）でも，自発呼吸が存在するとPSV（一般的にBiPAP®と呼ばれる）を実行する．しかし，S/T

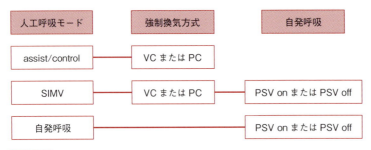

図14 換気モードの基本概念
PEEPとトリガ（圧または流量）は個別に設定する．

モードでは，自発呼吸がなくなると，時間サイクルのPCVで換気を実行する．この点が単純なPSVと異なるため別の換気モードとして扱われる．つまり，PCVの設定換気回数以下の自発呼吸回数では，PCVが優位となって稼働する．A/Cモードの強制換気をPSVに置き換えた換気モードともいえる．

なお，BiPAP®におけるPSVの設定は，IPAP（inspiratory positive airway pressure，吸気圧）とEPAP（expiratory positive airway pressure，呼気終末陽圧）（＝PEEP）の差がPSVの支持圧となる．

2-7 ここまでの換気モードの考え方のまとめ

換気モードを考える場合，混乱を解消するためには図14のように論理的に考えることが望ましい．この図から結論を述べると，「強制換気とPSVの吸気様式を理解し，SIMV（トリガ方式も含め）が理解できれば，人工呼吸モードの基本をマスターした」といえる．

3 最近の吸気様式

次に，最近の吸気様式について述べる．そのためには，まずCPAP（PEEP）の吸気様式を知っておく必要がある．

3-1 持続気道内陽圧（continuous positive airway pressure：CPAP）

CPAPは自発呼吸に単にPEEPを付加したものである．すなわち，換気ではなく自発呼吸であるが，人工呼吸器で設定する場合には換気モードの設定にして取り扱われる場合が多い．またPEEPをゼロに設定したり，PSVを重用したりすると，厳密にはCPAPといえないが，便宜上CPAPモードのダイヤルで統括している人工呼吸器が多い．たとえば，PSVという独立したモードは存在せず，CPAPモードにPSVを付加するという

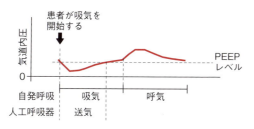

図15 CPAPの気道内圧変化

自発呼吸の吸気では，気道内圧は陰圧側に変化するが，この自発呼吸を人工呼吸器が認識すると，気道内圧がPEEPレベルに復するまで，人工呼吸器が吸気（送気）し，吸気中のPEEPレベルが維持される．この吸気様式はPSVと同様である．

表1 PCV，PSV，CPAPは定圧型吸気様式を採用する類似モード

	吸気圧	吸気終了	サイクル
PCV	設定圧まで	吸気時間	時間サイクル
PSV	設定圧まで	ターミネーション・クライテリア	患者サイクル
CPAP	PEEP圧まで	PEEP圧を維持できたとき	患者サイクル

形が採用される機種も少なくない．

　CPAPで自発呼吸が認識（トリガ）されると，患者の吸気流量に相当する吸気ガス（デマンドフロー）が呼吸器から送気され，PEEPレベルを維持する．この吸気様式はPSVと同様である．PSVと異なる点は，CPAPでは吸気圧がPEEPレベルを超えず，吸気・呼気ともにPEEPレベルを維持するように流量調節が行われる点である（**図15**）．

　PCV，PSV，CPAPは同じ定圧型吸気様式を採用する類似モードである（**表1**）．つまり，吸気圧，吸気終了，サイクルの設定が異なるだけで，3者は定圧型吸気を行うという点で共通である．

3-2　2相性気道内陽圧（biphasic positive airway pressure：BIPAP）の吸気様式

　VCVの吸気流量は一定であり，自発呼吸の吸気流量とは大きくかけ離れ，自発呼吸が強く出現するとASやSIMVモードであっても同調が困難になる．PCVの吸気流量は自発吸気の流量曲線に近く，吸気時間内は患者は自由に吸気をすることができるが，吸気時間終了までは呼気を許容しない．

　自発呼吸と人工呼吸の調和を考えた場合に，以前は患者を深く鎮静して自発呼吸の強い出現を抑制するか，早期にCPAPに移行するかしか選択肢がなかった．そこで，できるだけ自発呼吸を許容するBIPAP方式が近年登場し，現在は広く使用されている．

 Point

PCV，PSV，CPAP
PCV，PSV，CPAPは同じ定圧型吸気様式を採用する類似モードである．また，最近の強制換気モードは，気道内圧の変化は以前のものと同じであっても，2相性CPAPであるBIPAPモード（後述）を採用するため，いつでも患者の吸気・呼気を許容し，自発呼吸の自由度が大きい．

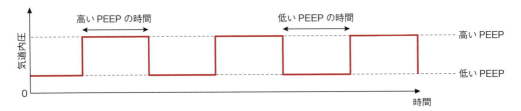

図16 BIPAP モード

　BIPAP は Baum らが 1989 年に提唱した[4]換気モードである．2つの PEEP レベルの上げ下げを一定時間ずつ繰り返すモードで，基本的に CPAP である（**図16**）．したがって，いつでも自発呼吸を許容する．さらに，BIPAP で PEEP を増減させると肺容量も増減するため，定圧型吸気の PCV と同様の強制換気を可能にする．

　これを応用し，高い PEEP の圧と時間を PCV の強制換気と同じに設定し，低い PEEP の圧を通常の PEEP 圧と PCV の呼気相時間に設定すれば，PCV の強制換気と同じ気道内圧を実現でき，かつ，自発呼吸の自由度も確保できる．

　この CPAP を基本とした換気様式を強制換気に分類するには問題があるかもしれないが，最新の病棟用人工呼吸器の多くは，PCV の定圧型吸気として採用している．自身がマスクで強制換気を体験しながら，吸気時間内に呼気が許容されれば BIPAP 方式の吸気を採用していると判断できる．

4 おわりに

　基礎的な換気モードは以上で，そのほかはこれらの応用である．基本を理解すれば，多くの略号も目新しさを惹くための宣伝効果の1つにすぎないと感じるはずである．

（本稿の著作権はすべて尾崎塾にある）

■文献
1) 尾崎孝平，杉本敬一郎：人工呼吸器の基本的構造，クリニカルエンジニアリング 15 (4)：350-357, 2004
2) 尾崎孝平：よく用いられる換気モードとその適応，注意点 (2)，第10回日本呼吸療法医学会主催日本呼吸療法セミナーテキスト，日本呼吸療法医学会，1999
3) Ventilation with lower tidal volumes as compared with traditional tidal volumes for acute lung injury and the acute respiratory distress syndrome. The Acute Respiratory Distress Syndrome Network, N Engl J Med 342 (18)：1301-1308, 2000
4) Baum M, Benzer H, Putensen C, et al：Biphasic positive airway pressure (BIPAP) --a new form of augmented ventilation, Anaesthesist 38 (9)：452-458, 1989

2 換気モード
① CMV, assist, SIMV

> **概要**
>
> CMV（controlled mechanical ventilation），assist，SIMV（synchronized intermittent mandatory ventilation）の設定により強制換気の開始条件や強制換気の割合などが決定される．どの程度の換気補助が求められているか自発呼吸の状態を評価したうえで，必要性に応じた設定の選択が望まれる．ここでは，おのおののモードの特徴や設定の評価などについて説明する．

1 はじめに

人工呼吸管理中に行われる換気は，強制換気と自発呼吸に大きく分類される．強制換気では換気の開始を決定する方式の違いから調節換気（CMV）と補助換気（assist）に分けられ，これら1回ごとの換気を規定するものとして量規定式（volume control ventilation：VCV）や圧規定式（pressure control ventilation：PCV）などの換気様式がある．圧支持換気（pressure support ventilation：PSV）などによる自発呼吸のサポートは，強制換気ではなく自発呼吸に分類される（**図1**）．これらの中で，どのような種類の換気を選択するか決定するものが換気モードといえる．ここでは強制換気の開始条件や強制換気の割合などを決定するCMV，assist，SIMVについて述べる．

2 CMV：機械的調節換気

① 特徴（図2）

換気回数や換気を開始するタイミング，吸気時間などすべて人工呼吸器でコントロールする換気をCMVという．直訳すると機械的調節換気となるが，単に調節換気と呼ばれることが多い．CMVでは換気回数の設定により規則正しい機械的な呼吸サイクルが決められ，換気が開始される．ここで行われる1回の換気設定として量規定式や圧規定式などがある．量規定式のCMVを例にあげると，一回換気量を500 mL，換気回数を1分間当たり12回で設定した場合，60秒/12で，5秒に1回の規則正しいサイクルで人工呼吸器が換気を行う．ここで行われる換気はすべて一回換気量500 mLの設定された換気となり，自発呼吸に対しては感知，応答しない．

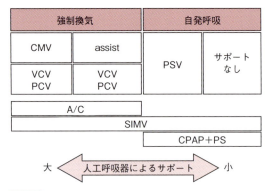

図1 換気モードと換気の種類

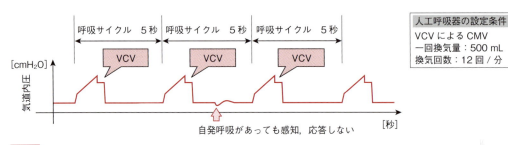

図2 CMVの動作
60/12 = 5秒の呼吸サイクルで規則正しく，VCVによる一回換気量500 mLの換気が行われる．

②適応

CMVは，換気を完全に人工呼吸器で代行する必要がある場合に特に用いられる．全身麻酔の管理など呼吸抑制が必要な場合や，意識障害などにより自発呼吸が消失している場合は，必然的にCMVの選択となる．

③設定の評価

自発呼吸がなくCMVによりコントロールされている患者は，換気量を患者自身で調整できないため血液ガスなどの評価を行い，一回換気量や換気回数などの設定を適時に考慮する必要がある．また，換気回数の設定を多くする場合は，呼吸サイクルが短くなるため呼気時間も短くなる．よって，十分に呼出する時間が確保できているか，呼出障害がある患者においては特に評価が求められる．

自発呼吸がある場合においては，CMVの規則正しい動作は自発呼吸と同調することが難しくファイティングなどが問題となり，自発呼吸の妨げとなる．こうした場合では自発呼吸に同調しやすい換気モードへの移行を考慮する．現行の多くの人工呼吸器では，自発呼吸の出現時は後述のassistへ動作が切り替わるA/C（assist/control）と呼ばれる換気モードが用いられ，自発呼吸に同調した強制換気が行われる．

Point

ファイティング
同調不良のため人工呼吸器が送る強制換気と患者の呼気がぶつかっている状態をいう．効果的な換気補助が得られず，呼吸負荷の増大や快適性の低下が問題となる．吸気時間や換気回数，トリガなどの設定や換気モードの見直しを検討する必要がある．

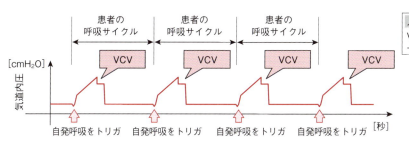

図3 assist の動作
患者の呼吸サイクルで，VCV による一回換気量 500 mL の換気が行われる．

3

assist：補助換気（図3）

1 特徴

assist では，患者の吸気努力に合わせて，VCV や PCV などにより設定された強制換気が開始される．VCV の assist の動作を例にあげると，一回換気量 500 mL の設定では，患者の吸気努力が開始したタイミングで一回換気量 500 mL の人工呼吸器による換気が行われる．

2 適応

assist は，吸気努力はあるが呼吸負荷の増加などにより自発呼吸では安静な呼吸パターンで換気が行えない場合や，呼吸運動による酸素消費量を抑えたい場合など，患者の呼吸の仕事を休ませる目的に多く用いられる．

3 設定の評価

assist の動作は，CMV と異なり患者の呼吸サイクルで換気が行われるため，換気量の調整は患者自身の呼吸回数でおおむねコントロールすることができる．その半面，頻呼吸を呈している状態では過換気となりやすい，呼気時間が十分に得られないといった問題を生じることがあり，設定の評価が求められる．

1回ごとに行われる換気は CMV と同様に VCV や PCV などにより設

> **Point**
> **assist と自発呼吸**
> assist で自発呼吸に合わせた換気設定を考慮するうえで，VCV では一定の流量で規定した一回換気量を送るため，患者の呼吸パターンに合わせた設定を得ることが難しい．PCV のほうが比較的，患者の呼吸パターンに合わせやすい．

> **column**
> **CMV の用語について**
> CMV という略語は，文献や人工呼吸器の機種により意味の扱いが異なる場合があるため，混同しないよう留意する必要がある．本項での CMV は機械的調節換気について解説しており，controlled mechanical ventilation のことだが，持続強制換気（continuous mandatory ventilation：CMV）と呼ばれる場合も多い．持続強制換気では，設定した換気回数または吸気努力に応じていつでも（持続的に）強制換気が行われる動作であり，A/C と同義に扱われる[1]．

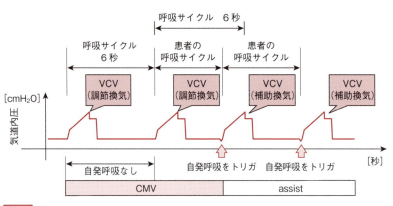

図4 A/Cの動作
自発呼吸がなければ，VCVによるCMVを行う．自発呼吸が出現すれば，assistへ動作が切り替わる．

定されるが，患者の吸気努力に対して換気の補助が不足している場合や吸気時間が適切でない場合がある．こうした不適切な設定により，人工呼吸の目的の1つである呼吸仕事量の軽減を十分に施すことができず，呼吸運動によるエネルギーを余計に消費したり，悪くすると換気の維持が困難となる場合がある．そのため，呼吸パターンやグラフィックモニタなどにより，換気補助の効果や同調性などを評価したうえで適切な設定を図る必要がある．

④ A/C（補助／調節換気，図4）

自発呼吸がある場合は，CMVによる機械的な換気サイクルを患者の呼吸サイクルに合わせることが難しく，同調性の問題が生じる．一方，assistでは患者の吸気努力に応じて換気の開始が行われるため，吸気努力が乏しい場合では換気量が確保されない．このため多くの人工呼吸器では，CMVとassistの動作を兼ね備えたA/Cと呼ばれるモードが一般的に搭載されている．A/Cでは，自発呼吸がない場合はCMV，自発呼吸がある場合ではassistに切り替わる．

4
SIMV：同期式間欠的強制換気

① 特徴（図5）

SIMVは「同期式」と「間欠的」の用語に示される通り，自発呼吸に合わせてときどき強制換気を行う換気モードである．動作としては，換気回数の設定が10回/分，自発呼吸の回数が15回/分の場合は，15回/分の自発呼吸のうち10回は自発呼吸に合わせて強制換気（補助換気）が行われ，残りの5回は補助換気が行われず自発呼吸の換気となる．ここで行われる自発呼吸については，一般的にPSVなどの設定により呼吸負荷の軽減

 Point

SIMVの動作
SIMVでは，自発呼吸がない場合はCMVと同じ動作となる．自発呼吸の状態と設定により，assistやPSVなどの換気が行われる．どのような種類の換気が施されているか観察し，設定を評価する必要がある．

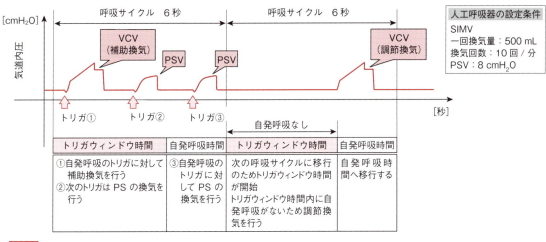

図5 SIMVの動作

上記の動作の結果，換気の内訳としてVCVの強制換気を10回/分を行い，それ以上の吸気努力に対しては，PSVが付加された自発呼吸となる．

が施される．自発呼吸が消失している場合には，設定した回数の強制換気（調節換気）が行われる．

このような強制換気と自発呼吸が混在した動作を行うため，SIMVでは，設定された呼吸サイクル内でトリガウィンドウと呼ばれる強制換気が1回だけ行われる時間と自発呼吸で換気を行う時間が分けて設けられている．

たとえば，換気回数を10回/分で設定した場合では，60秒/10回で6秒の呼吸サイクルとなるが，この6秒内に設けられたトリガウィンドウの時間内に自発呼吸があれば，1回だけ補助換気が行われる．そして次の呼吸サイクルまでは強制換気が行われず，自発呼吸で換気をすることになる．トリガウィンドウの時間内に自発呼吸がみられない場合は，トリガウィンドウの終了時に調節換気を行う動作となる．このトリガウィンドウ時間の設定は人工呼吸器のメーカや機種により違いがあるが，おおむね同様の動作となる（**表1**）．

2 適応

SIMVは換気回数の設定により自発呼吸と強制換気の割合を決めることができるため，導入からウィーニングまで広く使用されている．特徴的な使い方としては，自発呼吸にて換気がおおむね維持されているが，たまに無呼吸を生じるなど換気が不確かな場合に，保証としてときどき換気が行われるような設定がよく用いられている．

ウィーニングにおけるSIMVの使用は，慢性期の症例など時間をかけて緩徐に進めざるを得ない場合に向いていると思われる．

3 設定の評価

SIMVで患者を休ませたい場合は，設定換気回数を多くすることで強制

表1 SIMV トリガウィンドウ時間の機種による違い

メーカ	機種の一例	トリガウィンド時間の設定
MAQUET Critical Care AB	Servo U	SIMV 呼吸時間（設定により可変）の 90%
Covidien	Puritan Bennett™ 980	0.6×呼吸サイクル時間，または 10 秒のうち短いほう
Drager Medical GmbH	Evita V500 infinity®	5 秒，または呼吸サイクル時間のうち短いほう
HAMILTON MEDICAL AG	G5	4 秒，または呼吸サイクル時間のうち短いほう
CareFusion 207, Inc.	AVEA	呼吸サイクル時間（補助換気が行われた時点で終了）

表2 設定項目，オプション，共通項目について

CMV	設定項目	換気回数，VCV（一回換気量，吸気流量，吸気時間），PCV（吸気圧，吸気時間）
	オプション	VCV（プラトー時間），PCV（立ち上がり時間）
	共通項目	酸素濃度，PEEP，各種アラーム
assist	設定項目	換気回数，VCV（一回換気量，吸気流量，吸気時間），PCV（吸気圧，吸気時間）
	オプション	VCV（プラトー時間），PCV（立ち上がり時間）
	共通項目	酸素濃度，PEEP，トリガ，各種アラーム
SIMV	設定項目	換気回数，VCV（一回換気量，吸気流量，吸気時間），PCV（吸気圧，吸気時間），PSV（サポート圧）
	オプション	VCV（プラトー時間），PCV（立ち上がり時間），PSV（ターミネーション・クライテリア）
	共通項目	酸素濃度，PEEP，トリガ，各種アラーム

換気の割合を上げ，自発呼吸で換気が十分に得られている場合では強制換気の割合を少なくするように使用される．これらの設定においては，強制換気と自発呼吸について双方を踏まえた評価が求められる．

また，SIMV によりときどき行われる強制換気では，自発呼吸のある患者にとって意図しない換気パターンとなることがあり，同調不良や換気補助の過不足を起こす場合がある．こうした問題は，強制換気と PSV，2 つの異なる換気パターンが混在することに起因するものであり，2 つの換気パターンの隔たりが大きいほど起こりやすい．このような観点では，SIMV を使用する場合は，強制換気と PSV ができるだけ近い換気パターンとなるよう設定の調整が求められる．SIMV を選択する必要性が低いようであれば，A/C または自発呼吸主体の換気モードを強制換気の必要性に応じて選択したほうが安定した換気パターンが得られるうえ，設定もシンプルとなり，管理しやすい場合が多い．

また，拘束性障害により吸気努力に対して肺の拡張が十分に得られない患者においては，PSV との相性が悪く吸気時間が非常に短くなる場合や，二段吸気を起こす場合がある．こうした状況では換気のサポートが有効に得られないことが多いため，PSV による設定調整が難しい場合では A/C などのモードへの変更を検討する必要がある．

ウィーニングにおける SIMV の使用においては，換気回数と PSV の設

定を徐々に下げていく手法が用いられる．SIMVを用いた緩やかな人工呼吸器のウィーニングは，SBTやPSVなどの方法と比較して人工呼吸器の装着日数が長くなるとの報告もあるので[2]，留意したうえで必要性に応じた使用が望まれる．

5 おわりに

CMV，assist，SIMVではおのおのの換気動作に違いがあり，特徴や設定について十分に理解をする必要がある（**表2**）．また，設定においては，自発呼吸や全身状態の評価に応じて強制換気の目的と必要性を考慮し，状況の変化に合わせた選択が求められる．

Point

SBT
自発呼吸トライアル．CPAPモードやTピースにより30分〜2時間程度の自発呼吸の評価を行い，人工呼吸器離脱の可否をテストする方法．SBTの開始や成功の明確な基準を設けて離脱プロトコルとして用いられている．

■文献
1) 桑山直人：CMV と SIMV．呼吸器ケア 5（1）：52-59，2007
2) Esteban A, Frutos F, Tobin MJ, et al：A comparison of four methods of weaning patients from mechanical ventilation. Spanish Lung Failure Collaborative Group, N Engl J Med 332（6）：345-350, 1995

2 換気モード
② PSV

概要

圧支持換気（pressure support ventilation：PSV）は，人工呼吸器管理下における自発呼吸を補助する換気モードである．吸気時に設定圧力でサポートし，患者自身の吸気の終了をもって呼気に転じる動作を行う．PSV 単体での使用以外に SIMV（synchronized intermittent mandantory ventilation）＋PS（pressure support）（PSV）としても使用されるが，このときの PS は PSV 単体での設定と同等なので，ここでは PSV 単体での使用を前提として解説する．

1 特徴

PSV は自発呼吸温存下の患者において，患者吸気努力に同調して設定圧力で吸気をサポートし，患者吸気の終了とともに呼気に転じるモードである．圧を規定する換気であることや，吸気開始時に最大流量を供給し徐々に流量が減る漸減波であることから，一見するとプレッシャーコントロール換気（pressure control ventilation：PCV）と同様にみえるが，吸気の終了が患者吸気終了に依存し，吸気時間が一呼吸ごとに変動する点が PCV とは大きく異なる（**図1**）．また，PSV では自発呼吸が消失した場合は換気が行われないため，各種警報やバックアップ換気を適正に設定することが重要である．

1980 年代までの人工呼吸器には PSV がないものが存在していたため，

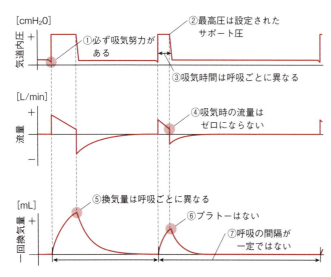

図1 PSV の基本的な波形
気道内圧と流量の波形は PCV に類似し，一回換気量の波形は VCV に類似するが，いずれにおいても強制換気と異なり，呼吸間隔や吸気時間，流量，一回換気量が一定でないことが特徴である．

それらの人工呼吸器を通して自発呼吸をする場合，デマンドバルブ方式か回路内定常流方式を採用していたが，前者は呼吸仕事量の増大，後者はガス消費量の増加が欠点であった．しかし，高感度・高速応答のデマンド機構をもったPSVは，これらの欠点を補える換気モードであり，患者の吸気努力に応じて吸気流量が調節され，呼気時には圧力のサポートがなくなる様式をとる．なお，現在販売されている人工呼吸器に搭載されている電子制御方式のPSVは，1980年，Servo900Cが始まりである．

PSVの特徴は，自発呼吸が温存されることから同調性に優れ，呼吸仕事量の軽減や下側肺の換気量増加，肺胞虚脱予防，換気血流比や心拍出量の改善などである[1]．

具体的な適応条件として，①PSVは自発呼吸を補助するものなので，自発呼吸を制御する呼吸中枢機能が保たれていること，②患者吸気努力を検出できる程度の自発吸気を作り出せること，③吸気終了が認識できるような患者流量の変化を細かく検出できることがあげられる．そのため，これらの適応条件に合致しない症例，具体的には重症の呼吸中枢異常・抑制状態，呼吸筋廃用や疲労などによりトリガできるだけの自発吸気を作り出せない状態，吸気流量が小さくなりやすい高気道抵抗・低肺コンプライアンスでの使用は禁忌または困難となる[2]．

2 設定方法

PSVの必要設定項目を**表1**に示す．

2-1 サポート圧

① 呼吸不全患者への換気補助を目的とする場合

$15\ cmH_2O$を超えるような高い設定値では，自発呼吸を補助する役目を果たす．すなわち換気補助効果が高くなり，呼吸仕事量を軽減させる．

② 気管チューブの抵抗を相殺することを目的とする場合

$5\sim8\ cmH_2O$程度の低い設定値では，気管チューブの抵抗を打ち消す役目を果たす[3]．人工呼吸管理下の患者は気管チューブの存在によって気道抵抗が増加するため，気管チューブを用いていない状態と比べて「吸いにくく吐きにくい」状態になっている．その状態に対してPSVで若干のサポートを行うことで「吸いにくい」ことを打ち消し，PSVによって肺内

表1 PSVの必要設定項目

設定項目	サポート圧
オプション	吸気終了認識条件，吸気立ち上がり
共通項目	酸素濃度，PEEP，トリガ感度，各種警報

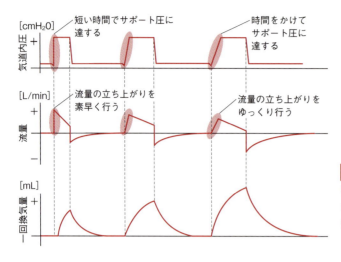

図2 吸気立ち上がり

吸気立ち上がりの設定によって，気道内圧の立ち上がりや流量が変化する．それに伴って吸気時間や一回換気量も変化する．また患者の感じる快適性も変化する．

が陽圧になることで呼気時に「吐きにくい」ことを打ち消す．

　気管チューブによる気道抵抗増加のイメージは，水を飲む際，コップに直接口をつけて飲む場合と，ストローを使って飲む場合を比較すれば想像に難くない．さらに，PSVによるサポートをイメージするには，紙パックドリンクをストローで飲む場合を思い浮かべてほしい．口の力だけで吸うと顎が疲れるが，少し手で紙パックの側面を押してあげると飲みやすい．この紙パックを押す力がPSVにおけるサポート圧に相当する．

2-2　吸気立ち上がり

　吸気立ち上がりは，患者の吸気努力を検出してから設定サポート圧に達するまでの時間や勢いを設定する項目で，人工呼吸器によって時間（単位時間当たりの吸気流量が増加する速さ）や角度（流量波形が右上がりに上昇する角度）など，設定の表現方法が異なる（図2）．また，患者の呼吸状況に応じて自動で設定変更を行う人工呼吸器も存在する．

　吸気立ち上がりが急峻（設定時間が短い場合や角度が急である場合）であると，患者の吸気努力に対して俊敏に多くの流量でサポートするため，呼吸仕事量は軽減するが，患者が不快に感じ同調性が悪くなることがある．緩慢（設定時間が長い場合や角度が緩やかである場合）であると，患者の呼吸仕事量は増大するが，患者がもの足りなく感じ，これも同調性が悪くなることがある．適切な条件を探し出して，患者の状態や変化に応じて適宜設定を変更することが望ましい．

2-3　吸気終了認識条件（サイクルオフ，termination criteria）

　吸気終了認識条件とは，吸気終了のタイミングを決める指標である．PSV第1世代の人工呼吸器では固定値で設定変更できないことが多かったが，現在は設定変更が可能なだけでなく，患者の呼吸状況に応じて自動で設定変更を行う人工呼吸器も存在する．

> **Point**
>
> **吸気立ち上がりや吸気終了認識条件の設定**
> 一定の範囲内で任意に設定できる人工呼吸器がほとんどである．設定が適切でない場合は二段呼吸などが発生するため，患者状態とグラフィックモニタを観察して適宜設定の変更を行うことが大切である．

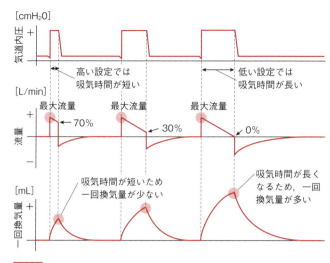

図3 吸気終了認識条件（サイクルオフ，termination criteria）

吸気終了認識条件は，流量における最大値を100％とし，何％まで低下したら吸気終了とみなすかを決定する．大きく（図では70％を参照）設定した場合，短い時間で吸気終了とみなすため，吸気時間は短くなり一回換気量も少なくなる．設定値（％）が小さくなるにつれて吸気時間が長くなり一回換気量も増大する．患者自身の呼吸の吸気時間と整合性がとれていないと，吸気終末の気道内圧上昇（オーバーシュート），2段呼吸，ファイティングなどを起こしやすくなるので，時間因子の考慮が重要である．

吸気終了認識条件として用いられているパラメータは流量（フロー）であり，吸気流量がある一定の値まで低下すると吸気の終了とみなしている．一般には，吸気の最大流量を100％として，指定した割合（たとえば25％）まで減少すると吸気終了と認識している（**図3**）．

設定値が大きいと吸気の終了までの時間が早くなることを意味している．すなわち，大きすぎる設定値では，実際には患者吸気が終わっていないにもかかわらず人工呼吸器が呼気に転じるため，不足分を吸入しようとして2連の吸気波形を認めることがある．一方，設定値が小さいと吸気の終了までの時間が遅く，前述のような弊害を起こしにくいことから，初めは5％程度など小さめに設定し，患者の呼吸状態に合わせて調節する．ただし，小さい設定値では，閉塞性の疾患などの場合，吸気の終了が認識されないことがあるため注意が必要である．

2-4 酸素濃度，PEEP（呼気終末持続陽圧），トリガ感度

人工呼吸器における一般的な設定項目であるため細かい説明は割愛するが，PSVが自発呼吸を補助するモードであることから，トリガ感度の設定には注意が必要である．トリガ感度の設定が鈍すぎると同調性が悪くな

り，逆にトリガ感度の設定が鋭敏すぎるとオートトリガが発生するおそれがある．

2-5 警報（アラーム）

　PSVにおいて警報の設定は特に次の点を意識して行う．まずPSVは自発呼吸温存下で使用されるモードであるため，自発呼吸がなくなったときに無呼吸などを検知してバックアップ換気を行う．また，換気量や呼吸数は規定されないので，換気量低下や頻呼吸を監視する必要がある．

　次にPSVに関連する警報について設定時の注意点を示すが，いずれの警報においても，変化する患者の状態に合わせて適宜調整が必要である．

①無呼吸警報
　短すぎる無呼吸警報は夜間睡眠時などに発報して睡眠を妨げるため，短すぎず長すぎない設定が必要である．通常，10～20秒程度の値を選択する．

②バックアップ換気
　バックアップ換気の設定は，無呼吸時に最低限の換気量が確保できる設定にする．このときバックアップ換気の換気量が大きいと動脈血二酸化炭素分圧（$PaCO_2$）を低下させ，その結果，吸気努力の減弱，および無呼吸継続状態になり，ウィーニング進行を妨げることになる．そのため，ウィーニングに向けた時期などでは患者自身がもつ吸気努力を温存することが必要である．

③換気量低下警報
　分時換気量低下や一回換気量低下の警報は，PSVにおいては特に配慮が必要である．PSVで本警報の設定値を高くしすぎると，換気量低下警報，バックアップ換気が起動され，自発呼吸が抑制ないし消失しやすい．一方，低くしすぎると換気量の低下を見逃し，低換気が継続するおそれがある．PSVにおいては，回路外れや気管チューブ抜けを発見するための警報としてのみならず，患者の低換気を早期発見するためにも適切な設定を行う．患者状態の変化により換気量が変化した際に，設定の調節など，こまめな対応が必要である．

④頻呼吸警報
　頻呼吸の状態では深い呼吸ができず，浅い呼吸となる．浅い呼吸においてはPSVというモードの特徴から低換気に陥るおそれがあるため，換気量低下警報と併せてPSの値についても適切に調節する．

> **Point**
> 警報の設定
> PSVは強制換気がないモードであるため，患者の自発呼吸が停止した場合に備えた警報設定が重要である．特に無呼吸警報，換気量低下警報，バックアップ換気において，患者状態に合わせた適切な設定と正常動作確認が求められる．

3 グラフィックモニタ上の特徴

　換気回数や吸気時間が患者に依存するため，グラフィックモニタ上の呼吸のリズム，パターンが一定でないことが大きな特徴である（**図1**）．

3-1 気道内圧

気道内圧は,「最高気道内圧＝設定サポート圧」となる圧を規定する様式で,吸気時間が一呼吸ごとに異なる（可能性がある）ことが特徴である.

3-2 流量

PSV では設定サポート圧になるまで早い流量で立ち上がり,その後は設定サポート圧を維持するだけの流量を送るため,徐々に流量が低下する漸減波の形となる.吸気終了認識条件に達すると直ちに呼気に転じるため,流量＝0 L/min で維持される状態〔吸気終末休止期（ポーズ）,EIP〕が存在しないことが特徴である.

3-3 量

吸気終了認識条件で呼気に転じるためプラトーは存在せず,VCV（EIP なしの）様の波形となるが,一呼吸ごとに異なる換気量となることが特徴である.

4 まとめ

PSV は PCV に似た波形であるが,自発呼吸温存下のみで使用されること,呼吸数や吸気時間は患者自身の吸気努力に依存することなどの特徴を理解しておく.グラフィックモニタを見れば両者の違いは一目瞭然である.使用に当たってサポート圧や吸気終了認識条件,そして吸気立ち上がりなどの適切な設定はもちろんであるが,自発呼吸がなければ使用できないモードであることから,無呼吸警報や換気量低下警報,そしてバックアップ換気の設定は状況に合わせた適切な調節を行い,患者の安全を確保することが重要である.

■文献
1) 石井宣大：グラフィックモニタで見る換気モードの特徴 PSV.クリニカルエンジニアリング 21 (2)：141-146,2010
2) 山口嘉一：プレッシャーサポート換気 (PSV) の適応疾患と不適切な疾患.呼吸器ケア 10 (1)：102-106,2012
3) 今中秀光：教えて先輩！ 波形の読み方らくらくマスター 人工呼吸器グラフィックモニターの基本 4. PSV.呼吸器ケア 10 (7)：676-682,2012

2 換気モード
③ CPAP, PEEP

> **概要**
> 肺胞を拡張させて虚脱を防ぎ，酸素化改善やコンプライアンス低下を防止することを目的として CPAP (continuous positive airway pressure) と PEEP (positive end-expiratory pressure) が広く用いられている．CPAP は換気モードの1つとされているが，PEEP は換気モードではなく，F_IO_2 のような「酸素化」に関係する機能の1つ[1]であるといわれている．

1 はじめに

　自発呼吸下で呼気時に陽圧を維持する持続性気道内陽圧（CPAP）と陽圧換気下で呼気時に陽圧を維持する呼気終末陽圧（PEEP）は，肺胞の虚脱やコンプライアンスの低下を防止する点で目的は同じである．しかし，人工呼吸管理をする際，CPAP と PEEP という言葉で混乱している光景をよく目にする．ここでは，それぞれの一般的な特徴を中心にグラフィック波形も用いて説明する．

2 CPAP

① 特徴

　患者の自発呼吸に対し，気道内に設定した陽圧を持続的に付加させることで，肺胞虚脱による肺内シャントやコンプライアンスの低下を防止し，酸素化の改善を期待して使用される換気モードである．その効果として，平均気道内圧上昇による酸素化能の改善や吸気仕事量の軽減，静脈還流量，肺内水分量の減少などがあげられる．また，人工呼吸からの離脱に向けた判断や，睡眠時無呼吸症候群（sleep apnea syndrome：SAS）患者などでは上気道狭窄や閉塞を軽減させることもできる．

② 設定方法

　一般的に換気モードは CPAP を選択し，PEEP/CPAP の圧と F_IO_2，トリガレベルを設定するのみである（**表1**）．しかし，機種によって選択する換気モードの呼称が異なるだけでなく（**図1**），吸気流量の立ち上がり時間や気管チューブの種類と内径を入力してチューブ抵抗を補正することにより，回路内圧と流量を自動制御できる機能など，細かい設定をするものもあるので十分に注意する必要がある（**図2**）．また，自発呼吸はある

2 換気モード ③CPAP, PEEP

表1 CPAP

設定項目	PEEP/CPAP圧
オプション	吸気立ち上がり時間
共通項目	F_IO_2, トリガレベル

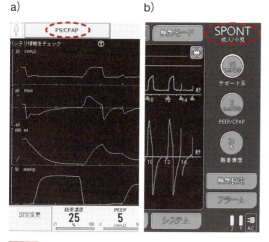

図1 換気モード表示
aの場合，換気モードの表示は「PS/CPAP」であるが，bの場合，換気モードの表示は「SPONT」となっている．

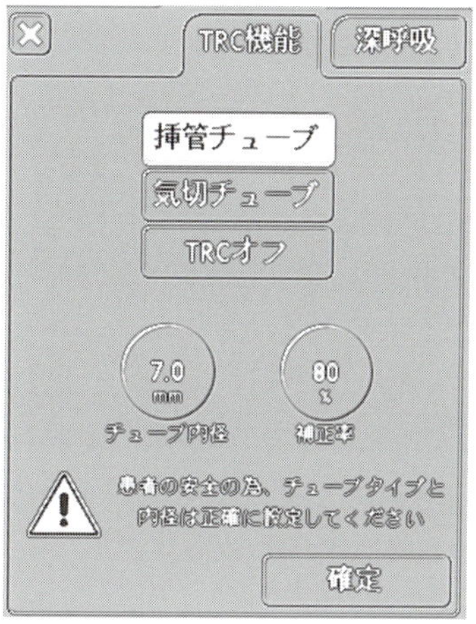

図2 自動チューブ抵抗補正機能の一例

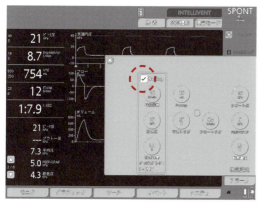

図3 バックアップモード表示
 ◯で囲んだ部分がチェックされ，バックアップ換気が可能な状態になっていることを確認することが非常に重要である．

が換気量が少ない患者に対してはPS (pressure support) を付加して換気量を確保できる環境にするだけでなく，無呼吸アラームを15〜20秒で設定して，バックアップ換気が可能な状況にする必要がある（図3）．

③気道内圧の特徴

グラフィック画面上では，吸気時も呼気時も気道内圧は設定したCPAPの圧が常に付加されているが，吸気ガス流量や回路内抵抗などによりCPAPの圧を中心に気道内圧が変動する（図4）．理想的には2 cmH$_2$O以内の変動が望ましい[2]といわれている．また，PSを付加している場合，

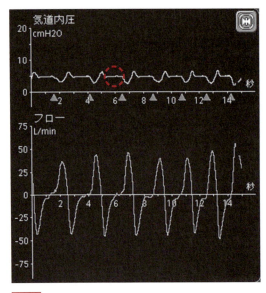

図4 CPAP 5 cmH₂O
◯で示した部分は設定したCPAP圧である．この圧を中心に気道内圧が変動する．

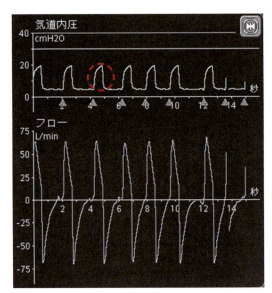

図5 CPAP 5 cmH₂O＋PS 15 cmH₂O
PSを付加している場合，自発呼吸が終わると◯のように気道内圧の波形は下向きになり，呼気に移る．

a) CPAP 5 cmH₂O

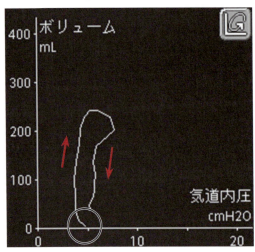

b) CPAP 5 cmH₂O＋PS 10 cmH₂O

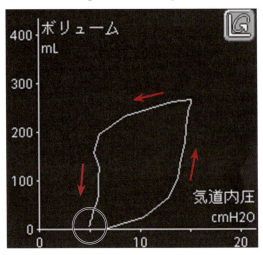

図6 CPAP時の圧－量曲線

短時間で設定の圧まで達し，自発呼吸が続く限り一定の気道内圧を維持するように吸気ガス流量が制御され，自発呼吸が終わると呼気に移る（**図5**）．さらに，圧－量曲線では，CPAPのみの場合，ガスのみが送気されるため，**図6a**のように始点から時計回り方向にループを描くが，PSが付加されることにより，**図6b**のように始点から反時計回り方向にループが描かれる．

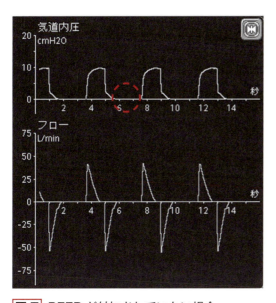

図7 PEEPが付加されていない場合
PEEPが付加されていないと，気道内圧の波形は呼気時にゼロの位置に戻る（⚪︎）．

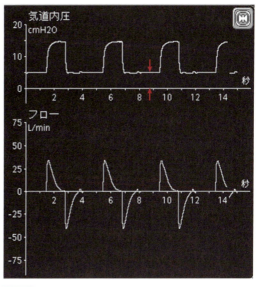

図8 PEEPが5 cmH₂O付加されている場合
PEEPが付加されていると，呼気時に気道内圧の波形が設定された圧を維持している（→）．

④ 禁忌

CPAPは呼吸回数や吸気・呼気のタイミングなどは患者自身が行っていることから，無呼吸の患者には使用できない．

3 PEEP

① 特徴

PEEPは調節換気（controlled mechanical ventilation：CMV）や同期式間欠的強制換気（synchronized intermittent mandatory ventilation：SIMV）のような換気モードと併用して使用する付加機能の1つであり，呼気時に気道内圧がゼロにならないように一定の圧をかけるものである（**図7**，**図8**）．PEEPには動脈血酸素分圧（PaO_2）を上昇させるための最も本質的な人工呼吸器設定機能があり，目標とするPEEP値は病態によっても異なる．圧が低すぎると肺胞が虚脱した状態で換気を繰り返し，肺損傷につながる危険性がある．逆に高すぎると肺胞が過膨張し，気胸などの圧外傷を引き起こす可能性もある．また，PEEPは循環系にも影響を与え，PEEPを高く設定すると胸腔内圧が上昇し，静脈還流量が低下することにより心拍出量が低下することで，血圧や尿量の低下にもつながる．このことから，一般的に5〜10 cmH₂OもしくはPaO₂>60 mmHgを最低目標とした設定にしている．

a) PEEP 5 cmH$_2$O　　b) PEEP 15 cmH$_2$O

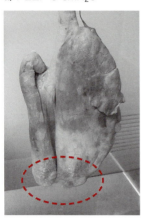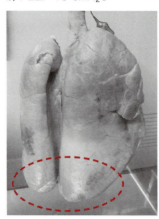

図9 Real lung® (Nasco) による PEEP の違い

a) PEEP を 5 cmH$_2$O 付加した状況であるが，○で囲んだ部分は濃い色になっており，虚脱が改善されていない．
b) PEEP を 15 cmH$_2$O にしたことにより○で囲んだ部分の色は薄くなり，外見上は虚脱が改善されている．

② 効果

PEEP の付加により，機能的残気量が増加し，虚脱した肺胞が回復する．その結果，コンプライアンスの改善および肺内シャントが減少することにより，血液の酸素化が改善される[3]（**図9**）．これにより，一回換気量の増加と二酸化炭素の排出効果をもたらし，呼吸仕事量の軽減にもつながる．

③ 禁忌

陽圧換気により，気胸などの肺の圧外傷が起こった症例や巨大ブラ（肺胞内嚢胞）の症例に PEEP を付加させることは，エアリークの増加につながる．また，循環血液量減少による血圧低下の症例の場合，心拍出量の低下につながり，血圧をさらに低下させることから，患者状態の変化には十分注意する必要がある．

> **Point**
> **巨大ブラ**
> 肺の表面にできる嚢胞（ブラ）が巨大化し，肺の3分の1程度を占めるようになったものをいう．破裂すると気胸になる．

4 おわりに

ここでは CPAP と PEEP について述べたが，実際の人工呼吸管理においては，機器の高性能化に伴い，搭載している機能はさまざまである．医療者は患者に使用する前にその機能を十分に理解することで，安全かつ最適な治療につなげることを期待したい．

■文献
1) 磨田　裕（編著）：CPAP，早わかり人工呼吸器換気モード超入門，p70-76，メディカ出版，2012
2) 氏家良人：CPAP の適応と手技，呼吸管理 Q & A－研修医からの質問 331－，相馬一亥，岡本和文（編），p93-99，総合医学社，2004
3) 井上博満：グラフィックモニタで見る換気モードの特徴　SIMV，クリニカルエンジニアリング 21 (2)：137-140，2010

column

PEEPの適応

PEEPの適応としては**表1**のようなものがある．なお，通常の人工呼吸管理においては3〜5 cmH$_2$O程度の低いPEEPがしばしば用いられ，PEEP＝0の設定のほうがまれである．

PEEPはすべての換気モードに使用でき，特に自発呼吸のみの状況にPEEPを使った方法がCPAPである．PEEPの値は一般的に5〜10 cmH$_2$O程度であるが，状況によってはそれ以上，たとえば20 cmH$_2$O以上に設定することもある．このようにPEEPはPaO$_2$上昇を期待して使用されるが，気道内圧上昇を伴うので，高いPEEPは**表2**のように気胸を含む圧外傷，循環抑制などの有害事象を引き起こす可能性がある．

このような作用を考慮しながらPEEP，F$_I$O$_2$の設定を行う．F$_I$O$_2$とPEEPをどのように設定するかのルールはないが，たとえばARDSネットワーク[1]が提言する**表3**が参考になる．

なお，COPDなど呼出障害が存在すると，呼気が終了しないうちに次の吸気が始まり，呼気終了時に肺胞内に陽圧が残存している状況になる．この圧力はPEEPに類似する圧であるが，これを内因性PEEPまたはauto-PEEPと呼んで，一般の外部から加えるPEEPとは区別している．

■文献
1) NIH NHLBI ARDS Clinical Network Mechanical Ventilation Protocol Summary

表1 PEEPの適応

酸素化障害（低いP/F比）
　ARDSなどの多くの呼吸不全
無気肺
肺水腫
内因性PEEPの存在　　など

表2 PEEPの副作用，有害事象

気胸，圧外傷
血圧低下，循環抑制
肺血管抵抗上昇
頭蓋内圧上昇
尿量減少　　など

表3 ARDSでのF$_I$O$_2$とPEEPの設定の例（文献2より一部改変転載）

PEEPを低めに，F$_I$O$_2$を高めに設定する方法

F$_I$O$_2$	0.3	0.4	0.4	0.5	0.5	0.6	0.7	0.7	0.7	0.8	0.9	0.9	0.9	1.0
PEEP	5	5	8	8	10	10	10	12	14	14	14	16	18	18〜24

PEEPを高めに，F$_I$O$_2$を低めに設定する方法

F$_I$O$_2$	0.3	0.3	0.3	0.3	0.3	0.4	0.4	0.5	0.5	0.5〜0.8	0.8	0.9	1.0	1.0
PEEP	5	8	10	12	14	14	16	16	18	20	22	22	22	24

2 換気モード
④ NPPV

> **概要**
>
> ブロア型 NPPV (noninvasive positive pressure ventilation) 専用装置の標準的な搭載モードは，CPAP (continuous positive airway pressure)，T (timed)，S (spontaneous)，PCV (pressure control ventilation)，S/T の 5 種類である．CPAP は心原性肺水腫や睡眠時無呼吸症候群などで頻用され，換気補助が必要な呼吸不全に対しては S/T が頻用される．また，患者の症状により T，S，PCV などのモードも使い分けられている．

1 はじめに

　気管挿管や気管切開などの侵襲的な手技を行わず，マスクを用いて非侵襲的に陽圧換気を行う方法を非侵襲的陽圧換気（NPPV）という．NPPV を行うための装置は年々性能が向上しており，各メーカが新たなモードを開発している．さまざまな選択肢が増えることは喜ばしいが，各メーカで独自のモード名が使用されているため，混乱しがちである．

　ここでは，NPPVのモード（**表1**）を各メーカで共通して頻用される「基本モード」と各メーカが新たに開発した「特殊モード」に分類し，解説を行う．なお，ここで解説する NPPV 装置は，吸気側回路 1 本で使用されるブロア型 NPPV 専用装置とする．

2 NPPV の基本モード

2-1 CPAP

　持続性気道内陽圧（CPAP）は常に一定の陽圧を加えるモードであり，圧支持換気（pressure support ventilation：PSV）による換気の補助は行わない．心原性肺水腫や睡眠時無呼吸症候群の治療などによく用いられる．

2-2 bilevel PAP

　2 相性陽圧呼吸（bilevel positive airway pressure：bilevel PAP）とは，高い陽圧と低い陽圧を交互にかけるという意味で，高い陽圧のことを吸気気道陽圧（inspiratory PAP：IPAP），低い陽圧のことを呼気気道陽圧

> **Point**
>
> **bilevel PAP**
> NPPV では，IPAP と EPAP の圧差により，換気を行う．このことを bilevel PAP という．このような IPAP と EPAP を切り替える呼吸モードには，S モード，T モード，S/T モード，PCV モードがある．

表1 おもなNPPV用人工呼吸器のモード

呼吸器名	搭載モード（メーカでの呼称）
NIP nasal Ⅲ®	CPAP, S, T, S/T
NIP nasal V®	CPAP, S, T, S/T, PAC, iVAPS
オートセット CS®	CPAP, ASV-CS
オートセット CS-A®	CPAP, ASV, ASV Auto
Carina®	VC-SIMV, auto-flow, PC-BIPAP, PC-AC, SPN-PS, SPN-CPAP
BiPAP Vision®	CPAP, S/T, PAV
V60®	CPAP, S/T, PCV, AVAPS

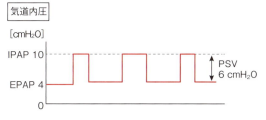

図1 IPAPとEPAP
EPAP 4 cmH$_2$O, IPAP 10 cmH$_2$O と設定した場合, 圧は 4 cmH$_2$O のレベルから 10 cmH$_2$O のレベルまで上昇することとなる. すなわち, 換気補助に寄与する PSV は 6 cmH$_2$O 分ということになる.

(expiratory PAP：EPAP) という (図1). 慢性閉塞性肺疾患 (chronic obstructive pulmonary disease：COPD) の急性増悪など, 換気補助が必要な症例に用いられる. IPAP を高めることで換気量が増加し, 動脈血二酸化炭素分圧 (PaCO$_2$) を下げることができ, EPAP は挿管人工呼吸の呼気終末陽圧 (positive end-expiratory pressure：PEEP) に相当する.

bilevel PAP には, Sモード, Tモード, PCVモード, S/Tモードという4種類のモードがある.

1 Sモード

spontaneous とは自発呼吸のことである. Sモードでは, EPAP の陽圧を持続的にかけている状態から自発呼吸を検出すると, IPAP まで加圧する. すなわち, 挿管人工呼吸にて CPAP+PSV を行っているのと同じである. EPAP は挿管人工呼吸の PEEP に相当するため「EPAP＝PEEP」となり, 「IPAP－EPAP＝PSV」となる.

2 Tモード

Tモードでは, EPAP の陽圧を持続的にかけている状態から, 設定された呼吸回数と吸気時間に応じて IPAP まで加圧し, 自発呼吸の検出は行わない. すなわち, 挿管人工呼吸にてトリガ感度をオフにした PCV-A/C (assist/control) (PCVで強制換気を行う補助/調節換気) を行っているのと同じである. 「EPAP＝PEEP」となり, 「IPAP－EPAP＝PCV」となる.

3 PCVモード

Tモードと同様のモードである. ただし, Tモードでは自発呼吸の検出を行わないが, PCVモードでは, 自発呼吸を検知すると自発呼吸に同期 (トリガ) して, 設定した吸気時間で設定した IPAP まで加圧する. すなわち, 挿管人工呼吸にて PCV-A/C を行っているのと同じである.

Point
BiPAP® はフィリップス・レスピロニクス合同会社の NPPV 専用装置の商標で, モードの名前ではない.

Point
SモードとTモード
前者は患者の自発呼吸に合わせて, 後者は設定された呼吸回数と吸気時間に応じて IPAP まで加圧を行う.

Point
PCVモード
自発呼吸が検出できないときはTモードと同じであるが, 自発呼吸を検出すると, 自発呼吸に合わせて IPAP まで加圧する (補助換気).

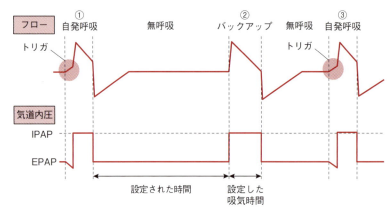

図2 S/Tモード
自発呼吸をトリガした場合は，設定したIPAPまでPSVが入る（①，③）．設定された時間（バックアップ回数が15回/分であれば4秒間）自発呼吸を検知できなかった（トリガがなかった）場合は，設定したIPAPまで設定した吸気時間で強制換気が入る（②）．

a) BiPAP Vision®
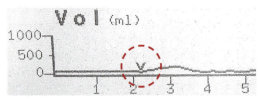

b) V60®
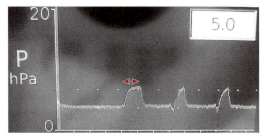

図3 「BiPAP Vision®」と「V60®」の強制換気の表示
a) 強制換気が入った場合，換気量のグラフィックモニタ波形に「V」マークが表示される．
b) 強制換気が入った場合，グラフィックモニタ波形の吸気側（↔部分）が赤色になる．

「EPAP＝PEEP」となり，「IPAP－EPAP＝PCV」となる．

④ S/Tモード（図2）

　SモードとTモードを組み合わせたモードで，bilevel PAPのモードの中では最も多く使用される．自発呼吸が検知できた場合はSモードとして作動し，自発呼吸が検知できなかった場合はTモードとして作動する．Tモードはバックアップとして機能しており，すなわち，挿管人工呼吸にてCPAP＋PSVを行い，無呼吸になったらバックアップ換気が入るのと同じである．「EPAP＝PEEP」となり，「IPAP－EPAP＝PSV」（バックアップ換気時はPCV）となる．

　自発呼吸が検知できない要因としては，「無呼吸となった」「自発呼吸が弱い」のほかに，NPPVの場合はリークが多く自発呼吸が検出できないことも多い．そのためS/Tモードを使用中，頻回にTモードとしてバックアップが作動している場合は，リークについても点検すべきである．バックアップとしてTモードが作動した場合，「BiPAP Vision®」では，換気量のグラフィックモニタに「V」マークが表示され（**図3a**），モニタリング画面の「Rate」の表示が点滅する．「V60®」では，気道内圧とフロー，一回換気量のグラフィックモニタの波形がともに赤色になる（**図3b**）．

> **Point**
>
> **S/Tモード**
> SモードとTモードを組み合わせたモード．自発呼吸が検知できたときは，IPAPまでPSVの方式にて吸気補助を行う（Sモード）．自発呼吸を検知できなかったときは，IPAPまでPCVの方式にて強制換気を行う（Tモード）．

表2 各モードにおける必要設定項目

	設定項目	
CPAP	設定項目	CPAP
	オプション	なし
	共通項目	酸素濃度（機種による），トリガ感度（機種による），各種アラーム
S	設定項目	EPAP，IPAP
	オプション	吸気流速（rise time），最大吸気時間，最小吸気時間，呼気感度
	共通項目	酸素濃度（機種による），トリガ感度（機種による），各種アラーム
T	設定項目	EPAP，IPAP，呼吸回数，吸気時間
	オプション	吸気流速（rise time）
	共通項目	酸素濃度（機種による），各種アラーム
PCV	設定項目	EPAP，IPAP，呼吸回数，吸気時間
	オプション	吸気流速（rise time）
	共通項目	酸素濃度（機種による），トリガ感度（機種による），各種アラーム
S/T	設定項目	EPAP，IPAP，呼吸回数，吸気時間
	オプション	吸気流速（rise time），最大吸気時間，最小吸気時間，呼気感度
	共通項目	酸素濃度（機種による），トリガ感度（機種による），各種アラーム

3 基本モードの使い分けと設定方法

各モードにおける必要設定項目を**表2**に示す．

3-1 CPAPかS/Tモードか？

通常，肺胞や気道の虚脱に対して，陽圧をかけることにより開存・虚脱防止を行う場合はCPAPが選択される．心原性肺水腫では，心臓の機能が低下し肺内に水分がたまった状態になるため，陽圧をかけて水分を肺内から押し出し，換気スペースを確保する．無気肺の場合は，虚脱した肺胞に陽圧をかけることにより再開通を促す．睡眠時無呼吸症候群では，常に陽圧をかけることにより上気道の閉塞を防止する．

一方，COPDの急性増悪や，人工呼吸器離脱抜管後の換気補助など，一回換気量の減少により換気の補助が必要な場合はS/Tモードが選択される．

3-2 S/TモードかPCVか？

S/TモードはPSVを行うため，吸気・呼気ともに患者の自発呼吸と同期する．このため，患者の不快感は少ないと考えられる．しかし，浅い頻呼吸の場合は十分な換気量が確保できないことがある．また，胸郭が硬く吸気フローの低下が早い場合も，PSVでは十分な換気量が得られないことがある．このような場合はPCVモードの使用を検討する．

 Point

CPAP，S/Tモードの選択

陽圧をかけることにより，肺胞や気道の開存・虚脱防止を行う場合はCPAP，一回換気量の減少により換気補助が必要な場合はS/Tモードが選択される．よって，心原性肺水腫ではCPAP，COPDの急性増悪や人工呼吸器離脱抜管後の換気補助ではS/Tモードが選択されることが多い．

表3 急性期NPPVの初期設定(「日本呼吸器学会NPPVガイドライン作成委員会編:NPPV(非侵襲的陽圧換気療法)ガイドライン改訂第2版,p.61,2015,南江堂」[5]より許諾を得て転載)

IPAPの設定
導入は8〜10 cmH$_2$Oで開始し,患者の快適さ(呼吸困難や呼吸補助筋の使用の程度),次いでPaCO$_2$,一回換気量,呼吸数を参考に設定を変更する ・PaCO$_2$は,まず5〜10 mmHg程度低下することを目標 ・PaCO$_2$の最終的な目標は,呼吸不全前の安定期の値 ・一回換気量は6〜10 mL/kgを目標

EPAPの設定
基本的には4 cmH$_2$Oのままでよい ・酸素化が不十分 → PEEP効果を期待して上げる ・トリガがうまくかからない場合,試しに4 → 6 → 8 cmH$_2$Oと変化させ,トリガが改善すればその値に変更

3-3 SモードもしくはS/TモードかTモードか?

患者の自発呼吸パターンが浅い頻呼吸の場合,NPPV装置が自発呼吸をトリガできないことがある.このような場合はTモードの使用を検討する.また,慢性疾患にて夜間睡眠時に自発呼吸が減弱するような患者で自発呼吸をトリガできなくなる場合は,Tモードの使用を検討する.

Tモードを使用する際は,患者の自発呼吸を抑制する目的で,NPPVの呼吸数を患者の呼吸回数とほぼ同じか,1〜2回多めに設定するとよいとされている[1),2)].また,乳幼児では呼吸回数が多かったり,呼吸が浅いことが多く,機器によるトリガが困難なことも多いため,S/TモードよりTモードのほうが有効換気を得られるという報告もある[3)].

3-4 急性期NPPVの初期設定

心原性肺水腫に対するCPAPは,8〜10 cmH$_2$Oくらいの高めの圧で開始し,パルスオキシメータで測定した動脈血酸素飽和度(SpO$_2$)をみて酸素化の改善を評価する.その後,SpO$_2$や呼吸状態が安定すればCPAPを下げることを検討する[4)].

換気補助が必要な急性呼吸不全に対するNPPVの導入は,IPAP,EPAPともに低い圧から開始する.IPAP 6〜8 cmH$_2$O,EPAP 4 cmH$_2$Oで導入を行うことを薦める報告が多い[2),4),5)].このような低い圧にて導入し,患者がNPPVを受け入れやすくする必要がある.その後,ゆっくりと時間をかけながら徐々に圧を上げていく.ガイドラインに示されている急性期NPPVの初期設定を**表3**[5)]に示す.

IPAPは,患者の呼吸状態やバイタルサインを観察しながら,患者が楽に呼吸できる圧に設定する.SpO$_2$や動脈血血液ガスデータ,患者の呼吸パターン(呼吸補助筋の使用など)などが評価項目であるが,患者とのコミュニケーションが可能であれば,患者の自覚症状が重要な評価項目となる.PSV圧(IPAP−EPAP)を大きくすれば換気効率は良くなるが,マス

Point

S/TモードとTモードもしくはPCVモードの選択

自発呼吸をトリガできなくなることがある場合や,頻呼吸や低コンプライアンスでPSVの加圧では十分な換気量が得られない場合は,S/TモードからTモードもしくはPCVモードに変更することを検討する.

クや口などからのリークが増加して，換気効率が上がらないこともある．

EPAPは上気道や虚脱肺の開存という役割のほかに，マスク内の二酸化炭素を洗い流す役割がある．EPAPが不足すると二酸化炭素の再呼吸が生じるおそれがあるため，4 cmH$_2$O以上のEPAPが推奨されている[6]．また，自発呼吸がトリガできない場合には，EPAPを少し上昇させることで改善することがある．ヘルメット型のインタフェースを使用する場合は，吸気トリガの遅れを解消するために高めのEPAPに設定するのが良いと報告されている[7]．

NPPVを導入し，圧や吸入酸素濃度を上げても状況が改善しない場合は，気管挿管による人工呼吸への移行を医師に進言するべきである．

4 NPPVの特殊モード

4-1 一回換気量を保障する圧制御モード

NPPVはリークを許容するため，PSVやPCVなどの圧制御型換気が行われる．一定のPS (pressure support) 圧やPC (pressure control) 圧で換気を行うと，一回換気量が保障されず変動を起こしてしまう．そこで，一回換気量が一定になるように，患者にかける圧を変動させるタイプのモードが登場しており，挿管人工呼吸で用いられる圧制御従量式換気 (pressure regulated volume control：PRVC) やVS (volume support) と同様のモードである．このモードは，NPPV専用機である「V60®」に搭載されており，AVAPSというモード名である．AVAPSのIPAPは急激に変化させることはなく，1分間または2分間で1 cmH$_2$Oと穏やかに変化させるため，患者の快適性も保たれる．AVAPSモードは，自発呼吸努力の変動の大きい慢性呼吸不全患者などに有用ではないかと検討が行われている[8]．

4-2 慢性心不全患者の睡眠時無呼吸に対応したモード

適応補助換気 (adaptive servo ventilation：ASV) は自動調整されたS/Tモードである．このモードは，IPAPを設定した最大 (IPAP$_{max}$) から最小 (IPAP$_{min}$) の範囲で自動的に調整し，そのときに見合ったPSV (IPAP － EPAP) を付加し，無呼吸時には最大のPSを加え，過呼吸時には最小限のPSを加えるなどの自動調整を行う．ASVは，慢性心不全患者のチェーンストークス呼吸を伴う睡眠時無呼吸などに使用されている．

4-3 iVAPS

iVAPS (intelligent volume assured pressure support) は，患者の肺胞換気量を測定しながら，あらかじめ設定した目標肺胞換気量を維持する

ために，PSVとバックアップ回数を自動的に調整する．「NIP nasal V®」に搭載されているモードである．

5 おわりに

　NPPV導入は，ベッドサイドで長時間かけて行う必要があり，より良いマスクを選択し，リークを軽減するために工夫を凝らす必要があるなど，医療従事者に負担のかかる治療法である．このため医師に限らず，看護師や臨床工学技士の力がNPPV成功のカギを握るともいえ，臨床工学技士にかかる期待も大きい．また，NPPVを行うための装置は，専用機や挿管型人工呼吸器のオプションを含めさまざまな機種があり，それらの特色を把握し，うまく使い分ける必要も生じる[9]．臨床工学技士はNPPVをより理解して知識を深め，NPPVの成功に貢献していくことが必要であると思われる．

■文献

1) 坪井知正：NPPVの実際，慢性疾患での導入手順，救急・集中治療 18 (9・10)：1283-1287, 2006
2) 石原英樹：COPD・気管支喘息に対するNPPV療法，人工呼吸 26 (1)：20-27, 2009
3) 陳　和夫，渡辺　創，半田知宏：小児呼吸不全に対するNPPV，人工呼吸 26 (1)：37-43, 2009
4) 湊　義彰，西村匡司：NPPVの実際，呼吸モードの初期設定，救急・集中治療 18 (9・10)：1273-1277, 2006
5) 日本呼吸器学会NPPVガイドライン作成委員会（編）：COPDの急性増悪，NPPV（非侵襲的陽圧換気療法）ガイドライン，p34-38, 南江堂, 2006
6) 日本呼吸器学会NPPVガイドライン作成委員会（編）：慢性呼吸不全におけるNPPVの導入方法，NPPV（非侵襲的陽圧換気療法）ガイドライン，p19-22, 南江堂, 2006
7) 小田真也，篠崎克洋，高岡誠司ほか：非侵襲的陽圧換気における新しいインターフェイス"ヘルメット"の使用経験－吸気同調性の検討－，人工呼吸 26 (1)：75-79, 2009
8) 緒方嘉隆：AVAPS (Average Volume Assured Pressure Support), 人工呼吸 29 (1)：124, 2012
9) 中西信人，上野義豊，今中秀光ほか：非侵襲的陽圧換気中のリークが患者－人工呼吸器間との不同調に及ぼす影響：機種間での比較－，日本集中治療医学会雑誌 19 (3)：423-424, 2012

ASV

1 はじめに

近年,循環器領域において,心不全患者の半数以上が閉塞性睡眠時無呼吸障害(obstructive sleep apnea:OSA)や中枢性睡眠時無呼吸(central sleep apnea:CSA),チェーンストークス呼吸を伴う中枢性睡眠時無呼吸(CSA-Cheyne-Stokes respiration:CSA-CSR)を有するといわれており,心不全の病態や予後に悪影響を及ぼしている[1]。そこで,無呼吸や呼吸パターンの乱れによる低酸素血症や高二酸化炭素血症などを改善し,さらに心不全の症状軽減のためにマスクによる陽圧換気が取り入れられるようになった.

ASV(adaptive servo ventilation. 日本語では適応補助換気と訳されている)は,従来の呼吸不全などで用いられてきた単純なCPAP(continuous positive airway pressure)や2相性bilevel〔動作はPSV(pressure support ventilation)と同様〕などとは少々異なり,患者の呼吸状態に合わせて圧を増減させたり,無呼吸の原因を検索して改善するなどを自動的に行うことができる.これにより,一般的なCPAPやbilevelなどに比べて患者の受け入れが良いなどの利点がある[1,2].

2 ASVの効果

マスクでの陽圧換気は,急性・慢性呼吸不全を含めてさまざまな症例で使用されてきた.それまでは単純にCPAPやbilevelでのPSV様に設定されたPEEPと吸気圧であったため,吸気トリガさえ感知すれば設定された吸気圧まで回路内圧を上昇させて吸気を行い,あらかじめ決められたターミネーションによって吸気終了となっていた.

しかしASVでは,患者吸気ドライブが低下すると吸気フローや圧を自動的に上昇させて換気量を維持し,患者吸気ドライブが上昇して換気量が大きくなってくるとフローや圧を下げて換気量を維持するように作動する[1〜5].

2-1 OSA,CSA,CSA-CSRに対する陽圧換気の効果

OSAの原因はおもに舌根沈下などによる上気道閉塞であるため,CPAPを用いることで気道を開存し,OSAの予防が望める.

一方,CSA,CSA-CSRは中枢性の無呼吸や自発呼吸の大きさ,パターンが変化するため,CPAPでは対応できない.よって,bilevelでPSV様の動作で安定した換気量を得ることでOSAの改善が望めるはずである.

またOSAとCSAの複合型に対しては,前述した機能に加え気道が開存するよう自動的にPEEP(positive end-expiratory pressure)を調節する.

2-2 心不全に対する陽圧換気の効果

急性期心不全では,おもに左心不全による前負荷増大および肺水腫が多くみられる.この場合,陽圧換気によって胸腔内圧が上昇し,静脈環流量が減少することにより前負荷の低減が期待できる.また,陽圧換気によるCPAPやPEEPの効果で,肺胞拡張によって換気エリアが広がり酸素化が改善される.さらに低酸素血症では,肺血管床の攣縮による肺血管抵抗の増大によって低血圧の改善も期待できる.

一方,慢性期心不全では陽圧換気によって睡眠障害や自律神経機能の改善が図られ,不整脈やカテコラミン障害の抑制につながると期待されている[1,2].

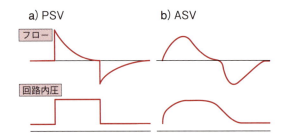

図1 PSVとASVのグラフィック波形
PSVに比べてASVでは圧，フローともにゆっくりとした立ち上がりである．

図2 CPAPでのフローおよび圧
最適と認めた吸気フローが得られている間はCPAPとして動作する．

3 ASVの設定項目

ASVの設定は，通常のマスクでの陽圧換気と同様にEPAP（expiratory positive airway pressure）（PEEP），IPAP（inspiratory positive airway pressure）（PSV），立ち上がり時間，バックアップ換気回数，吸気時間などがあるが，そのほかASVに特徴的な設定として自動可変するIPAPの最大値がある．

4 ASVの動作

ASVと一括りにしているが，圧変化のアルゴリズムやフローの出し方など，製造会社によって多少の違いがある．また，換気の制御も，圧を基本に行う場合とフローを基本に行う場合がある．一方，アルゴリズムを公表していない製造会社もある．ここでは基本的なASVの動作や特徴を解説するので，機器個別の動作についてはそれぞれの取扱説明書や成書を参照してほしい．

ASVは，電源が投入され，装着後数分間は機械が患者呼吸状態を観察し，呼吸パターンやピークフロー，または最適なフローおよび一回換気量を学習して，それを基に圧やフローを制御する．吸気フロー波形は通常の人工呼吸器に搭載されているPSVのような鋭い立ち上がりの後に漸減するような波形ではなく，自然呼吸時の吸気フロー波形にみられるsin波に近い，ややゆっくりとした立ち上がりであるため，圧の上がり方もゆっくりである（**図1**）．学習して最適と認識した吸気フローが得られている間はCPAPとして動作するので，PSVはかからない（**図2**）．

吸気フローが低下してきた場合は換気量が低下してきたと判断し，IPAPを少しずつ上昇させ，最適な吸気フローが得られるよう調節される．その後，吸気フローが増加し換気量も増加したと判断したら，IPAPを徐々に低下させる（**図3**）．また，無呼吸を認識した場合はあらかじめ決められたIPAPを行い，そこで換気が得られるような吸気フローが入れば，中枢性の無呼吸としてバックアップ換気を行う（**図4**）．IPAPを行っても換気が得られなければ，閉塞性の無呼吸としてバックアップ換気を行いながら，換気が得られる吸気フローが出現するまでEPAPを上昇させる（**図5**）．低換気と判断した場合はIPAPを上昇させて，換気の改善を行う．それでも改善しない場合は，気道閉塞もあると判断してEPAPを上昇させ換気を行う（**図6**）．「いびき」はOSAの代表的な症状だが，これを音ではなく細かな振動として装置が感知し，気道閉塞ととらえてEPAPの上昇を行う．

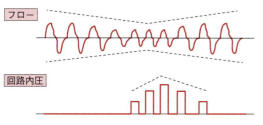

図3 換気量低下
フローが低下した場合は換気量の低下と判断してIPAPを増加させる.

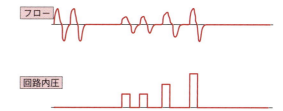

図4 中枢性無呼吸
IPAPをかけ,換気が得られれば中枢性の無呼吸と判断してIPAPをかける.

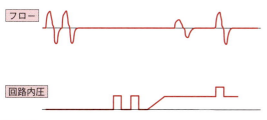

図5 閉塞性無呼吸
IPAPをかけても換気が得られなければ閉塞性無呼吸と判断してEPAPを上昇させる.

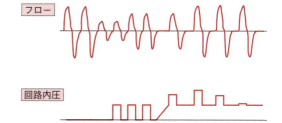

図6 低換気
低換気と判断した場合はIPAPを上昇させて換気を行う.それでも改善しない場合は気道閉塞もあると判断してEPAPを上昇させ換気を行う.

5 おわりに

　ここで紹介した機能すべてが1台の装置に搭載されているわけではないが,ASVは複雑な動作を行い,できるだけ質の良い安定した呼吸を提供することで患者の受け入れが良くなり,機械の装着時間を延ばすことができる.それにより,前述した心不全に対する治療時間および心臓に対する負荷を軽減させる時間も長くすることができ,心不全に対する有効な治療効果を得ることができると思われる.

■文献
1) 安達　仁：第73回日本循環器学会総会・学術集会ランチョンセミナー,心不全の治療オプションとしての陽圧呼吸療法−Adaptive servo ventilation(ASV)の有用性を中心に−,THERAPEUTIC RESEARCH 30(8)：1267-1275,2009
2) 清野精彦,安村良男(編)：第74回日本循環器学会総会・学術集会ランチョンセミナー,新たなる心不全治療を目指して,THERAPEUTIC RESEARCH 31(8)：1076-1086,2010
3) 第4回心不全陽圧治療研究会：心臓42(11),2010
4) 第5回心不全陽圧治療研究会：プログラム・資料集,2011
5) 第6回心不全陽圧治療研究会：心臓44(12),2012

column

同名のモードに注意

　HAMILTON MEDICAL AG（スイス）の人工呼吸器に搭載されているモードに，ASV® (adaptive support ventilation) がある．このモードは集中治療領域などでの侵襲的陽圧換気に用いられるモードで，ここで説明している NPPV のモードの 1 つである ASV とは異なるので注意してほしい．

　HAMILTON MEDICAL AG の ASV® モードは，患者理想体重から最適分時換気量を算出し，患者自発呼吸数や吸気努力，および呼気二酸化炭素もモニタしながら，人工呼吸器のサポート量を自動調節する．また，自発呼吸がない患者にも使用でき，その場合は完全な調節呼吸で動作する．自発呼吸の出現によって SIMV (synchronized intermittent mandatory ventilation) ＋ PSV に切り替わり，自発呼吸の増加によって SIMV である機会換気回数を低下させ，さらに PSV も低下させて人工呼吸器から自動でウィーニングも行うことができる[1]．

■文献
1) 日本光電工業：Adaptive Support Ventilation ユーザーガイド，HAMILTON MEDICAL

3　肺保護換気

概要

近年，肺保護の考え方が重視されており，APRV（airway pressure release ventilation），BIPAP（biphasic positive airway pressure），HFO（high frequency oscillatory）は肺保護という観点で関連付いている．APRV は高い平均気道内圧と自発呼吸，BIPAP は二相性の換気で自発呼吸を温存，HFO は解剖学的死腔よりも少ない一回換気量で振動させる換気法である．

1　はじめに

1998 年にブラジルの医師 Amato らが肺を保護する人工呼吸戦略によって急性呼吸促迫症候群（acute respiratory distress syndrome：ARDS）の生存率を改善したと報告[1]した頃から，肺保護換気の考え方が注目されてきた．肺保護換気は，その後，米国の臨床研究グループ（ARDS network）による大規模多施設研究[2]でも生存率の改善が報告されており，現在では，臨床現場においては肺保護換気の考えなしでは人工呼吸管理ができないほどに重要視されている．

臨床工学技士としては機器の動作や特徴を理解することも重要であるが，肺保護換気の考え方を知り，肺保護換気がそれぞれのモードにどのように関連しているのか，そして患者にどのような影響があるかを理解することがより重要となる．臨床現場において，そのような内容を理解せずに，臨床工学技士のもつ知識と技術を十分に発揮することは難しい．ここでは，肺保護換気と関連モードについて解説を行う．

2　肺保護換気

なぜ肺保護換気が必要なのだろうか？　肺保護換気にはどのような方法があるのだろうか？　ここでは，肺保護の考え方，人工呼吸器関連肺損傷（ventilator-associated lung injury：VALI）のメカニズム，そして肺保護換気戦略のうち，低一回換気療法とオープンラング法について解説する．

2-1　肺保護とは

近年，「肺保護」という言葉をよく目にするようになったが，そもそも肺保護とはどういう意味なのだろうか？　肺の状態の悪い患者，たとえば

> **Point**
> **肺保護**
> 血液ガスの数値を整えるために，一回換気量や呼吸回数，酸素濃度などを増加するといった人工呼吸管理を実施するのではなく，VALI を防ぐために肺に負担が少ない方法で人工呼吸管理を実施する方法．

ARDSの患者が人工呼吸を行っている場合，気道内圧は上昇し，動脈血酸素分圧（PaO_2）は低下，動脈血二酸化炭素分圧（$PaCO_2$）が上昇することを経験する．そのような症例に対して，肺保護換気が普及する以前は，血液ガスの数値を整えるために，一回換気量，呼吸回数，そして吸入酸素濃度（F_IO_2）を増加するという方法が行われきた．しかしながら，そのような対応では一時的に血液ガスは改善するが，気胸などのVALIを起こす．そのため，血液ガスの数値を整えるよりも肺に負担がかからない方法で肺障害を防ぐべきという考えが「肺保護」である．

2-2 VALIのメカニズム

人工呼吸器による肺傷害はVALIとして知られている．VALIの発生メカニズムは若干複雑ではあるが，最初に知っておくべき重要なポイントは「肺の過膨張」と「虚脱と開放の繰り返し」である．これらを実際の臨床現場で定量的にモニタリングすることは難しいが，このコンセプトを知ることがVALIの理解のために重要となる．

VALIの詳細なメカニズムは文献によって多少異なるが[3),4)]，おもにバロトラウマ（barotrauma），ヴォルトラウマ（volutrauma），アテレクトラウマ（atelectrauma），バイオトラウマ（biotrauma）の4つに分類される．

①バロトラウマ

バロトラウマは，圧力による傷害を意味する．何十年も前から注意されてきたように，高い気道内圧による肺傷害はずっと以前より認識されている．ただし，本当に注意すべきはプラトー圧であり[5)]，最高気道内圧ではないということを認識しておくべきである．実際の臨床現場では，気道抵抗が高い喘息発作やCOPD（chronic obstructive pulmonary disease）においては，最高気道内圧は高いがプラトー圧は低い患者をよく経験する．このような場合でも，重要なのはプラトー圧であって，最高気道内圧ではないといことを理解しておけば，慌てる必要はないことがわかる．

②ヴォルトラウマ

ヴォルトラウマは量による傷害を意味し，一回換気量が一定以上入ることによって起こる．1988年のDreyfussらの報告[6)]によると，気道内圧を低く抑えても一回換気量が多いマウスでは肺傷害を発生したことから，肺傷害を発生させる要因は圧力だけでなく，量にもあることが注目されるようになった．一回換気量を制限する低一回換気療法（後述）は，その考え方としては，量を制限していることからこの考えに沿っていることがわかる（実際のARDS networkのプロトコールでは，プラトー圧も制限している[5)]）．

③アテレクトラウマ

アテレクトラウマは，虚脱と開放の繰り返しによる傷害を意味している．図1にARDSのCT画像を示す．背側のAのエリアはコンソリデーションと無気肺で透過性が低下，腹側のBのエリアは含気がありで過膨

> **Point**
>
> **VALI**
> ventilator-associated lung injuryの略で，日本語では人工呼吸器関連肺損傷と訳される．その発生メカニズムとして，文献によって多少異なるが，おもにバロトラウマ，ヴォルトラウマ，アテレクトラウマ，バイオトラウマの4つに分類される．

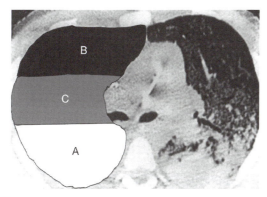

図1 ARDSのCT画像（Moloneyほか[4]より転載）
背側のAは透過性低下，腹側のBは過膨張になりやすい．それらの間のCは虚脱と開放を繰り返し，シェアストレスとなる．

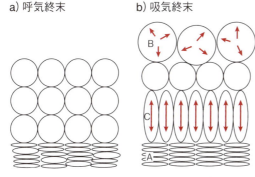

図2 シェアストレスの模式図（Moloneyほか[4]より一部改変転載）
虚脱肺（A）と過膨張の肺（B）の間にあるCの部分では，シェアストレスがかかっていることがわかる．

張になりやすい．それらの間にあるCのエリアでは，呼気，吸気と換気サイクルごとに虚脱と開放を繰り返し，それがストレス（シェアストレス）となり，肺傷害を起こす[4]．つまり，隣り合う場所に虚脱肺が存在するとこのような状態となる．

図2では虚脱肺があるとシェアストレスがかかることを示している[4]．このシェアストレスは，経肺圧が30 cmH$_2$Oのときは140 cmH$_2$Oがかかっていると報告されている[7]．この虚脱肺が発生原因とされているアテレクトラウマは，虚脱肺をなくすべきという考えであるオープンラング法（後述）に強く関連していることがわかる．

④ バイオトラウマ

バイオトラウマについては，前述の3つのメカニズムとは少し性格が異なる．実はVALIの臨床的な影響は肺だけにとどまらない．臨床現場でも多く経験するように，ARDSで死亡する多くの原因は，低酸素血症ではなく多臓器障害である．

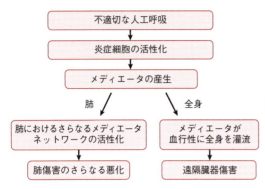

図3 バイオトラウマ（平澤ほか[8]より一部改変転載）
不適切な人工呼吸管理によって傷害を受けた肺が，メディエータを産生し，さらなる肺傷害および遠隔臓器の傷害をもたらす．

　バイオトラウマとは，前述の3つのメカニズムによって傷害を受けた肺がメディエータ（サイトカイン）を産生し，それが血中に吸収され，さらなる肺への障害および遠隔臓器へ傷害をもたらす病態である（**図3**）[8]．つまり，不適切な人工呼吸によって産生されたメディエータが全身をめぐり，多臓器障害をもたらすのである[4]．

　では，実際に人工呼吸の換気戦略によってメディエータの産生は影響を受けるのだろうか？　Ranieriらは，コントロール群と肺保護換気群に分けて気管支肺胞洗浄液中のTNF（tumor necrosis factor）-α濃度と血漿中のIL（interleukin）-6の濃度を比較している．気管支肺胞洗浄液中での測定は肺の局所での観察を意味し，血漿中の測定はそれが全身の臓器へ影響することを示唆する．気管支肺胞洗浄液中のTNF-αも血漿中のIL-6も，コントロール群では有意に上昇し，肺保護換気群では有意に低下することが確認された[3]．この研究から，人工呼吸の換気戦略によってメディエータの産生が影響を受けることがわかる．もちろん，実際の臨床現場においては，メディエータの測定は現実的ではない．しかし，このバイオトラウマのコンセプトによって人工呼吸の設定が肺だけでなく，遠隔臓器へも影響する．そして，不適切な設定では多臓器障害をも引き起こす可能性があることを理解しておくことが重要である．

　次に，VALIを防ぐための換気戦略の考え方について解説する．

2-3 換気戦略の考え方

1 低一回換気療法[9]

　低一回換気療法とは，その名が示す通り，一回換気量を少なくして人工呼吸を行う換気方法であり，一回換気量を少なくすることによって過膨張を抑え，VALIを防止する．2000年に実施されたARDS networkによる大規模研究によって「ARDSに対する低一回換気療法は生存率を改善する」と報告された[2]．

　では，ここでいう低一回換気量とはどれくらいの換気量なのか？　前述の報告では，6 mL/kgと12 mL/kgで比較されており，死亡率はおのおの31.0%，39.8%（P-value = 0.007），人工呼吸フリー日数はおのおの12

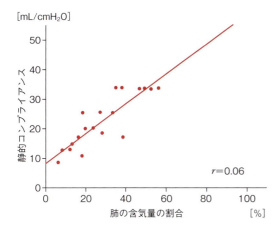

図4 静的コンプライアンスと肺の含気量の関係（Gattinoniほか[10]より一部改変転載）
肺の含気量が少ないほど、静的コンプライアンスが低いことがわかる．

±11，10±11（P-value＝0.007）である[2]．これは体重50 kgの患者においては，6 mL/kgであれば一回換気量は300 mL，12 mL/kgであれば一回換気量が600 mLとなる．6 mL/kgという一回換気量の設定を耳にすることが多いかもしれないが，それはこの論文の結果からきているのである．

低一回換気療法に関連するトピックに，ベイビーラングコンセプト（baby lung concept）といった考え方がある．直訳すると「赤ちゃんの肺のコンセプト」となるが，これはどういったものなのだろうか？ **図1**をみると，ARDSでは換気できるエリアが小さくなっていることがわかる．ARDSの肺は「硬い，コンプライアンスが低い」とよくいわれるが，肺の組織などが硬くなっているわけではなく，換気できるエリアが小さくなっていて，そのためにコンプライアンスが低くなっているのである[10]．

図4は横軸が肺の含気量の割合，縦軸が静的コンプライアンスを示している．含気量が少なくなるほど，静的コンプライアンスが低くなることがわかる．さらに，この換気できるエリアが通常の5〜6歳の子供と同様というデータがあり，そのことからベイビーラングコンセプトと呼ばれる．このベイビーラングコンセプトを考慮すると，肺全体が小さくなっているため，低一回換気療法は有効であると考えられる．しかし，肺全体がどのくらい小さくなっているかは症例によって異なるため，一律に6 mL/kgがよいとは限らないかもしれない．また実際にそのくらい一回換気量を低くすると，頻呼吸や強い努力呼吸のため深い鎮静や筋弛緩が必要となるケースが多く，厳密に6 mL/kgでの管理は難しいことが多い．

②オープンラング法

オープンラング法は，ARDSで起こりがちな虚脱肺を積極的に開いていく方法である．虚脱肺が存在するとアテレクトラウマとなり，そのストレスから炎症性メディエータが生じる．そしてそれが血流に乗って全身を回り多臓器障害になることは，前述の通りである．そのためさまざまな手法によって虚脱肺を開き，重症化を防ぐということが，オープンラング法

 Point

オープンラング法
ARDSに起こりがちな虚脱肺を積極的に開く人工呼吸の管理方法で，肺保護換気の1つ．虚脱肺の存在は重症化につながるという考えから，オープンラング法は重症化を防ぐということが重要なポイントとなる．

a) 圧波形

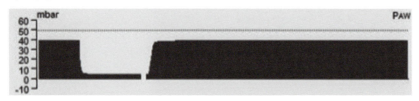

b) 流量波形

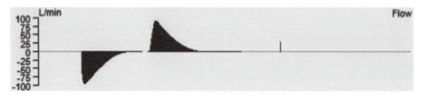

図5 40/40の波形（シミュレータにて作成）
40 cmH$_2$Oの圧力を40秒間維持する．

a) 圧波形

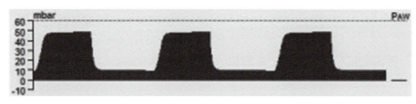

b) 流量波形

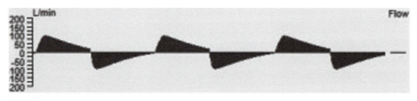

図6 3ブレス法の波形（シミュレータにて作成）
50 cmH$_2$O以上の圧力を3回かける．

の重要なポイントとなる．実際の手法に関してオープンラング法の権威であるLachmannは，リクルートメントマニューバーと十分なPEEP（positive end-expiratory pressure）という2つのポイントをあげている[11]．重要なのはリクルートメントマニューバーで肺を開き，PEEPで開いた肺を維持するという点である．

リクルートメントマニューバーとは，一時的に高い圧力をかけて肺を開く手法である．リクルートメントマニューバーにはさまざまな方法があるが，40 cmH$_2$Oの圧力を40秒間維持する40/40（フォーティフォーティ）（**図5**）[12]と，50 cmH$_2$O以上の圧力を3回かける3ブレス法（**図6**）がわが国でよく採用されている[13]．

リクルートメントマニューバーで一度肺を開いたとしても、PEEPがない、もしくは足りないと、肺が再度虚脱する。そのため十分なPEEPをかける必要がある。では、十分なPEEPはどうやって決めるのだろうか？ PEEPの設定方法にはさまざまな考え方があり、以前より最適なPEEP設定に関して議論されているが、ある方法が他の方法より優れているという結論には至っていない。また、high PEEPの必要性もここ数年のトピックであり、いくつかの大規模研究が行われてきた。その結果、酸素化は改善するものの死亡率は改善しないということだったが、2010年のメタアナリシスによって、ARDSの患者においてはhigh PEEPは死亡率を改善させるという結果となった[9),14)]。

3 APRV

雑誌や学会などでよく見かけるAPRVとはどのようなモードなのだろうか？ ここでは、オープンラング法の一種であること、他のモードとの違い、設定に関して解説する。

3-1 APRVとは

APRVとはairway pressure release ventilationの略で、日本語では気道内圧開放換気と訳される。APRVのポイントは、high PEEPと自発呼吸により、肺を開く、つまりオープンラング法の考えがあることである。APRVの権威であるHabashiもそのレビューの中で「APRVはオープンラングへの違った角度からアプローチ」と位置付けている[15)]。

図7にAPRVの波形を示す。圧波形をみると、A/C (assist/control) やSIMV (synchronized intermittent mandatory ventilation) の波形よりCPAP (continuous positive airway pressure) に近い印象を受けるが、APRVはCPAPの発展したモードであるといえる。CPAPの状態で、オープンラングのため、もしくは酸素化を改善するためにPEEPをある程度上昇させると、機能的残気量が増加し、換気運動が制限されるとともに、PEEPのため呼気抵抗が上昇する。通常のCPAPにおいては5 cmH$_2$O、10 cmH$_2$OのPEEPが一般的であるが、15 cmH$_2$O、20 cmH$_2$Oになるとそれをより生じやすい。換気が制限されるとPaCO$_2$が上昇するため、それを補う目的で一定の周期で圧力をリリースしている。これがAPRVの基本コンセプトである。リリースはあくまで二酸化炭素除去を補うためであって、CPAPで二酸化炭素除去が十分にできていればリリースは必要ない。そのような意味でもCPAPの発展したモードなのである。

このように、APRVは通常の換気方式とは異なったリリースを行う換気方式のため、ACやSIMVなどの通常の陽圧換気と比較すると、同じ換気量を得るための気道内圧を低く維持することができる[16)]。**図8a**に

Point

APRVとオープンラング法
APRVはオープンラング法の一種であり、APRVとオープンラング法は密接にかかわる。APRVのポイントは、high PEEPと自発呼吸であるが、これらはともにオープンラングを促進させる。

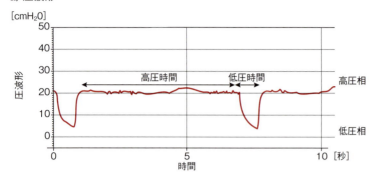

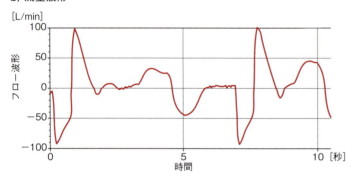

図7 APRVの波形
圧波形（a）から，ACやSIMVよりCPAPに近いことがわかる．

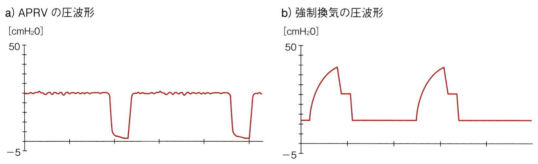

図8 APRVと強制換気の圧波形の違い
APRVのほうが最高気道内圧を低く維持できることがわかる．

APRVの圧波形，**図8b**に強制換気の圧波形を示す．APRVでは，強制換気と比較して最高気道内圧を低く，かつ平均気道内圧は高く維持できることがわかる．

　APRVに関して酸素化の改善ばかり注目されているが，死腔率の減少も報告されている[16]．これは高圧相が維持されている間に二酸化炭素が拡散され，より効率良く換気するためと考えられる．**図9**にAPRV中のガ

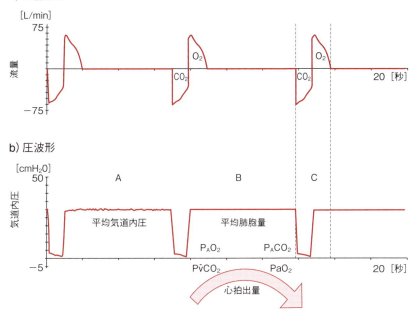

図9 APRV中のガス交換
圧波形（b）のB部分はAPRV中の肺胞内ガスと循環の関係のイメージを示している．気道内圧波形の下に描かれている矢印は血流を示す．そして気道内圧の部分を肺胞と考えると肺胞内ガスと循環がイメージでき，高圧相のタイミングにおいて拡散による二酸化炭素の移動が行われていることがわかる．

ス交換の模式図を示す．中央のBの下段はAPRV中の肺胞内ガスと循環の関係を示している．このときの二酸化炭素の動きに注目すると，高圧時間中に拡散によって血液中から肺胞へ移動することがわかる．APRVの二酸化炭素除去は，この高圧時間中の拡散とリリースによって行われる．

その他注目すべき点としては，APRVでは，鎮静薬，鎮痛薬が減量できること[17]や，PSV（pressure support ventilation）と比較して平均気道内圧を合わせた状態においても無気肺改善効果が優れていることが報告されている[18]．しかしながら，いくつか欠点も存在する．まず，設定方法（後述）が他のモードと異なるため，慣れない施設では管理が困難になる場合がある．また，人工呼吸器の機種によっては，APRVモードがないため，使用が制限されてしまう．他のモードでもAPRV様の換気は可能であるが，厳密な設定は難しい．最後に，どのモードにおいても生存率に関して他のモードより優れているというエビデンスは存在しないが，APRVでも同様に生存率が改善したという報告はない．

3-2 初期設定（表1）

おもな設定項目は高圧相，低圧相，高圧時間，低圧時間である．Habashiの推奨している初期設定を**表2**に示す[15]．以下に初期設定のポ

表1 必要設定項目

APRV	設定項目：高圧相，低圧相，高圧時間，低圧時間，立ち上がり	
	オプション：ATC	
	共通項目：酸素濃度，各種アラーム	
BIPAP	設定項目*：吸気時間，換気回数，吸気圧，PS，立ち上がり	
	オプション：ATC	
	共通項目*：酸素濃度，PEEP，トリガ感度，各種アラーム	
HFO	設定項目：R100：周波数，平均気道内圧，ストロークボリューム，HFO V3100B：周波数，平均気道内圧，I/E比，アンプリチュード	
	共通項目：バイアスフロー，各種アラーム	

*設定項目と共通項目の違いに関して，たとえば吸気時間はPCVと共通で，PSもSIMVとは共通な点があり，その違いは明確にはいえない．

表2 APRVの初期設定（Habashi[15]より）

高圧相	20〜35 cmH_2O
低圧相	0 cmH_2O
高圧時間	4〜6秒
低圧時間	最大呼気流量の50〜75%

イントを示す．

①**高圧相**

　Habashiの初期設定は20〜35 cmH_2Oと高めであるが，わが国においては20〜30 cmH_2Oの間で設定されることが多い．高圧相の設定は平均気道内圧へ大きく影響するため，酸素化への影響も大きい．

②**低圧相**

　低圧相は0 cmH_2Oに設定する．高圧相との圧力差をより多く作ることによって，より効率的なガスの入れ替えを促している．たとえば高圧相20 cmH_2O，低圧相0 cmH_2Oであればその差は20 cmH_2Oであるが，低圧相が5 cmH_2Oであればその差は15 cmH_2Oとなる．リリース時のPEEPは内因性PEEPで維持し，このときの設定はガスの入れ替えを効率良く行うために最大の圧力差を生じるように設定する．この設定に異論を示す臨床家もいるが，Habashiは0 cmH_2Oを奨励している[15]．

③**高圧時間**

　表2では高圧時間を4〜6秒としているが，$PaCO_2$に問題なければリリース回数を減らすことができるため，より高圧時間を延ばすことができる．逆にあまり短いと，高圧時間がある程度長いことによって期待されているリクルートメント効果[16]が期待できなくなるので注意が必要である．

④**低圧時間**

　低圧時間は最大呼気流量の50〜75%に設定する（**図10**）とされてきたが，Habashiは，75%が最も肺胞が安定したと報告している[19]．どちらの場合も呼気をすべて呼出させないようにしてあえて内因性PEEPを作

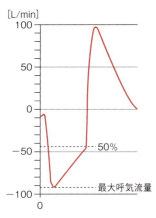

図10 APRV低圧時間の設定
低圧時間は呼気流量波形上で最大呼気流量の50〜75％になるように設定する.

り出し，低圧相 0 cmH$_2$O であっても肺胞が虚脱しないようにしている．内因性 PEEP は流量波形がベースラインまで戻らないことにより，その有無を確認できるが，内因性 PEEP 測定機能または呼気ホールド機能があれば，実際にどのくらい内因性 PEEP が生じているかを定量的に評価することができる．

3-3 その他の設定に関すること

①APRV中のPS，チューブ補正

APRV は CPAP の発展であることから，基本的には自発呼吸を残す管理を行う．この自発呼吸に PS（pressure support）をかけるべきかどうか議論になることがあるが，Habashi はかけるべきではないとして[15]，PS による呼吸と自発呼吸ではガス分配のパターンが変化することを理由にあげている．

図11a，図11b はそれぞれ APRV 中の高圧相での PS の圧波形と流量波形を示している．このときの吸気流量波形をみると，初期流速が速く，そこから少しずつ下がっていく漸減波を示していることがわかる．それに対して図11c，図11d は APRV 中の（PS がかかっていない）自発呼吸の圧波形と流量波形を示している．このときの流量波形は丸みを帯びた正弦波を示していることがわかる．Habashi は，患者の吸気筋によって生じる圧力とその結果生じる流量に関して，（PS のない）自発呼吸では吸気筋によって生じた流量は正弦波を描くが，PS ではトリガされ，漸減波を描き，両者に明確な違いが生じると述べている．自発呼吸では PS と比較して換気血流分布が改善されたと報告されているが，PS は漸減波で自発呼吸とはガス分配のパターンが異なるためと考えられている[15]．このような理由から，Habashi は PS は用いず，正弦波を維持するチューブ補正（automatic tube compensation：ATC）の使用を推奨している．

②auto release

低圧時間の設定に関して呼気流量波形の 50〜75％ に設定する必要があ

> **Point**
> **APRV と PS**
> APRV において PS をかけることは奨励されていない．それは PS だと漸減波のために抵抗の少ないエリア（腹側）がより換気され，抵抗の高いエリア（背側）が換気されにくくなるためである．そのような状態は，背側の無気肺の助長，換気血流分布へ影響を及ぼす．

a) PSの圧波形

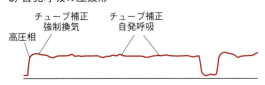

b) PSの流量波形

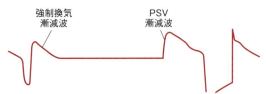

c) 自発呼吸の圧波形

d) 自発呼吸の流量波形

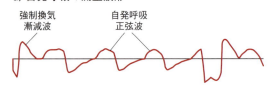

図11 APRV中のPS波形と自発呼吸波形
a, bはそれぞれAPRV中の高圧相でのPSの圧波形と流量波形, c, dはAPRV中の自発呼吸の圧波形と流量波形を示している. 流量波形をみると, PSでは漸減波, 自発呼吸では正弦波になっていることがわかる.

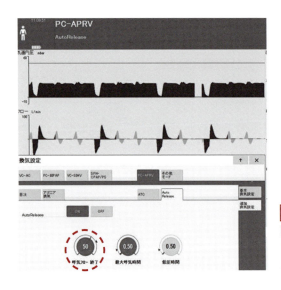

図12 auto releaseの設定画面
「呼気フロー終了」の設定（⚪︎）を50〜75％にすれば簡単に低圧時間を設定でき, かつ換気メカニクスの変化にも自動で追従する.

るため, 慣れるまでは操作が頻雑となる. また, 呼気流量波形は換気メカニクス（コンプライアンス, レジスタンス）に依存し, これらの値が変化すると呼気流量波形も変化する. 医療スタッフの多くがこの設定方法に熟知していれば, そのつど調整すれば問題ないが, 限られた医療スタッフしか熟知していない場合は, 特に夜間などは設定の調整などがなされないかもしれない. これらの問題を解消する機能が一部の人工呼吸器に搭載されているauto release機能である.

auto release機能は低圧時間を秒で設定する代わりに, 「呼気流量の何％を低圧時間にするか」を設定する. **図12**にauto releaseの設定画面を示す.「呼気フロー終了」の設定を50〜75％にすれば簡単に低圧時間を

設定でき，かつ換気メカニクスの変化にも自動的に追従する．

③ウィーニング

　APRVのウィーニングを行う際は，わざわざ一度SIMVやPSVなどに変更する必要はない（チューブ補正はウィーニング中もそのまま用いる）．高圧相を2～3 cmH$_2$Oずつ下げ，それとともに高圧時間を0.5～2.0秒ずつ延長し，これらを繰り返してCPAPの状態までもっていく（図13）．高圧相が下がることによって酸素化に重要な平均気道内圧も下がるが，高圧時間を延ばすことによってその影響をできるだけ少なくする．図13はウィーニングの過程（a→b→cの順番）を示す．図13aと図13bを比較すると，ウィーニングの進行とともに高圧相が下がり，高圧時間が延長（リリース回数の減少）していることがわかる．図13cではそれがさらに進行してCPAPとなっている[15]．

4

BIPAP

　どのサイクルにおいても自由に自発呼吸ができるのがBIPAPである．どのような機序でそれを可能にするのか，設定は他のモードと違うのか，自発呼吸を生かすことによる利点は何かについて解説する．

4-1　BIPAPとは

　BIPAPとはbiphasic positive airway pressureの略で，2相性陽圧換気と訳される．2つのPEEPレベルを任意の時間設定で交互に繰り返すモードであり，基本的にはCPAPモードであるため，どちらのPEEPレベルにおいてもいつでも自由に自発呼吸が可能なモードである．また2つのPEEPレベルからなるCPAPであると同時に，PCVの性質を兼ね備えた「自発呼吸とPCVの同時混合型」である（図14）[20]．これによって，自発呼吸を温存した場合の利点（後述）とPCVの特性を併せもつことができる．

　どのようにして自発呼吸とPCVの特性を併せもっているのだろうか？　通常，PCVでもVCVでも吸気相においては，自発呼吸ができないくらい高い圧力をかけて呼気弁を完全に閉じ切る．そのため，そのタイミングで自発呼吸をしたり，または咳などがあれば，呼気弁は閉鎖されているため気道内圧が上昇し，患者と人工呼吸器が合わないファイティングが発生する．それに対して，BIPAPにおいては，オープンバルブと呼ばれる制御方法を採用している．オープンバルブは呼気弁を完全に閉じ切るのではなく，呼気弁を調節する制御方法である（図15）[20]．低いレベルのPEEP相（以下，低PEEP相）だけでなく，高いレベルのPEEP相（以下，高PEEP相）で自由に自発呼吸をするためには，（他のモードで吸気相に値する）高PEEP相でも完全に弁を閉じ切らないオープンバルブの仕組み

Point

BIPAP
BIPAPは2つのPEEPレベルを任意の時間設定で交互に繰り返すモードであり，基本的にCPAPモードであるため，どちらのPEEPレベルにおいてもいつでも自由に自発呼吸が可能である．

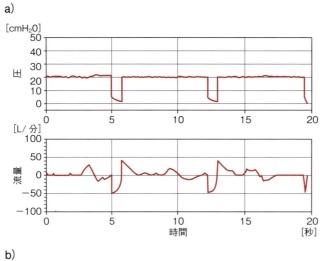
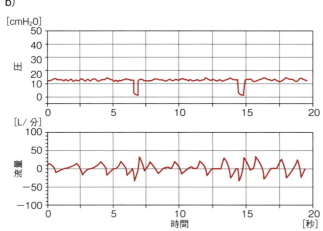
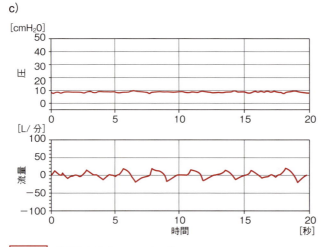

図13 APRV のウィーニング

ウィーニングの過程を示す．a と b を比較すると，ウィーニングの進行とともに高圧相が下がり，高圧時間が延長していることがわかる．c では進行して CPAP となっている．

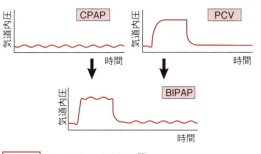

図14 BIPAP の概念図[20]
BIPAP は，CPAP であると同時に PCV の性質を兼ね備えた自発呼吸と PCV の同時混合型である．

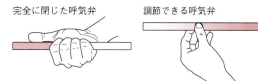

図15 オープンバルブの概念図（文献20より一部改変転載）
呼気弁を完全に閉じ切るのではなく，呼気弁を調節する制御方法となっている．

が必要になる．

4-2 設定（表1）

二相性の PEEP ということであれば，APRV も同様に二相性であるが，現在国内でおもに使用されている APRV は，Habashi が推奨する低圧時間（リリース時間）が短く，あえて内因性 PEEP を使用している設定という点で BIPAP とは異なる．しかしながら，一部の論文においてはこれらが混在して使用されているので，論文を参照する際には注意する必要がある．ここでは，Habashi の推奨する設定方法を用いる場合を APRV，それ以外を BIPAP と統一する．

BIPAP においては，APRV のように広く普及している奨励された方法は存在しないが，Baum らは BIPAP の概念の一部として自発呼吸を有効に活用するためには，その高圧時間と低圧時間は2秒以内であってはならないとしている[21]．しかし最近は多くの施設において，二相性の CPAP というよりも自発呼吸が可能な PCV として用いられている．その際には通常の PCV の設定に準ずる．

混同しやすい事柄として機器ごとによる名称の違いがある．同じ BIPAP の換気様式においても，エビタ XL，エビタインフィニティ V500 などにおいては BIPAP，PB-840 においては BILEVEL，サーボにおいては Bi-Vent といった名称で呼ばれている．また BiPAP Vision はマスク換気用人工呼吸器の製品名であり，二相性陽圧換気の BIPAP とは異なる．

4-3 自発呼吸との関連

BIPAP は自発呼吸を生かすことができるモードであり，自発呼吸を温存することによってさまざまな利点を生じる．同じ BIPAP でも自発呼吸を温存した群と温存していない群で比較されている場合もあり[22)〜24)]，BIPAP のモード自体というよりも，自発呼吸の利点であり，同様のことが自発呼吸を伴う APRV でもいえる可能性が高い．

自発呼吸を生かす利点としては，背側のガス分布[22),24),25)] およびガス交

> **Point**
> **自発呼吸の温存**
> APRV も BIPAP も基本的には自発呼吸を温存する換気モードである．自発呼吸を温存することによる利点としては，背側のガス分布およびガス交換の改善，鎮静・鎮痛薬の減少，心拍出量の上昇などがあげられる．

換の改善[22),25),26)], 鎮静・鎮痛薬の減量[26)], 心拍出量の上昇[23),25),26)]などがあげられる. 背側のガス分布としては, 横隔膜の動きのために自発呼吸のない人工呼吸と比較して, 送気されたガスはより多く背側へ到達でき[22),24),25)], 一般に背側にできやすい無気肺の改善効果が期待できる. さらに血流は重力により背中側で多いため, 換気血流比がマッチし, ガス交換が改善する[22),25),26)]. 鎮静・鎮痛薬の減量は, 前述のようにオープンバルブのためにファイティングがしにくい結果かもしれない[20),26)]. 心拍出量の上昇は, 自発呼吸による静脈還流の増加によるものと考えられる[23),25),26)].

5 HFO

HFOは専用の機器が必要であるが, その原理から肺保護という観点において注目されている方法である. HFOは新生児や小児の分野においてもよく使用されるが, ここでは, 成人でのHFOに関しての原理や設定, 臨床工学技士が関連する管理および過去の研究結果を解説する.

5-1 HFOとは

HFO(またはHFOV)とは, high frequency oscillatory (ventilation)の略で, 日本語では高頻度振動換気と訳される. 解剖学的死腔量よりも少ない一回換気量(HFOではストロークボリュームと呼ばれる)を3〜15Hzという高頻度で振動させる特殊な人工呼吸である[27)]. 少ない換気量のため, 肺胞での圧変動を小さくでき, その結果, ヴォルトラウマ, アテレクトラウマなど肺へのストレスを抑えることが期待できる.

では, これほど少ない換気量でどうやって換気が行われるのだろうか. 通常の人工呼吸では, 換気を行うためには, 解剖学的死腔よりも大きな一回換気量が必要となるはずである. HFOの換気の原理は通常の人工呼吸とは異なり,「対流と拡散」であると考えられている. 中枢気道で乱流が起き, 太い気管支では対流による移動がある. 末梢においては分圧差(濃度差)のために拡散が起こる. このようにして実際の換気が行われていると考えられている[28)].

また, 圧力の変化(HFOではアンプリチュードと呼ばれる)は, 実はYピース部では通常の換気よりも大きく, 設定や状態にもよるが, ARDSであれば100 cmH$_2$Oにも達する. これほどの高い圧力であれば一回換気量が少なくてもバロトラウマを生じそうであるが, 肺胞に達する圧力は小さい. 図16にHFO中の圧力の減衰を示す[29)]. 気管チューブ, 気管支の分岐による気道抵抗によって肺胞に到達する圧力は小さいことがわかる. この概念はわかりにくいかもしれないが, ビニール袋があれば簡単に体感できる. ビニール袋を肺として, 自分自身を人工呼吸器とする. ビニール袋に息を吹き込む代わりに口を細くして抵抗(気道抵抗)を作る. 抵抗の

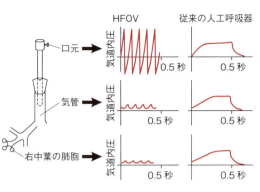

図16 HFOにおける圧力の減衰（文献29を参考に作図）

肺胞や気管での圧が低いHFO中の圧力の減衰を示す．第1～17分岐では対流によるガス運搬，第18～23分岐では拡散によるガス運搬が行われる．気管チューブ，気管支の分岐による気道抵抗によって肺胞に到達する圧力は小さい．

ためにビニール袋はなかなか満たされないが，時間をかければ満たすことができる．しかしHFOを模擬するのであれば高頻度にしなければいけないので，時間をかけずにすばやく吸気と呼気を交互に繰り返す必要がある．そうすると（肺を模擬した）ビニール袋に圧力が伝わらないことがわかる．これと同様のことが実際のHFOでもいえる．

5-2 設定（表1）

HFOの導入基準の詳細は施設によって異なるが[30),31)]，通常の人工呼吸では十分な酸素化が維持できない点，高い圧力が必要といった点では共通する．HFOの導入には専用機が必要であり，現在成人用で認可されている機器はR100，3100Bのみである．またこれらの2機種においては設定方法が若干異なる．

HFOにおける酸素化と換気の調整方法は通常の人工呼吸器とは異なる．酸素化に関してはF_IO_2と平均気道内圧で調整，換気に関してはストロークボリューム（R100）またはアンプリチュード（3100B）および振動数で調整する．

HFOの導入時はF_IO_2 1.0かHFO導入前と同様にする．平均気道内圧は通常換気時の平均気道内圧より5 cmH$_2$O高く設定する，または最近は，導入直後は30～35 cmH$_2$Oと高めにされる[30)]．3100Bの振動数は3～5 Hzで使用されてきたが，最近は同機でも6～10 HzでのHFOが可能であることが示されている[32)]．R100では5～15 Hzまで設定可能であり，成人では通常10 Hzが用いられる．ストロークボリュームはARDSでは2.5 mL/kg理想体重程度必要となる[31),32)]．

5-3 アンプリチュードの変化と二酸化炭素の管理

臨床工学技士が特に関連する管理に関しては，アンプリチュードの変化（R100）や二酸化炭素の管理がある．HFO中は設定の確認に加えてアンプリチュードの変化を記録する．アンプリチュードの上昇は，気道抵抗の上昇や気胸などによるコンプライアンスの低下，突然の低下はカフ漏れや気管チューブ抜去によるエアリークがある．また，HFO中の終末呼気二

酸化炭素分圧（$P_{ET}CO_2$）の検出は不可能であるため，必要に応じて経皮二酸化炭素モニタを使用する[32]．

最後に，HFOの有用性はこれまで研究が重ねられてきたが，2013年のマルチセンター，無作為試験においては，「成人におけるHFO（V）は，高PEEPを用いた低一回換気療法と比較して死亡率を改善させない，または増加させるかもしれない」と結論付けている[33]．論文の結果がすべてではないが，この結果から使用には十分考慮する必要があると考える．

6 おわりに

ここでは，肺保護の考え方や使用するモードについて解説した．これらの特殊なモードに関して，機器の動作や特徴だけでなく，臨床とのつながりを理解し，集中治療室にて医師，看護師，その他のコ・メディカルとともに人工呼吸管理へ参加し，臨床工学技士のもつその知識と技術を存分に発揮していただければ幸いである．臨床現場へ参加する具体的な方法に関しては，神奈川呼吸療法研究会[34]のカンファレンスなどで公開，共有されているので参照していただきたい．

■文献

1) Amato MB, Barbas CS, Medeiros DM, et al：Effect of a protective-ventilation strategy on mortality in the acute respiratory distress syndrome, N Engl J Med 338（6）：347-354, 1998
2) Ventilation with lower tidal volumes as compared with traditional tidal volumes for acute lung injury and the acute respiratory distress syndrome. The Acute Respiratory Distress Syndrome Network, N Engl J Med 342（18）：1301-1308, 2000
3) Ranieri VM, Suter PM, Tortorella C, et al：Effect of mechanical ventilation on inflammatory mediators in patients with acute respiratory distress syndrome：a randomized controlled trial, JAMA 282（1）：54-61, 1999
4) Moloney ED, Griffiths MJ：Protective ventilation of patients with acute respiratory distress syndrome, Br J Anaesth 92（2）：261-270, 2004
5) NHLBI ARDS Network, http://www.ardsnet.org/（2017年7月10日現在）
6) Dreyfuss D, Soler P, Basset G, et al：High inflation pressure pulmonary edema. Respective effects of high airway pressure, high tidal volume, and positive end-expiratory pressure, Am Rev Respir Dis 137（5）：1159-1164, 1988
7) Mead J, Takishima T, Leith D：Stress distribution in lungs：a model of pulmonary elasticity, J Appl Physiol 28（5）：596-608, 1970
8) 平澤博之，織田聖人，仲村将高：Ventilator-Induced Biotraumaを考える，人工臓器 39（1）：12-15, 2010
9) 木下亮雄：肺保護換気，モード，重症集中ケア 4・5月号：9-14, 2012
10) Gattinoni L, Pesenti A：The concept of "baby lung", Intensive Care Med 31（6）：776-784, 2005
11) Lachmann B：Open up the lung and keep the lung open, Intensive Care Med 18（6）：319-321, 1992
12) Girgis K, Hamed H, Khater Y, et al：A decremental PEEP trial identifies the PEEP level that maintains oxygenation after lung recruitment, Respr Care 51（10）：1132-1139, 2006
13) Verbruggs SJ, Lachmann B, Kesecioglu J：Lung protective ventilatory strategies in acute lung injury and acute respiratory distress syndrome：from experimental findings to clinical application, Clin Physiol Funct Imaging 27（2）：67-90, 2007

14) Briel M, Meade M, Mercat A, et al：Higher vs lower positive end-expiratory pressure in patients with acute lung injury and acute respiratory distress syndrome：systematic review and meta-anaysis, JAMA 303（9）：865-873, 2010
15) Habashi NM：Other approaches to open-lung ventilation：airway pressure release ventilation, Crit Care Med 33（3 Suppl）：S228-240, 2005
16) Frawley PM, Habashi NM：Airway pressure release ventilation：theory and practice, AACN Clin Issues 12（2）：234-246, 2001
17) Fan E, Khatri P, Mendez-Tellez PA, et al：Review of a large clinical series：sedation and analgesia usage with airway pressure release and assist-control ventilation for acute lung injury, J Intensive Care Med 23（6）：376-383, 2008
18) Yoshida T, Rinka H, Kaji A, et al：The impact of spontaneous ventilation on distribution of lung aeration in patients with acute respiratory distress syndrome：airway pressure release ventilation versus pressure support ventilation, Anesth Analg 109（6）：1892-1900, 2009
19) Habashi N, Andrews P, Roy S, et al：Airway pressure release ventilation maintains alveolar stability by limiting loss of lung volume during release phase obviating PEEP, Pittsburgh international lung conference, 2012
20) BIPAP 小冊子，ドレーゲル・メディカルジャパン
21) Baum M, Benzer H, Putensen C, et al：Biphasic positive airway pressure（BIPAP）-a new form of augmented ventilation, Anaesthesist 38（9）：452-458, 1989
22) Wrigge H, Zinserling J, Neumann P, et al：Spontaneous breathing improves lung aeration in oleic acid-induced lung injury, Anesthesiology 99（2）：376-384, 2003
23) Putensen C, Zech S, Wrigge H, et al：Long-term effects of spontaneous breathing during ventilatory support in patients with acute lung injury, Am J Respir Crit Care Med 164（1）：43-49, 2001
24) Wrigge H, Zinserling J, Neumann P, et al：Spontaneous breathing with airway pressure release ventilation favors ventilation in dependent lung regions and counters cyclic alveolar collapse in oleic-acid-induced lung injury：a randomized controlled computed tomography trial, Crit Care 9（6）：R780-R789, 2005
25) Putensen C, Mutz NJ, Putensen-Himmer G, et al：Spontaneous breathing during ventilatory support improves ventilation-perfusion distributions in patients with acute respiratory distress syndrome, AM J Respir Crit Care Med 159（4 Pt 1）：1241-1248, 1999
26) Putensen C, Wrigge H：Clinical review：biphasic positive airway pressure and airway pressure release ventilation, Crit Care 8（6）：492-497, 2004
27) Derdak S：High-frequency oscillatory ventilation for acute respiratory distress syndrome in adult patients, Crit Care Med 31（4 Suppl）：S317-323, 2003
28) Slutsky AS, Drazen JM：Ventilation with small tidal volumes, N Engl J Med 347（9）：630-631, 2002
29) 3100B HFOV，アイ・エム・アイ，http://www.imimed.co.jp/product/ventilator/detail/3100b.html（2017 年 7 月 10 日現在）
30) Fessler HE, Derdak S, Ferquson ND, et al：A protocol for high-frequency oscillatory ventilation in adults：results from roundtable discussion, Crit Care Med 35（7）：1649-1654, 2007
31) 関口幸雄：成人の高頻度換気とは，人工呼吸器と集中ケア Q & A 増補版，p63-69，総合医学社，2009
32) 中根正樹：成人に対する高頻度振動換気法（HFO），ICU と CCU 33（8）：625-630，2009
33) Ferquson ND, Cook DJ, Guyatt GH, et al：High-frequency oscillation in early acute respiratory distress syndrome, N Engl J Med 368（9）：795-805, 2013
34) 神奈川呼吸療法研究会，http://kanagawa-rst.com/（2017 年 7 月 10 日現在）

事例でみる換気モードの実際
―選択，設定，離脱―

換気モードの選択と設定は，呼吸不全のタイプ（酸素化不全，換気不全），呼吸仕事量の増加の程度，予想される人工呼吸器装着期間などによって決定する．また病態の悪化や改善によりモードの変更や細かい設定の調節など，柔軟に対応する必要がある．ここでは，これらのことについて実例を含めて解説する．

1 はじめに

最近の人工呼吸器は多彩な換気モードに対応しており，同じ病態に対しても画一的な方法はなく，複数の換気モードの選択肢があり得る．また，2相性陽圧呼吸（biphasic positive airway pressure：BIPAP）のように幅広い病態に対応した換気モードも存在する．要は各自が熟知したモードを選択すればよいのであるが，そのためには状況の変化に対して柔軟な対応を行えるよう各モードの特徴を理解し，使い慣れておくことが重要である．ここでは，実際の事例を基に，換気モードの選択，設定の調節，離脱までの過程を示した．事例としてはごく一般的な呼吸不全の症例から，急性呼吸促迫症候群（acute respiratory distress syndrome：ARDS）による高度な酸素化障害，重症肺気腫による換気不全，非侵襲的陽圧換気（noninvasive positive pressure ventilation：NPPV）の成功例，失敗例などを取り上げた．

2 換気モードの使い分け

人工呼吸器導入時にどの換気モードを選択するかは，①酸素化不全と換気不全のどちらが優位か，②呼吸仕事量の増加と吸気努力の程度はどうか，③予想される人工呼吸器装着期間はどうか，などを考慮して決められる．

2-1 酸素化不全が優位の場合

酸素化不全が優位である場合は，換気は亢進し，動脈血二酸化炭素分圧（$PaCO_2$）は低下していることが多い．だからといって換気補助が必要ないという考えは誤っている．後述するように，呼吸不全により，また気管

挿管チューブや人工呼吸器の回路の抵抗により呼吸仕事量は増大しており，最低でも 5 cmH$_2$O 程度の圧サポートは必要である．しかし，著しく吸気努力が亢進している場合は 5〜10 cmH$_2$O の中途半端なサポート圧だと換気が亢進して，PaCO$_2$ の低下，呼吸性アルカローシスを生じる．また過剰な一回換気量（V$_T$）は容量外傷の原因となる．V$_T$ の上限はせいぜい理想体重（ideal body weight：IBW）×10 mL に抑えるべきであり，特に ARDS では，IBW×6 mL の V$_T$ が生存率を改善させている[1]．高すぎる V$_T$ が抑えられない場合は，15 cmH$_2$O 以上のやや高めの調節換気（圧規定．pressure control：PC）または同期式間欠的強制換気〔synchronized intermittent mandatory ventilation：SIMV (PC)〕により，患者の呼吸努力（陰圧呼吸）をいったん抑制し，徐々に圧を下げていくという方法がとられる．場合によっては深鎮静や筋弛緩が必要になる場合もある．ARDS に限れば，人工呼吸開始 48 時間以内の筋弛緩は予後を改善させたという報告がある[2]．ただし自発呼吸が完全に消失してしまうと無気肺の出現，換気血流不均等の増加が起こり，酸素化にとって不利になるので注意が必要である．

高度な酸素化障害では，10 cmH$_2$O 以上の高い呼気終末陽圧（positive end-expiratory pressure：PEEP）が必要なことが多く，最大吸気時気道内圧（peak inspiratory pressure：PIP）の上昇を防ぐためには量規定（volume control：VC）よりも PC による補助換気/調節換気（assist/control：A/C）または SIMV が望ましい．動脈血酸素分圧（PaO$_2$）の目標は 55 mmHg（パルスオキシメータで測定した動脈血酸素飽和度は SpO$_2$ 88％程度）とし，吸入酸素濃度（F$_I$O$_2$）を下げることを優先させる．F$_I$O$_2$ 0.6 で P/F 比 100 以下となるような高度な酸素化障害に対しては，気道圧開放換気（airway pressure release ventilation：APRV）が選択される．

2-2 換気不全が優位の場合

自発呼吸が消失，または換気量が低下している場合には，換気量を確保するために A/C または回数が多め（12 回/分以上）の SIMV を行う．V$_T$ は IBW×8〜10 mL とし，PaCO$_2$ や分時換気量の目標により呼吸回数を決定する．一般病棟の場合は，換気量を確実にするために VC が選択されることが多いが，PIP の上昇や自発呼吸との同調不良が問題となる．しかし，ICU のように血液ガスの測定が頻回に行われる部署では PC のほうが望ましい．PaCO$_2$ の目標は，慢性呼吸不全の場合は正常値より高めになるので，pH や安定期の PaCO$_2$ により決定される．代謝性アシドーシスや脳圧亢進が存在する場合には，PaCO$_2$ は正常下限程度に保つようにする．二酸化炭素に対する呼吸中枢の換気応答が機能している限り，自発呼吸の呼吸数を上回らない程度の換気回数の設定が必要である．人工呼吸器による換気補助が過剰になると，自発呼吸の消失，呼吸性アルカローシ

> **Point**
>
> **気管挿管チューブの気道抵抗**
>
> 気管挿管チューブの抵抗により付加される呼吸仕事量は，チューブの内径が細くなるほど増大する．この仕事量を相殺するプレッシャーサポート（PS）の圧は，チューブの内径 8 mm で 6 cmH$_2$O，7 mm で 8 cmH$_2$O であり，これ以下の圧に下げる必要はない．

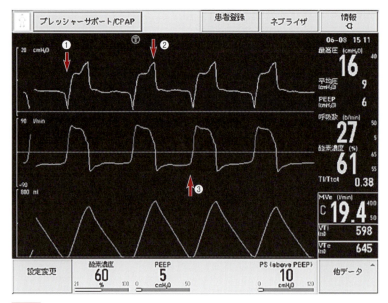

図1 呼吸努力が増大している PSV のグラフィックモニタ
吸気開始時に基線（この場合は PEEP）から深い陰圧を認め（→①），吸気終末時には圧が上昇している（→②），吸気フローはピークが 90 L/分と増加し，頻呼吸のため呼気は完結せず，auto PEEP を認める（→③）．

スの出現をきたす．

拘束性換気障害のうち肺結核後遺症，慢性肺線維症，胸膜石灰化，大量胸水など，肺・胸郭のコンプライアンスが低下している場合は，15～25 cmH$_2$O 程度の高めの吸気圧を必要とすることが多い．単純な呼吸筋疲労や神経筋疾患など，肺実質に問題がない症例では 10 cmH$_2$O 以下の吸気圧で十分である．

閉塞性換気障害による場合は，肺コンプライアンスは増加しており，吸気圧は 10 cmH$_2$O 以下，吸気時間は 1 秒以下と少なめにして，呼気時の気道の虚脱を防ぎ，換気量を保つために PEEP は 5～10 cmH$_2$O とする．

2-3 呼吸仕事量の増加と呼吸努力が問題となる場合

多かれ少なかれ呼吸不全の患者では呼吸仕事量が増大している．呼吸仕事量は，おおまかにコンプライアンス低下に対する仕事と気道抵抗増加に対する仕事から成り立っている．呼吸仕事量の増加に対して生体側は呼吸努力の増加で対応するが，過剰な呼吸努力は，呼吸筋疲労，熱量の消費，呼吸筋への血流シフトによる他臓器の循環不全などを起こす．吸気努力が高度な場合には流速は 100 L/分にもなり，吸気トリガの遅延から，吸気開始時に著しい気道内の陰圧を生じる（**図1**）．また，その際には肺胞に過剰な伸展圧が生じて，新たな肺傷害の原因となる．

吸気努力を軽減する方法としては，①人工呼吸の同調性の改善，②過剰

な換気補助（大きい V_T，低めの $PaCO_2$，呼吸性アルカローシス），③鎮静，オピオイド，筋弛緩による調整，④BIPAPのような同期を必要としない換気モードなどが考えられる．①の場合，トリガ感度を敏感にする，吸気速度を上げる（吸気時間，立ち上がり時間短縮，吸気圧の増加）ことでは限界がある．PAV（proportional assist ventilation）や NAVA（neurally adjusted ventilatory assist）[3] など，同調性を改善させることによって呼吸仕事量を低下させる換気モードも有用である．

2-4 人工呼吸器装着時間についての考慮

術後や薬物中毒による呼吸抑制など短期間での離脱が考えられる症例には，自発呼吸を温存した PSV などのモードが簡便であり，離脱しやすい．長期人工呼吸管理が必要な症例は，次項のように人工呼吸器療法の急性期，病態改善期，離脱期に分けて考えると都合が良い．

3 経時的な換気モードの推移

3-1 急性期

酸素化または換気が障害されており，呼吸仕事量が増大しているので，酸素化・換気の改善とともに呼吸仕事量の軽減，呼吸筋の休息が図れるような換気モードを選択し，換気条件の設定を行う．F_IO_2 はできるだけ早く 0.6 以下に下げる．やや深い鎮静，十分な鎮痛が行われることが多い．

急性期の換気モードおよび設定
A/C，SIMV＋PS（呼吸商＞10），BIPAP，APRV
$F_IO_2 > 0.6$，PEEP＞5 cmH$_2$O

3-2 病態改善期

人工呼吸療法を必要とした病態が改善傾向にあり，酸素化が改善して，F_IO_2 や PEEP を徐々に下げられるのがこの時期である．なお，全体の呼吸仕事量は減少してくるので，それにつれて人工呼吸器のサポートが減らされていく．

病態改善期の換気モードおよび設定
SIMV＋PS（呼吸商＜10），PSV（PS＞8），BIPAP
F_IO_2：0.4〜0.6

3-3 離脱期

酸素化や換気の障害が改善し，呼吸仕事量が低下，循環動態が安定して

いるなどの一定の条件を満たし,鎮静は浅くなっている.自発呼吸トライアル(spontaneous breathing trial : SBT),抜管可能の判断を経て,人工呼吸器から離脱する.

離脱期の換気モードおよび設定
PSV (PS<8),Tピース
$F_IO_2≦0.4$,PEEP≦5 cmH$_2$O

4 事例

症例1 一般的な呼吸不全の経過

【症例】80歳台男性.
【主訴】発熱,呼吸困難.
【現病歴】3日前より発熱し,呼吸困難が増強したため,救急車で来院.リザーバマスク10 L/分投与下でSpO$_2$ 86%.
【身体所見】身長168 cm,体重48 kg,BMI (body mass index) 17.0,IBW 62.1,体温37.6℃,血圧88/40,脈拍150,呼吸数36.
【胸部X線】右下肺野の浸潤影(**図2**).
【おもな検体検査】白血球12,220,BUN (blood urea nitrogen) 28,Cr (creatine) 1.1,CRP (C-reactive protein) 19.9.
【入院時血液ガス】pH 7.464,PaCO$_2$ 29.4 mmHg,PaO$_2$ 50.3 mmHg,HCO$_3$ 20.6,BE (base excess) −2.2(リザーバマスク10 L/分).
【入院後の経過】市中肺炎〔日本呼吸器学会市中肺炎重症度分類(A-DROP)にて超重症〕と診断し,頻呼吸,低酸素血症,ショックが改善しないため緊急気管挿管となり,人工呼吸管理が開始された.肺炎の治療としてメロペネム水和物(メロペン)の投与を開始した.

> **Point**
> **A-DROP(肺炎の重症度分類)**
> age(男70歳,女75歳以上),dehydration(BUN 21 mg/dL以上),respiratory(SpO$_2$ 90%以下),orientation(意識障害),pressure(収縮期血圧90 mmHg以下)のうち,4項目以上またはPを有するものを超重症肺炎とする.

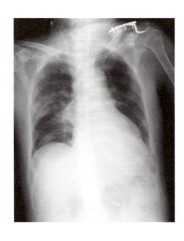

図2 症例1の胸部X線
右中肺野(上葉)の浸潤影と右心影に沿った濃厚な陰影(中葉)を認める.下肺野(下葉)にも一部淡い陰影を認める.右側多区域に及ぶ肺炎である.

人工呼吸管理

初期設定
A/C（PC）モード
F_IO_2 0.6，PEEP 7 cmH_2O，PC（above PEEP）17，吸気時間 1.33 秒，呼吸回数 15，実測呼吸数 21，実測 V_T 490 mL，pH 7.480，$PaCO_2$ 37.3 mmHg，PaO_2 65.0 mmHg，HCO_3 27.2，BE ＋3.6，P/F 比 108

その後，補液，昇圧薬にて循環動態は改善し，酸素化も良好となり，第 3 病日より SIMV＋PS に変更した．

SIMV（PC）＋PS モード
F_IO_2 0.5，PEEP 6 cmH_2O，PC（above PEEP）14，吸気時間 1.33 秒，SIMV 回数 10，PS 10，実測呼吸数 26，実測 V_T 480 mL，pH 7.427，$PaCO_2$ 40.6 mmHg，PaO_2 98.9 mmHg，HCO_3 24.8，BE －1.0，P/F 比 198

第 4 病日までに F_IO_2 0.4，PEEP 5 cmH_2O，SIMV 回数を 5 まで設定条件を下げた．

PSV モード
F_IO_2 0.4，PEEP 5 cmH_2O，PS 5，実測呼吸数 24，実測 V_T 420 mL，pH 7.479，$PaCO_2$ 32.1 mmHg，PaO_2 95.1 mmHg，HCO_3 23.3，BE ＋0.3，P/F 比 238

第 5 病日に SBT を施行した．
SBT 30 分経過し，循環動態，呼吸パターンに問題ないことを確認して抜管した．
抜管後は高流量酸素インスピロン15 L/分，40％で，軽度上気道の狭窄音はあるが，酸素化，呼吸パターン，排痰は良好だった．

〈解説〉
A/C（PC）→ SIMV（PC）＋PS → PSV

重篤な酸素化障害とショックを伴った肺炎の診断で，挿管人工呼吸管理になった症例である．初期設定の目安は F_IO_2 0.6 で，PaO_2 60 mmHg 以上を目標に PEEP を 7 cmH_2O に設定した．V_T は非 ARDS で IBW×8 mL＝496 mL となるように吸気圧を設定した．発熱，換気の亢進など呼吸仕事量の増大があり，A/C（PC）モードが選択された．抗生物質の投与，排痰手技，全身管理などの効果により酸素化が改善してきたため，F_IO_2 と PEEP を徐々に下げてきた．SIMV に切り替える時期は定められていないが，呼吸仕事量が減少し，呼吸筋疲労が改善回復した時点で開始し，徐々に SIMV 回数を減らして自発呼吸の割合を増やした．SIMV 回数が 5 以下で PSV に切り替え，F_IO_2 0.4，PEEP 5 cmH_2O，PS 8 以下で

Point

SBT
人工呼吸管理の患者が，①呼吸不全の原因が改善している，②酸素化能が良好である，③循環動態が安定している，④自発呼吸が可能，という条件を満たした際に，30 分～2 時間 T ピースまたは CPAP を施行し，人工呼吸器からの離脱の可否を判断する．

P/F 比 200 以上あり，呼吸パターン，循環動態が安定していたら SBT を施行し，人工呼吸器離脱および抜管を考慮する．

症例 2　高度な酸素化障害を認めた ARDS

薬物中毒に ARDS を合併し著明な酸素化障害を呈した症例である．
【症例】40 歳台男性．
【主訴】意識障害．
【現病歴】大量服薬による意識障害にて搬送入院．
【身体所見】身長 162 cm，体重 90.3 kg，BMI 34.4，IBW 57.7，意識 JCS (Japan Coma Scale) 300，体温 38.8℃，血圧 81/55，脈拍 143，呼吸数 39，SpO_2 82%（リザーバマスク 12 L/分）．
【おもな検体検査】白血球 12,110，Hb 16.7，CK (creatine kinase) 1922，BUN 19，Cr 1.44，CRP 2.21．
【胸部 X 線】両側びまん性の浸潤影（**図 3a**）．
【入院後の経過】薬物中毒による意識障害，誤嚥による ARDS と診断し，

a)
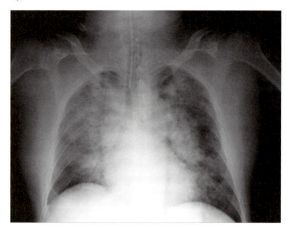

b)
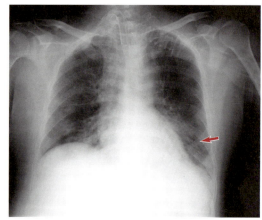

c)
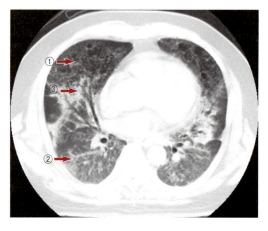

図 3 症例 2 の胸部 X 線・CT
a) 両側肺野に広範囲に認める濃淡のある浸潤影である．軽度の心拡大もあり，心原性肺水腫との鑑別を要する ARDS の画像である．
b) 回復期の胸部 X 線である．両側下肺野を中心に網状影が残存している（→）．
c) b と同時期の胸部 CT である．腹側には嚢胞性陰影（→①）が出現し，背側肺の濃度は上昇している（→②）．中間域は濃い濃度上昇と牽引性気管支拡張（→③）を認める．

気管挿管人工呼吸となった．
人工呼吸管理

初期設定
A/C（PC）モード
F_IO_2 0.6，PEEP 10 cmH$_2$O，PC（above PEEP）18，吸気時間 1.33 秒，呼吸回数 15，実測 V_T 350 mL，実測呼吸数 42，実測吸気時間 0.75 秒，pH 7.461，PaCO$_2$ 43.9 mmHg，PaO$_2$ 50.3 mmHg，HCO$_3$ 30.6，BE +6.2，P/F 比 83.8

酸素化不良で，頻呼吸が改善しないため，すぐに APRV モードに変更し，腹臥位も併用した．

APRV モード
F_IO_2 0.9，高値圧（Phigh）28 cmH$_2$O，低値圧（Plow）0 cmH$_2$O，高値時間（Thigh）4.0 秒，低値時間（Tlow）0.4 秒，release 14，平均気道内圧（maxmal airway pressure：MAP）25.5
30 分後
pH 7.423，PaCO$_2$ 46.2 mmHg，PaO$_2$ 85.3 mmHg，HCO$_3$ 28.5，BE +4.3，P/F 比 94.8

　PaO$_2$ 55 mmHg を目標に，同日中に F_IO_2 を 0.6 以下まで下げた．
　第 8 病日まで APRV を継続した．その間，酸素化の改善とともに Phigh を徐々に下げて，Thigh を延長していった（**表 1**）．
第 8 病日

APRV モード
F_IO_2 0.5，Phigh 15 cmH$_2$O，Plow 0 cmH$_2$O，Thigh 8.0 秒，Tlow 0.3 秒，release 7，MAP 14.5，pH 7.405，PaCO$_2$ 42.7 mmHg，PaO$_2$ 72.6 mmHg，HCO$_3$ 25.0，BE +2.2，P/F 比 145.2

　Phigh が 20 cmH$_2$O 以下になったので，この時点で BIPAP モードに変更した．MAP がほとんど変化しないように圧を設定した．

表 1 症例 2 における APRV からのウィーニングにおける設定値の推移

病日	F_IO_2	Phigh [cmH$_2$O]	Plow [cmH$_2$O]	Thigh [秒]	Tlow [秒]	release [/ 分]	MAP [cmH$_2$O]
第 1 病日	0.9	28	0	4.0	0.4	14	25.5
第 4 病日	0.6	26	0	6.0	0.4	9	24.4
第 7 病日	0.6	23	0	7.5	0.4	8	21.8
第 8 病日	0.5	15	0	8.0	0.3	7	14.5

> BIPAPモード
> F_IO_2 0.5,Phigh 20 cmH_2O,Plow 10 cmH_2O,Thigh 2.0秒,Tlow 2.0秒,MAP 15.0

第14病日に気管切開術施行.これを機に積極的な離床,モビライゼーションを行い,徐々にPEEP(Plow)を下げていった.画像上は,ARDSの器質化期から線維化期の状態で,非可逆性の変化が残存している(**図3b**,**図3c**).

第18病日

> PSVモード
> F_IO_2 0.4,PEEP 6 cmH_2O,PS 8,実測呼吸数27,実測 V_T 460 mL,pH 7.466,$PaCO_2$ 38.5 mmHg,PaO_2 78.2 mmHg,HCO_3 24.9,BE +1.3,P/F比 196

第21病日に人工呼吸器から離脱した.
第39病日に気管切開カニューレを抜去した.

〈解説〉

A/C(PC)→APRV→BIPAP→PSV

誤嚥によって発症したARDSである.初期設定のA/Cモードでは,V_TはIBW×6 mL=346 mLとなるように吸気圧を設定した.F_IO_2 0.6,PEEP 10 cmH_2OでP/F比100以下であり,ベルリン基準で重症ARDSと診断されたため,より高いPEEP,腹臥位が必要と考えられた[4].A/CのままPEEPを上げていく方法も考えられたが,効果は不十分と考えられ,最高気道内圧の上昇も懸念されたので,すぐにAPRVモードに変更した.PCからAPRVに設定変更する場合は,PIP(PEEP+PC)をPhighに設定し,Plowは0 cmH_2Oとする.Tlowは,呼気フローがピークの75%で中断する長さ(通常0.3〜0.5秒)であるが,コンプライアンスが不良なほど短くする必要がある.ThighはTlowの9倍以上の長さとし,F_IO_2は早期に0.6以下に下げていく.

酸素化が不十分な場合は,Phighを30 cmH_2Oを上限に(肥満者は35 cmH_2O)上げていくか,Thighを延長していく.

APRVのウィーニングはdrop and stretch法が用いられることが多く,Phighを下げながらThighを延ばしていく.Plow,Tlowは固定したままにすることが多い(**表1**,**図4**).

Phighが20 cmH_2O以下になってきたら,BIPAP,PSVなど自発呼吸主体のモードに変えていくが,Phighの役割がPEEPに変わるため,APRV時のMAPを参考にしながら,10〜15 cmH_2Oの高めのPEEPから徐々に下げていく必要がある.本症例は,肥満の影響もあり,早期にPEEPを下げることが困難と予想されたため,第14病日には気管切開を行い,積極的なモビライゼーションにより人工呼吸器離脱を達成した.

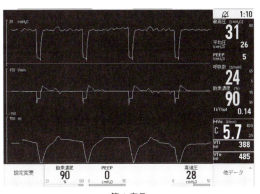
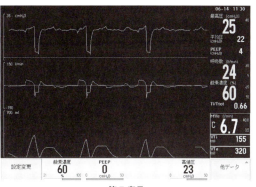

第1病日　　　　　　　　　　　　第7病日

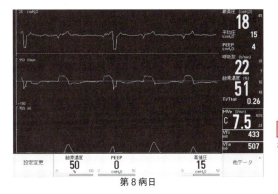

第8病日

図4 APRVからのウィーニングの過程
徐々にPhighを下げてThighを延長していく（drop and stretch）．おのおのの設定値は，**表1**を参照．

症例3　拘束性換気障害による頻呼吸，努力呼吸

【症例】80歳台男性．

【主訴】呼吸困難，意識障害．

【現病歴】3日前より発熱．来院当日より呼吸困難，意識障害が出現し，救急車で来院した．

【身体所見】身長153 cm，体重35 kg，BMI 15.0，IBW 51.5，体温35.0℃，血圧45/31，脈拍116，呼吸微弱でバッグバルブマスク換気しながら来院．来院時 pH 7.077，$PaCO_2$ 78.7 mmHg，PaO_2 330.5 mmHg，HCO_3 22.7，BE －7.4，Lac 8.79．

【おもな検体検査】白血球17,860，Hb 11.1，BUN 16，Cr 0.61，CRP 12.97．

【胸部X線】右下肺野，左上肺野の浸潤影と両側胸水（**図5**）．

【入院後の経過】気管挿管のうえ，人工呼吸管理を開始．

> **Point**
>
> **拘束性換気障害**
>
> 拘束性障害をきたす疾患では，コンプライアンスの低下が問題となり，高い気道内圧を必要とする．胸郭変形，胸膜癒着など胸郭性疾患では早期に高二酸化炭素血症をきたすが，間質性肺炎のような肺実質性障害の場合は，かなり進行するまで高二酸化炭素血症を認めない．

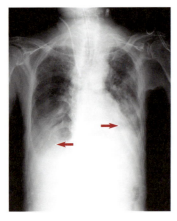

図5 症例3の胸部X線
右下肺野，左上肺野の浸潤影を認め，両側横隔膜は不明瞭で均一な濃い濃度上昇があり（→），胸水の貯留が疑われる．

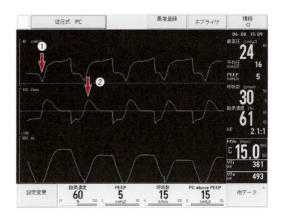

図6 症例3のグラフィックモニタ（PC）
吸気開始時の深い陰圧（→①），吸気フローピークの増加を認め，吸気時間は短縮している（→②）．

人工呼吸管理

初期設定
A/C（PC）モード
F_IO_2 0.6，PEEP 5 cmH$_2$O，PC（above PEEP）15，吸気時間 1.33秒，呼吸回数 15，実測 V_T 380 mL，実測呼吸数 30，実測吸気時間 0.55秒，pH 7.515，PaCO$_2$ 34.9 mmHg，PaO$_2$ 190.7 mmHg，HCO$_3$ 29.9，BE ＋6.6，P/F 比 317.8

　肺コンプライアンスが低下し，設定吸気時間 1.33 秒に対して実際の吸気時間は 0.5 秒程度に著しく短縮した．呼吸努力が著明に増加している（**図6**）．

設定変更（第2病日）
BIPAP モード
F_IO_2 0.35，Phigh 20 cmH$_2$O，Plow 5 cmH$_2$O，Thigh 2.0 秒，Tlow 4.0 秒，実測 V_T 250 mL，実測呼吸数 48，pH 7.461，PaCO$_2$ 45.6 mmHg，PaO$_2$ 115.4 mmHg，HCO$_3$ 31.8，BE ＋7.2，P/F 比 329.7

　第3病日に BIPAP で過剰な換気はある程度抑えられたが，呼吸数 40 以上が継続したため再び A/C へ変更した．

A/C (PC) モード
F_IO_2 0.35, PEEP 5 cmH_2O, PC (above PEEP) 20, 吸気時間 1.0 秒, 呼吸数 12, 実測 V_T 550 mL, 実測呼吸数 18, 実測吸気時間 0.85 秒, pH 7.471, $PaCO_2$ 45.9 mmHg, PaO_2 116.9 mmHg, HCO_3 32.7, BE +8.2, P/F 比 334

　この患者にとってはやや大きめな V_T であるが,過剰な呼吸努力と頻呼吸は改善した.その後,徐々に PC 圧を下げていった.この患者の場合,大量胸水のコントロールが病態改善につながると考えられる.

〈解説〉

A/C (PC) → BIPAP → A/C (PC)

　肺内病変は軽度で,酸素化障害はないが,胸膜,胸郭のコンプライアンスが不良なため換気に難渋する症例である.必要な V_T を保つために高い換気圧を必要とし,最高気道内圧が 30 cmH_2O を超える状況もみられる.吸気時間の設定を長くしても吸気が持続できず,早期に終了してしまう.呼吸努力の増加が著しい場合は,吸気フローが亢進し,吸気トリガが遅れてしまい,吸気の初めに深い陰圧が観察される.これは,肺胞に大きな transpulmonary pressure (P_L)[5] を与え,人工呼吸器関連肺損傷の原因となり,また呼吸仕事量の増大から呼吸筋疲労を起こす.頻呼吸のため,A/C モード,PSV モードではすべてトリガしてしまい,呼吸数が過剰で呼気が終了せず,auto PEEP がかかる状況になっている.

　このような過剰な呼吸努力を改善するためには,原疾患に対する治療,やや深い鎮静,オピオイドの使用を考慮するが,換気モードで調節する場合には,まず PEEP を少しずつ上げていく.それでも改善しない場合は,一時的に自発呼吸を上回るような大きな換気で調節呼吸を行う.そのときの V_T は,IBW×10 mL 前後になるように PC 圧を設定する.呼吸努力が軽減したときには,$PaCO_2$ が下がりすぎたり,pH が上昇しすぎたりしていることもあるので,この場合は少しずつ換気調節を減らしていく.

症例 4　高度な閉塞性換気障害による換気不全 (NPPV 失敗例)

　慢性閉塞性肺疾患 (chronic obstructive pulmonary disease:COPD) で呼出障害が著明な症例 (閉塞性換気障害) である.

【症例】60 歳台男性.

【主訴】呼吸困難,意識障害.

【現病歴】1 年前より,COPD にて在宅で NPPV を施行していた.3 日前より呼吸困難が増強し,近医を受診したところ,著明な高二酸化炭素血症を認め,搬送となった.

【身体所見】身長 155 cm,体重 45 kg,BMI 18.8,IBW 52.9,意識レベル JCS 300,体温 36.3℃,血圧 130/78,脈拍 131,呼吸数 29,SpO_2 97% (酸素マスク 2 L/分),浅くて速い呼吸.

Point

transpulmonary pressure (P_L)
肺胞の内側には人工呼吸器から加わる陽圧,外側には自発呼吸による胸腔内陰圧による張力が加わり,内外には大きな圧較差が生じる.過剰な P_L は人工呼吸器関連肺損傷の原因となる.また胸腔圧が陽圧の場合は P_L は低下し,肺胞虚脱しやすくなる.

Point

COPD に対する NPPV
急性増悪に対する NPPV の効果はエビデンスが高く,挿管率,死亡率の低下が期待できる.①呼吸補助筋の使用,奇異性呼吸,② pH <7.35 かつ $PaCO_2$ >45 Torr,③呼吸回数>25 回/分で適応となり,呼吸停止,循環不全,気道確保を要する症例などは除外となる.

【おもな検体検査】白血球 17,650, Hb 12.8, CK 106, BUN 19, Cr 0.69, CRP 0.20.

【動脈血液ガス】pH 7.136, $PaCO_2$ 184.2 mmHg, PaO_2 89.1 mmHg, HCO_3 60.7, BE +23.6（酸素マスク 2 L/分）.

【胸部X線】高度な肺気腫を認めるが，肺炎，気胸などは認めない（図7）．
COPDの急性増悪であり，NPPVを第一選択と考え，開始した．

人工呼吸管理

> NPPV 初期設定
> S/T モード
> F_IO_2 0.35, EPAP 7 cmH_2O, IPAP 17 cmH_2O
> 3時間後
> pH 7.315, $PaCO_2$ 98.9 mmHg, PaO_2 82.6 mmHg, HCO_3 49.2, BE +18.2, P/F比 236, 意識レベル JCS 1, BP 153/53, 呼吸数 17, 脈拍 123

その後，PaO_2 は 65 mmHg 以上，$PaCO_2$ は 80〜90 mmHg で安定して推移していたが，NPPV装着が長期化して呼吸努力も継続し，不穏症状も強くなり，

pH 7.152, $PaCO_2$ 149.8 mmHg, PaO_2 61.2 mmHg, HCO_3 51.2, BE +17.1, P/F比 175

と換気不全増悪したため，第6病日に気管挿管人工呼吸となった．

挿管人工呼吸初期設定

A/C（PC）モードで，呼気フローを維持するためには PEEP 14 cmH_2O 以上必要であり，V_T 200 mL を維持するためには PIP>40 となる．PSV モードでは，頻呼吸になり，呼気時間が十分とれない状態であった．そこで，次の設定にした．

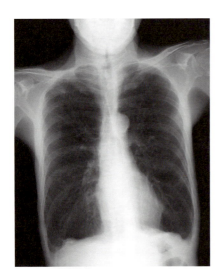

図7 症例4の胸部X線
両側肺の著明な過膨張，横隔膜の平定化，心陰影の狭小化を認め，高度な肺気腫の所見である．臨床的には重症COPDと考えられる．

BIPAP モード
F_IO_2 0.35, Phigh 28 cmH$_2$O, Plow 14 cmH$_2$O, Thigh 0.8 秒, Tlow 2.5 秒
24 時間後
pH 7.370, PaCO$_2$ 112.3 mmHg, PaO$_2$ 79.5 mmHg, HCO$_3$ 45.0, BE＋17.0, P/F 比 227

第 8 病日に気管切開術施行.

6 日後（第 12 病日）

設定変更なし
pH 7.333, PaCO$_2$ 96.0 mmHg, PaO$_2$ 123.1 mmHg, HCO$_3$ 49.8, BE＋20.2, P/F 比 352

第 15 病日に転院した.

〈解説〉

　COPD の急性増悪に対しては，NPPV が第一選択である．この症例の場合，pH 7.136 とやや低く，意識障害もあり，COPD 以外では NPPV の適応となりにくいところであるが，意識障害の原因が高二酸化炭素血症によると考えられ，これが NPPV で改善することが期待できる場合は適応と考える．NPPV により，PaCO$_2$ が 180 mmHg 台から 90 mmHg 台まで改善したところで意識も回復し，pH も正常化した．入院前は在宅で夜間 NPPV を行っていたが，HCO$_3$ が高値であり，安定期の PaCO$_2$ も 70～80 mmHg と考えられる．

　すでに進行した COPD であることから，ここからの離脱は困難であり，NPPV 装着が長期化することになる．呼吸努力は改善せず，昼夜の NPPV で不穏症状が出現し，継続が困難となり，再び高二酸化炭素血症が進行したため気管挿管となった．

　過膨張の状態にあるため，これ以上吸気圧を上げても V_T が増えない状況であり，呼気時には気道が虚脱することより，有効な呼気フローも得られない状況である．この場合は，呼気フローが改善するまで PEEP を上げていくが，この症例では PEEP 14 cmH$_2$O 必要だった（**図 8**）．また，

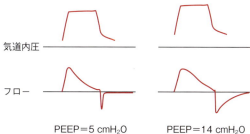

図 8 高度な閉塞性換気障害における呼気フローと PEEP

COPD では，呼気時の気流制限が特徴的である．気道は呼気時に虚脱するため，適切な PEEP は気道の開存を保ち，呼気フローを維持する効果がある．PEEP 5 cmH$_2$O では呼気フローは瞬時に中断し，エアトラッピングが起こるが，PEEP 14 cmH$_2$O では呼気フローのピークは増加し，呼気がスムーズに完了している．

呼気時間を十分長くとるためには，A/C，PSVでは頻呼吸になり，呼気が終了しないまま吸気に転じる状況であるため，エアトラッピングが増悪する．BIPAPモードで，Thigh 0.8秒，Tlow 2.5秒にすることで，呼吸数を抑えて換気を維持することが可能となった．

進行期のCOPDは挿管したら人工呼吸器離脱は困難であり，早期に気管切開を考慮する必要がある．

症例5　重症胸部外傷によるフレイルチェストを合併した高度肥満

【症例】40歳台男性．
【主訴】胸痛，呼吸困難．
【現病歴】バイクと自動車の衝突で受傷．
【身体所見】身長165 cm，体重110 kg，BMI 40.4，IBW 59.9，体温35.7℃，血圧150/98，脈拍97，呼吸数28，SpO_2 97％（リザーバマスク10 L/分），浅くて速い呼吸．
【おもな検体検査】白血球20,150，Hb 16.1，CK 509，BUN 17，Cr 0.95，CRP 0.34．
【体幹CT】両側肺挫傷（右優位），両側外傷性気胸，両側皮下気腫（右優位），右多発肋骨骨折（第1〜7肋骨），右鎖骨骨折，右足関節脱臼骨折．
【入院後の経過】
　第2病日：右胸腔ドレーン挿入．
　第3病日：硬膜外カテーテルより鎮痛開始．
　第4病日：陥没呼吸，喀痰排出困難にて気管挿管，人工呼吸管理開始．左胸腔ドレーン挿入．

人工呼吸管理

> 初期設定
> PSVモード
> F_IO_2 0.7，PEEP 5 cmH_2O，PS 5，cycle-off 30％，pH 7.412，$PaCO_2$ 43.6 mmHg，PaO_2 73.3 mmHg，HCO_3 27.1，BE ＋2.2，P/F比104.7

吸気時に右胸部の陥没呼吸が認められ，胸部X線上も右肺の無気肺が進行した（**図9a**）．

> 設定変更（4時間後）
> APRVモード
> F_IO_2 0.6，Phigh 28 cmH_2O，Plow 0 cmH_2O，Thigh 4.0秒，Tlow 0.4秒，pH 7.461，$PaCO_2$ 43.9 mmHg，PaO_2 161.3 mmHg，HCO_3 30.6，BE ＋6.2，P/F比268.8

APRV開始後，陥没呼吸は消失し，右肺の含気も改善した（**図9b**）．

Point

フレイルチェスト
複数の連続する肋骨が2カ所以上で骨折すると，その部分は胸郭の安定性を失い，自発呼吸（陰圧呼吸）下で吸気時に陥凹し，呼気時に突出する．治療は，十分な鎮痛と陽圧換気（挿管またはNPPV）である．肋骨の偏位が大きい場合は，肋骨固定術の適応となる．

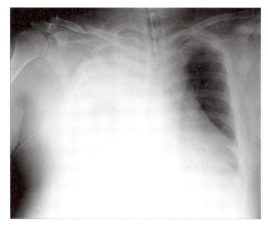
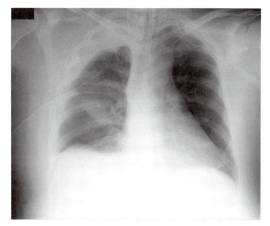
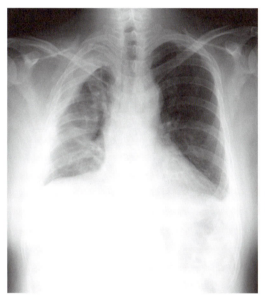

図9 症例5の胸部X線
a) 胸腔ドレナージにもかかわらず，右肺の含気は完全に消失している．
b) APRV施行後，右肺の含気は回復している．
c) 抜管後のNPPV施行中のX線である．右胸膜肥厚は残っているが，含気は良好に保たれている．

第6病日

F_IO_2 0.4 へ
pH 7.462, $PaCO_2$ 42.9 mmHg, PaO_2 91.3 mmHg, HCO_3 29.6, BE +5.6, P/F比 228.3

第9病日

Phigh 25 cmH_2O, Thigh 5.0秒, Tlow 0.3秒へ
pH 7.481, $PaCO_2$ 43.0 mmHg, PaO_2 87.9 mmHg, HCO_3 31.4, BE +7.2, P/F比 219.8

第 11 病日

A/C（PC）モードへ
F_IO_2 0.4，PEEP 15 cmH$_2$O，PC（above PEEP）12，吸気時間 1.5 秒，呼吸回数 15，pH 7.411，PaCO$_2$ 49.5 mmHg，PaO$_2$ 94.5 mmHg，HCO$_3$ 30.7，BE ＋5.2，P/F 比 236.3

第 17 病日に右足関節脱臼骨折整復術．

第 18 病日

PSV モードへ
F_IO_2 0.4，PEEP 12 cmH$_2$O，PS 10，cycle-off 30%，pH 7.439，PaCO$_2$ 44.3 mmHg，PaO$_2$ 74.5 mmHg，HCO$_3$ 29.3，BE ＋4.6，P/F 比 186.3

・SBT 施行
　F_IO_2 0.4，PEEP 5 cmH$_2$O，PS 5，cycle-off 30% で 30 分，血圧 116/80，脈拍 76，呼吸数 24，RSBI 80，客観的な努力性呼吸なしで，クリア
・PSV モードへ戻す
　F_IO_2 0.4，PEEP 12 cmH$_2$O，PS 10，cycle-off 30%
・夜間は A/C（PC）モードへ
　F_IO_2 0.4，PEEP 12 cmH$_2$O，PC（above PEEP）10，吸気時間 1.3 秒，呼吸回数 12，pH 7.349，PaCO$_2$ 54.6 mmHg，PaO$_2$ 75.7 mmHg，HCO$_3$ 29.4，BE ＋2.7，P/F 比 189.3

第 19 病日

抜管および直後より NPPV 開始．

S/T モード
F_IO_2 0.6，EPAP 10 cmH$_2$O，IPAP 20 cmH$_2$O，pH 7.429，PaCO$_2$ 46.9 mmHg，PaO$_2$ 89.5 mmHg，HCO$_3$ 30.4，BE ＋5.2，P/F 比 149.2

第 20 病日

　NPPV からも離脱（**図 9c**）．
　鼻カニューレ 5 L/ 分．
　pH 7.514，PaCO$_2$ 40.7 mmHg，PaO$_2$ 104.8 mmHg，HCO$_3$ 32.0，BE ＋8.4

〈解説〉
　PSV → APRV → A/C（PC）→ PSV → NPPV
　いわゆる ARDS に伴う酸素化障害ではないが，高度肥満にフレイルチェストを伴う胸部外傷を合併した症例である．通常の陽圧換気では陥没呼吸となり，無気肺が進行したため APRV が選択された．その後，足関節の手術が行われ，術中は特殊な換気ができないことから，PEEP を 15 cmH$_2$O と高めにした A/C（PC）を施行し，術後の経過は良好であった．

18日間と挿管期間も長く，高度肥満であることから，NPPVを行うことを前提に抜管が行われた．抜管直前のPEEPは12 cmH$_2$Oであったが，直後にNPPVを行うことで気道への陽圧を維持できた．自発呼吸の維持，疼痛コントロール，車いすへの離床により陽圧を下げることが可能で，最終的にNPPVからも離脱できた．

5 おわりに

やや呼吸管理が困難な実例を基に，換気モードの設定や工夫について解説した．実際の治療に関しては，原疾患の治療，循環，水分管理，栄養状態の維持，早期リハビリテーションの介入が有効に行われていることが前提であるが，人工呼吸器の設定の良し悪しが経過に大きく影響することは事実である．病態に応じて柔軟な対応が行えるように，日ごろから人工呼吸器の各モードと設定について熟知し，経験した特殊な症例や人工呼吸管理に難渋した症例に関しては知識を集積して，今後の類似した症例の管理に役立てることが重要である．

■文献
1) Ventilation with lower tidal volumes as compared with traditional tidal volumes for acute lung injury and the acute respiratory distress syndrome, The Acute Respiratory Distress Syndrome Network, N Engl J Med 342 (18)：1301-1308, 2000
2) Papazian L, Forel JM, Gacouin A, et al：Neuromuscular blockers in early acute respiratory distress syndrome, N Engl J Med 363 (12)：1107-1116, 2010
3) Sinderby C, Beck J：Proportional assist ventilation and neurally adjusted ventilatory assist-better approaches to patient ventilator synchrony ?, Clin Chest Med 29 (2)：329-342, 2008
4) ARDS Definition Task Force, Ranieri VM, Rubenfeld GD, et al：Acute respiratory distress syndrome：the Berlin Definition, JAMA 307 (23)：2526-2533, 2012
5) Talmor D, Sarge T, O'Donnell CR, et al：Esophageal and transpulmonary pressures in acute respiratory failure, Crit Care Med 34 (5)：1389-1394, 2006

Ⅲ 人工呼吸器からのウィーニング

「人工呼吸器離脱に関する3学会合同プロトコル」の概要

「人工呼吸器離脱に関する3学会合同プロトコル」は，人工呼吸器ウィーニングが円滑に進まないために患者に不利益が生じている施設での使用のほか，ウィーニング基準の作成を新たに目指す施設を援助することを目的としている．内容は多職種が協働して円滑にウィーニングを実施するための手順書であり，スタッフ間における共通言語となるものである．

1 わが国の人工呼吸器ウィーニング環境の実態およびプロトコルの作成

2001年に米国の呼吸器系3学会がエビデンスに基づいた人工呼吸器からの離脱ガイドラインを共同発表[1]してから，すでに15年以上が経過した．しかしながら，わが国ではこの種のウィーニングガイドラインが定着しているとはいいがたい現状がある．また，抜管にまつわる事故も毎年報告され，減少する気配を個人的には感じない．

2002年（平成14年）に特定集中治療室管理料が診療報酬として認められ（「基本診療料の施設基準等及びその届出に関する手続きの取扱いについて」[2]，平成14年3月8日，保医発第0308002号），ICUに専従医を配置する医療機関が増加している．いわゆる"closed ICU"と呼ばれるユニットでは，担当医ではなくICU医師が24時間体制で責任をもって患者管理を行う．このような医療機関では専従医を中心に人工呼吸器のウィーニングが安全に進められる．一方，ICU医師の不足に悩む医療機関では，担当医が日常診療と並行してウィーニングを進めることになるため，計画性が乏しく，合併症[3]や医療事故のリスクを高めている．

問題は後者の割合が半数以上を占め，決して少なくないという点である．ICU所属として登録されている管理者的な医師がいても，担当医制を敷くICUであれば，担当医の診療スケジュールにウィーニングスケジュールが左右されることになる．2014年度（平成26年度）に改定された特定集中治療室管理料を申請する大学病院であっても，ICU専門医がICUフロアに常駐し，人工呼吸器からのウィーニングを取り仕切っているかというと，かなり厳しい状況にあるといわざるを得ない．

そこで，人工呼吸器からのウィーニングが円滑に行われない原因を知るために，2012年に日本クリティカルケア看護学会ワーキンググループは，学会員全員を対象に人工呼吸器ウィーニングの実態について質問紙調査を

表1 人工呼吸器ウィーニングの実態についての質問紙調査結果
（2012年12月1日～25日）

対象	日本クリティカルケア看護学会員1467名（有効回答率20.8％）
調査範囲	勤務施設あるいは部署内
離脱プロトコルの有無	「ある」11％，「ない」87％
開始基準	「ある」10％，「ない」83％
中止基準	「ある」11％，「ない」89％
開始・中止判断	「医師が単独で判断」47％
ただし中止判断は	「医師と看護師が協議」54％（最多）
SBTの実施	「すべての患者に実施」「ほとんどの患者に実施」35％ 「まったく実施していない」25％ ⇒∴74％が何らかの形で実施

SBT：spontaneous breathing trial，自発呼吸トライアル

実施した．

その結果，「何らかの指針に沿ってウィーニングを実施している」と回答したのは1割程度で，逆に「ウィーニングの開始および中止は医師が単独で判断している」が回答の約半数を占めていた（**表1**）．

この調査結果を受けて，第9回日本クリティカルケア看護学会学術集会では，交流集会「人工呼吸器ウィーニングプロトコル策定を踏まえた活動と展望（2013年6月8日，神戸）」が開催され，わが国における人工呼吸器ウィーニングの驚くべき実態と問題点が浮き彫りにされた．すなわち，多くの施設のICUには医師が専従せず，担当医もベッドサイドに不在で，ウィーニング自体が担当医の診療スケジュールに依存している．そして，ウィーニングに遅延が発生する割合は無視できないほど大きく，このことは患者の苦痛と合併症の増加に関する重大なリスク因子になっている可能性が高いと報告された．

結論として，わが国の多くの施設において，真に患者の利益を追求したウィーニングが実施されていないということが明らかになった．しかしこの現状を打開する方策として，直ちに医師の対応を是正するような改革を行うことは困難である．むしろ，ベッドサイドに専従する看護師が人工呼吸器ウィーニングを主導的に実践するほうが円滑に進み，この方策がより現実的であると考えられた．そして，そのために必要な措置を早急に講じる必要性があった．

すでに海外からは，医師以外の多職種のスタッフが，訓練された専門チームとして人工呼吸器ウィーニングに参画し，プロトコルに則ってウィーニングを進めれば人工呼吸期間が短縮できることが報告され[4]，さらに人工呼吸期間の短縮は人工呼吸器関連肺炎（ventilator-associated pneumonia：VAP）発生などの合併症も減少させることも示されていた[5]．

そこで，看護師のみならず多職種のスタッフが理解しやすく臨床現場で使用しやすい日本版人工呼吸器ウィーニングプロトコルを作成し，ウィーニ

Point

日本クリティカルケア看護学会によるウィーニングの実態調査結果

専門医が常駐しないわが国のICUでは，円滑に人工呼吸器ウィーニングが進まない実態が存在し，これらの施設では医師とともに呼吸療法に携わる多職種のスタッフが協働して，円滑にウィーニングを実践する必要があることが明らかにされた．

表2 「人工呼吸器離脱に関する3学会合同プロトコル」[6] 序文（抜粋）

本プロトコルの目的は，
① 人工呼吸離脱に関する標準的内容を提案し，各施設独自の離脱プロトコル作成を支援するための一助となること
② 医療チームが協働し人工呼吸器からの早期離脱を推進するための手法を示した手順書としてチーム内の共通言語となること

である．このプロトコルは，集中治療室内外を問わず，人工呼吸器離脱に携わる医療従事者が多職種チームとして標準的な介入ができるようになることを目指しており，チーム医療としての人工呼吸器離脱が安全かつ円滑に進まない施設での利用を期待するものである．また，本プロトコルは，先述にあるように，あくまでも手順書であり，各施設の状況に合わせて本プロトコルを再考し，各施設の現状に応じたプロトコルが作成できるきっかけになればと思う．

なお，本プロトコルを臨床現場で使用するためには，呼吸管理を含めた一定の教育が必要と考える．プロトコル導入に際してはいくつかの条件はあるものの，多職種（医師，看護師，臨床工学技士，理学療法士，薬剤師，栄養士）間での連携こそが基盤になると考える．このプロトコルをきっかけとして人工呼吸療法におけるチーム医療がより促進されることを期待する．

ングを適切かつ円滑に実践するための医療チームを育成することを目的として，日本集中治療医学会，日本呼吸療法医学会，日本クリティカルケア看護学会によりワーキンググループ（Working Group：WG）が結成された．

WGで議論を重ねた結果，以下のような結論に達し，これを基にした内容が本プロトコル序文に盛り込まれることになった（**表2**）[6]．

① 人工呼吸器ウィーニングは，医師だけ，看護師だけが実施するものではなく，ウィーニングに関与するすべての医療スタッフが協働で実施するものである．
② 医療スタッフが協働してウィーニングを円滑に実施するために，本プロトコルは全スタッフが同じ認識をもって活動するための共通言語となるべきである．
③ プロトコルの内容は，人工呼吸器ウィーニングに関する標準的なものとし，各施設が各施設の状況に応じて独自のウィーニングプロトコル作成を支援するための手順書であり，ガイドラインではない．
④ プロトコルは，円滑にウィーニングが進まない施設の人工呼吸期間を標準的なレベルまで短縮し，患者の苦痛や合併症リスクを可能な限り減じることを目指す．
⑤ 対象はICUにおける人工呼吸器ウィーニングだけを対象とするのではなく，一般病棟におけるウィーニングも視野に入れる．
⑥ ICU専門医が常駐するような"closed ICU"には，本プロトコルを採用する必要はなく，専門医が主導して人工呼吸器ウィーニングを進める．
⑦ 抜管および再挿管には危険が伴うことを想定しておくべきであり，医師が責任をもって実施する．
⑧ 最終的な責任の所在は，司法的には現行と同じく医師となるが，医療スタッフ全員がチームの一員として責任をもってウィーニングにかかわる．
⑨ そのためにはスタッフの教育とコミュニケーションが不可欠である．

本プロトコルの導入・運用に当たっては，実施することが困難な部分が

Point

「人工呼吸器離脱に関する3学会合同プロトコル」

本プロトコルは，人工呼吸器からのウィーニングが円滑に進まない施設における使用のほか，新たにウィーニング基準の作成を目指す施設を援助することを目的に作成された．多職種が協働して円滑にウィーニングを実施するための手順書であり，スタッフ間の共通言語となるものである．

生じる施設が存在することも想定している．そのため本プロトコルは WG の提案（プロトタイプ）と位置付け，WG は各施設に適合するように医療従事者間での積極的な意見交換の下に修正されるべきと考えている．

なお，責任の所在に関する記述は，試行錯誤の結果，協働して実施することを前提としているため，あえて文章として盛り込むことはしなかった．

2 呼吸療法スタッフがベッドサイドで使用しやすいプロトコル

WG では，当初から難解な文章が並ぶ説明文のようなプロトコルではなく，実際にベッドサイドで使用しやすいものを目指した．そのコンセプトは以下の通りである．
① ベッドサイドで簡単に利用できる．
② 理解しやすいフローチャートや簡易チェックリストを採用する．
③ 実施すべき各項目にチェックボックスを設け，確認のチェックができる．
④ ベッドサイド用のチェックシートとは別に，詳細な本文を作成する．
⑤ チェックシートは，病棟のプリンタで出力できる A4 判にする．

各項目にチェックボックスを設けたチェックシートは，人工呼吸器に吊り下げて使用したり，狭いデスク上でも使用できるように工夫することにした．

内容の修正は WG 委員が良いと思われる案を加え，さらに修正するといった作業が繰り返された．実際に自施設の看護師に使用感について調査することもたびたびあった．たとえば現場の意見を取り入れ，使用頻度が高いと思われる RASS (Richmond Agitation-Sedation Score) の内容を表にするなどした．

 Point

「人工呼吸器離脱に関する3学会合同プロトコル」の特徴
本プロトコルはベッドサイドで使用しやすいものであることを前提に作成され，多くの創意工夫が盛り込まれている．またウィーニングにおいて最も危機的な状況に陥りやすい抜管部分について，より詳細かつ具体的に記載されている．

3 抜管後の上気道事故防止の徹底

狭義では，抜管は人工呼吸器ウィーニングではなく，気道管理の1つの項目とする考え方もある．しかし，抜管は実質的にはウィーニングの一連の行程で実施され，抜管後の上気道事故を防止する観点から，WG では「抜管」も本プロトコルに含めることにした．

抜管後に問題が発生して再挿管となるのは，おもに以下の2つの場合と考えて，本プロトコルではその対応を中心に据えた．
① ガス交換不全と換気力学的な問題
② 抜管後の上気道閉塞・狭窄

② は致死的な事故に進展する危険性が高く，直ちに対応する必要があり，その準備も万全にしておくべきである．そこで，このようなリスクの高いグループを事前に把握するためのチェックリストを設け，その可能性

が高いものを「超高リスク群」とした．

①は，いわゆるウィーニングの失敗といわれるもので，②に比較すると緊急性は高くないため，「高リスク群」として対応策を設けた．

しかしながら，①，②のいずれもが抜管しないと真に評価できず，一定のリスクはウィーニング患者に普遍的に存在する．このためWGでは抜管後のリスクを，「超高リスク群」「高リスク群」以外を「低リスク群」とした．

抜管後の上気道閉塞事故防止については，本文を含めフローチャートにおいても紙面の大きな範囲を割いた．他の領域と比較してバランスがとれないのではないかという意見もあったが，呼吸療法において最も防止しなければならない事故の1つであり，繰り返す不幸を絶つために「抜管リスク分類」「抜管後対応」については詳細な記載のまま採用することになった．

結果的に，本プロトコルの中で，抜管に関する部分が非常に特色のあるものになった．呼吸療法における上気道閉塞事故の防止をライフワークの1つに据えている筆者にとっては，ほかに類をみない意義のある施策になったと考えている．

4 おわりに

本プロトコルが，人工呼吸器ウィーニングが円滑に進まない施設や部署において積極的に採用され，人工呼吸器ウィーニングにおいて患者が不利益を受けることがなくなることを強く期待する．

（本稿の著作権はすべて尾崎塾にある）

■文献

1) MacIntyre NR, Cook DJ, Ely EW Jr, et al：Evidence-based guidelines for weaning and discontinuing ventilatory support：a collective task force facilitated by the American College of Chest Physicians；the American Association for Respiratory Care；and the American College of Critical Care Medicine. Chest 120 (6 Suppl)：375S-395S, 2001
2) 厚生労働省：基本診療料の施設基準等及びその届出に関する手続きの取扱いについて（保医発第0308002号），平成14年3月8日
3) 志馬伸朗：人工呼吸器関連肺炎の予防策，日本外科感染症学会雑誌 7 (4)：349-355, 2010
4) Girard TD, Kress JP, Fuchs BD, et al：Efficacy and safety of a paired sedation and ventilator weaning protocol for mechanically ventilated patients in intensive care (Awakening and Breathing Controlled trial)：a randomised controlled trial. Lancet 371 (9607)：126-134, 2008
5) Kress JP, Pohlman AS, O'Connor MF, et al：Daily interruption of sedative infusions in critically ill patients undergoing mechanical ventilation. N Engl J Med 342 (20)：1471-1477, 2000
   http://www.mhlw.go.jp/stf/shingi/other-isei.html?tid=127351（2017年6月23日現在）
6) 日本集中治療医学会，日本呼吸療法医学会，日本クリティカルケア看護学会 3学会合同人工呼吸器離脱ワーキング：人工呼吸器離脱に関する3学会合同プロトコル
   http://www.jsicm.org/pdf/kokyuki_ridatsu1503b.pdf（2017年6月23日現在）

2 ウィーニングの実際 ①進め方

概要

人工呼吸器からのウィーニングは，原因となった疾患の改善，循環・全身状態の安定，酸素化・換気の改善などの条件が整った状況で開始されることが多い．ウィーニングに伴う呼吸仕事量増大に対する予備力，鎮痛・鎮静，リハビリテーション，栄養などが適切に考慮される必要がある．最終段階である SBT (spontaneous breathing trial)，抜管に至るまでの具体的な方法と指標について解説する．

1 はじめに

ウィーニングの "wean" という単語には，もともと「乳児が離乳する」「依存しているものから離脱する」という意味があり，医学的にも人工呼吸器のみならず，「薬物からの離脱」「他の臓器代替装置や生命維持装置からの離脱」を表す言葉としても用いられている．わが国では，「ウィーニング」といえば人工呼吸器からの離脱を指すことが多いが，正しくは weaning from mechanical ventilation（人工呼吸器からの離脱）のことである．

また，ウィーニングという言葉は，人工呼吸器によるサポートを徐々に減らしていく過程を表すのと同時に，人工呼吸器から離脱が完了した状態を表す場合もあるので注意が必要である．

2015 年，3 学会（日本集中治療医学会，日本呼吸療法医学会，日本クリティカルケア看護学会）による「人工呼吸器離脱に関する 3 学会合同プロトコル」[1] が作成された．このプロトコルはウィーニングの最終段階である SAT (spontaneous awakening trial) および SBT から人工呼吸器離脱，抜管までを画一的に進めていくことができる優れた内容となっている．ただし，SAT・SBT 開始に至るまでの過程については記載がない．実はここがウィーニングの大半を占める部分であるが，基礎疾患，呼吸不全の重症度，合併症の有無，治療経過，おのおのの施設の力量差によって過程が大きく異なるため，マニュアル化しにくい．しかし，見方を変えれば，ウィーニングの前半は SAT・SBT 開始安全基準（**表 1**，**表 2**）に合致するように病態を安定させていく過程ととらえることもできる．

ここでは，プロトコルに至るまでのウィーニングの進め方について解説する．

> **Point**
>
> **ウィーニングの期間**
> 60％の患者は，1 回目のウィーニングで 1 週間以内に人工呼吸器より離脱できるが，25％の患者は 2 回目以降，1 週間以内で離脱する．残りの 15％の患者は，離脱に 1 週間以上の期間を要し，そのうちの 1/3 は 3 週間以上の長期人工呼吸器離脱困難例となる．

表1 SAT 開始安全基準

以下の事項に該当しない
・興奮状態が持続し，鎮静薬の投与量が増加している
・筋弛緩薬を使用している
・24 時間以内の新たな不整脈や心筋虚血の徴候
・痙攣，アルコール離脱症状のため鎮静薬を持続投与中
・頭蓋内圧の上昇
・医師の判断

表2 SBT 開始安全基準

以下の①〜⑤をすべてクリアした場合，「SBT 実施可能」
① 酸素化が十分である
　・$F_IO_2≤0.5$ かつ PEEP≤8 cmH$_2$O の下で SpO$_2$＞90%
② 血行動態が安定している
　・急性の心筋虚血，重篤な不整脈がない
　・心拍数≤140 bpm
　・昇圧薬の使用について少量は許容する
　　（ドパミン塩酸塩≤5μg/kg/分，ドブタミン塩酸塩≤5μg/kg/分，ノルアドレナリン≤0.05μg/kg/分）
③ 十分な吸気努力がある
　・一回換気量＞5 mL/kg
　・分時換気量＜15 L/分
　・rapid shallow breathing index（RSBI）
　　（1 分間の呼吸回数/一回換気量［L］）＜105/ 分 /L
　・呼吸性アシドーシスがない（pH＞7.25）
④ 異常呼吸パターンを認めない
　・呼吸補助筋の過剰な使用がない
　・シーソー呼吸（奇異性呼吸）がない
⑤ 全身状態が安定している
　・発熱がない
　・重篤な電解質異常がない
　・重篤な貧血を認めない
　・重篤な体液過剰を認めない

2 ウィーニングの開始

　人工呼吸管理が必要になったことには何らかの理由があったはずであり，ウィーニングの開始は，それらの理由が快方に向かい，全身状態が安定した時点ということになる．人工呼吸器装着は，人工呼吸器からの離脱への第一歩である．ウィーニングを開始するに当たっては，下記のように呼吸に対する負荷が軽減し，呼吸機能が改善している場合である．
① 原因となった病態の改善
② 循環および全身状態の安定
③ 酸素化の改善
④ 換気能力の改善

　酸素化や換気の設定が過剰の場合は，ウィーニングとは関係なくいつで

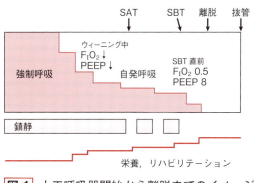

図1 人工呼吸器開始から離脱までのイメージ

も調節可能である．ウィーニング開始の基準を満たしていなくてもPaO_2が高すぎる場合はF_IO_2を下げればよいし，$PaCO_2$が低すぎる場合は換気数や換気圧を下げればよい．

3 全体的なイメージ

酸素化が改善したら，吸入酸素濃度（F_IO_2）やPEEPを下げていく．換気が改善し，呼吸仕事量（work of breathing：WOB）が低下したら，人工呼吸器による強制換気や圧サポートを減らして，自発呼吸の比重を増やしていく．ウィーニングに伴い，鎮静薬の減量，リハビリテーションや栄養管理を適切に行う必要もある．安定した覚醒状態が得られ（SATの成功），SBTの開始条件を満たせば，いよいよ人工呼吸器離脱の最終段階に向かう（**図1**）．

4 換気モード

人工呼吸器療法の初期設定は，換気の大半を器械が行うA/Cモードや，換気回数12～15回/分と多めのSIMV（synchronized intermittent mandatory ventilation）モードに設定されることが多く，SBT直前には，自発呼吸モードであるPSVまたはCPAP〔+ATC（automatic tube compensation）〕になっている．この時点でF_IO_2は0.4程度，PEEPは5 cmH_2O程度まで下がっている．ウィーニングの途中では，病態や全身状態，呼吸パターンを考慮し，SIMV+PS（pressure support），PSV/CPAP，BIPAP（biphasic positive airway pressure）などが選択されることが多い．

最近の大規模な比較研究では，Tチューブを用いたSBTは人工呼吸器からの離脱の早さがPSVと同等以上，SIMVよりは有意に優れていると

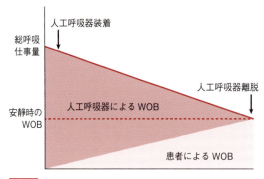

図2 WOBと人工呼吸器離脱

いう結果が得られている．そのため，SIMVの回数をゆっくり減らしていくような従来型のウィーニングは使用されない傾向になっていくと思われる．

5 ウィーニングのために参考になる指標

5-1 呼吸仕事量（WOB）

人工呼吸器からのウィーニングを考える際，WOBに対する考え方は重要である．WOBは換気を行うために呼吸筋に発生する出力と考えられ，食道バルーンによる胸腔内圧測定で直接計算することができる．また，一回換気量，吸気流量の上昇，病的肺による気道抵抗上昇とコンプライアンスの低下，これらはいずれもWOBの増加に関連している．

$$WOB \propto \frac{V_T}{C} + F \times R$$

V_T：一回換気量，C：コンプライアンス，F：吸気流量，R：気道抵抗．

一般的に，呼吸不全のときにはWOBは増大しており，自発呼吸のみで対処するには限界がある．限界に達すると呼吸筋疲労，排痰困難から換気不全が進行することになる．呼吸不全のときには，安静呼吸時に比べて大きな負荷が呼吸筋にかかり，適切な呼吸状態を維持するための必要エネルギーが増大する．呼吸筋は持久運動に適した赤筋に含まれ，好気性代謝すなわちエネルギーと酸素の供給が不可欠である．

健康人が呼吸に要する熱量は200〜250 kcal/日であるが，重症急性呼吸不全時には呼吸筋の消費エネルギーは1000 kcal/日以上にも達することがある．人工呼吸器により調節呼吸を行う場合には，呼吸筋の酸素摂取量およびエネルギー消費量を最低限の量にまで減少することができる．WOBの軽減は，人工呼吸療法の重要な目的の1つであることが理解できる．

人工呼吸器による呼吸仕事量（WOBv）と患者による呼吸仕事量

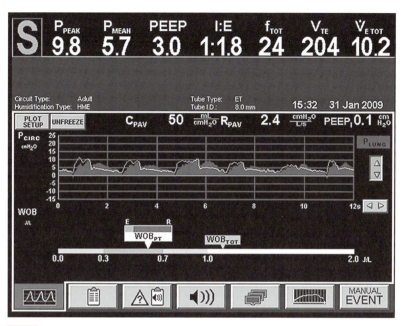

図3 「ベンチレータPB840シリーズ」のグラフィック

(WOBpt)の和が全体の呼吸仕事量(WOBtot)である．病態の改善に伴いWOBtotが減ると，WOBvを減らし，WOBptを通常呼吸に近付けていくこと，これがウィーニングと考えられる（**図2**）．「ベンチレータPB840シリーズ」（コヴィディエン ジャパン）のPAV（proportional assist ventilation）モードでは，WOBtotとWOBptが計算され，WOBを指標にしたウィーニングが可能となっている（**図3**）．WOBはJ/Lで表示され，正常の自発呼吸0.3〜0.7 J/LにWOBptが収まるように，% supportを下げながらウィーニングを進めていく．

 Point

PAV
患者のWOBの大きさに比例して，アシストする換気モードである．アシストは単に吸気圧の増減ではなく，特別なアルゴリズムで流量と換気量を調整するので，同期にも優れている．WOBの低下に伴いアシストが減っていくので，自動ウィーニングの目的で使用することができる．

5-2 rapid shallow breathing index（RSBI）

RSBIは呼吸数（回/分）を一回換気量（L）で割った値で，数値が大きいほど「浅くて速い呼吸」，数値が小さいほど「深くてゆっくりした呼吸」である．たとえば，呼吸数20回/分，一回換気量400 mLでRSBI＝50，呼吸数30回/分，一回換気量250 mLでRSBI＝120となる．ウィーニングのどのタイミングでも簡便に測定することができ，SBTの開始基準にも用いられている．またRSBI＞105は，ウィーニング失敗の予測因子となる．

5-3 分時換気量

分時換気量が増加していることは，何らかの原因で換気要求が増大し，呼吸筋の負荷が生じていることを意味している．10〜15 L/分以上の分時換気量は，ウィーニング失敗の予測因子である．換気亢進により低二酸化

炭素血症や呼吸性アルカローシスを起こしている場合は，無呼吸や周期性呼吸など呼吸の不安定化がみられる．ウィーニングを進めるには，換気量が亢進している原因を是正する必要がある．

6 ウィーニングの実際：酸素化が改善したら

長期の高濃度酸素吸入は酸素中毒の危険性があるので，できるだけ速やかにF_IO_2を0.6以下にすることを心がける．PaO_2は一般的には70〜80 mmHg程度を目標にするが，酸素化障害が強い場合にはPaO_2 55 mmHgまたはSpO_2 88％まで低酸素血症を許容し，F_IO_2を下げていく．P/F比は酸素化能を表す簡便な指標であり，ARDS（acute respiratory distress syndrome）の診断基準などにも使われている．しかしF_IO_2とPaO_2の変化は直線の関係にないので，F_IO_2が変化したとき，P/F比も変化する可能性があるので注意が必要である．

PEEPによる酸素化改善の機序は，機能的残気量増加，末梢気道・肺胞虚脱防止，シャント率の減少などによるが，そのほかにもWOB軽減作用，心臓前・後負荷減少による肺うっ血改善，COPD，気管支喘息重症発作における呼出障害の改善効果なども間接的には酸素化に貢献している．逆に，過剰なPEEPにより循環抑制をきたすと，組織の酸素化という点からはかえって不利になることがある．平均気道内圧（mean airway pressure：MAP）が高くなると静脈還流の低下，心拍出量の低下により血圧低下をきたす．hypovolemia（循環血液量減少）であるほど血行動態は気道内圧の変動の影響を受けやすく，うっ血や肺コンプライアンス低下があるときには気道内圧上昇の影響を受けにくい．PEEPが治療的手段として有効な病態は心原性肺水腫，ARDS，auto-PEEPを伴うような閉塞性肺疾患，腹部膨満がある場合，PEEPを下げることで悪化する可能性があるので，病態のコントロールが必要である．

Point
auto-PEEP
内因性PEEPともいい，呼出が完結せず，呼気終末の肺胞内圧が上昇した状態．閉塞性換気障害による気流制限のほか，頻呼吸なども原因となる．原因の改善を行うとともに，auto-PEEPを超えない程度のPEEPを付加することが有効である．

7 減らすのはF_IO_2かPEEPか？

PaO_2が十分高い場合には，PaO_2 70〜80 mmHgを目標に人工呼吸器の設定を下げていく．F_IO_2とPEEPのどちらを下げるのかという問題があるが，以下の基準で設定する．
① F_IO_2＞0.5のときは，F_IO_2を下げることを優先する．
② F_IO_2≦0.5のときは，PEEP＞10ならPEEPを下げていく．
③ PEEP≦10のときは，PEEPが必要な病態が続いている場合はF_IO_2を先に，病態が改善している場合はPEEPとF_IO_2を交互に下げていく（**表3**）．

表3 ARDSNet (ARMA study) の対応表

F_IO_2	0.3	0.4	0.4	0.5	0.5	0.6	0.7	0.7	0.7	0.8	0.9	0.9	0.9	1.0	1.0	1.0	1.0
PEEP	5	5	8	8	10	10	10	12	14	14	14	16	18	18	20	22	24

④酸素化が良好なら F_IO_2 を徐々に下げていってもよいが，PEEP<5 に無理に下げる必要はない．

8 呼吸器のサポートの減らし方

呼吸器のサポートを減らすということは，それまで器械が代替していた WOBv を患者自身に負担させることになるので，それまでに WOBtot が減ってきていること，自発呼吸があり，呼吸循環の予備能力が十分であることが前提である．

A/C の場合，設定換気回数を減らしていってもすべての自発呼吸をトリガしてしまうので，このままでは呼吸器のサポートを減らすことはできない．また SIMV+PS で換気を行っている場合，器械のサポートを減らす方法は，①SIMV 回数を下げる，②PS の圧を下げる，があり，①が0になった状態（PSV モード）になってから②の圧を下げてもよいが，①を下げる過程で自発呼吸が十分であれば，並行して②を下げていく．

SIMV 回数 12～15 回/分の設定で，自発呼吸をトリガしない場合は，フルサポートの状態であり，呼吸性アルカローシスや過剰な一回換気量〔>10 mL/kg・PBW (predicted body weight)〕，深すぎる鎮静（RASS (Richmond agitation sedation score) <-3）があれば，まず是正したうえで，2回/分ずつ SIMV 回数を減らしていく．pH，$PaCO_2$ が酸性に傾いても自発呼吸の出現が乏しい場合は，呼吸ドライブや呼吸筋力に問題があるため，再検討が必要である．

自発呼吸がある場合は，器械のサポートを減らす過程で，呼吸循環動態に変化がないか観察しつつ，SBT 開始条件に近付けていく．

BIPAP モードでは，急性期から自発呼吸が温存されたままのことが多く，器械のサポートの減らし方としては，①圧較差を減らす，②高圧時間を減らして低圧時間を延ばすなどを行い，CPAP または PSV に近付けていく．

9 鎮静・鎮痛

　J-PAD（Japanese pain, agitation, and delirium）ガイドライン（『日本版・集中治療室における成人重症患者に対する痛み・不穏・せん妄管理のための臨床ガイドライン』[2]）にもあるように，人工呼吸管理中の患者は，鎮痛を優先して行う鎮静を用い，浅い鎮静深度を目標にする．浅い鎮静は，人工呼吸器装着期間やICU入室期間を短縮させ，次に述べる早期リハビリテーション開始にも通じる．鎮静の評価はRASSまたはSAS（sedation-agitation scale）が適しており，RASS 0〜−2，SAS 3〜4が浅い鎮静である．

　鎮静薬の種類は，従来頻用されたミダゾラムなどのベンゾジアゼピン系では，作用時間が長く，せん妄の発症率も高いため，プロポフォール，デクスメデトミジン塩酸塩などの非ベンゾジアゼピン系を優先して使用する．痛みの評価と鎮痛を確実に行うことで，鎮静薬の減量が可能であり，コンタクトが可能な場合はNRS（numeric rating scale）またはVAS（visual analogue scale），意思表示ができない場合にはBPS（behavioral pain scale），CPOT（critical care pain observation tool）が有用である．人工呼吸管理中の鎮痛薬としてはフェンタニルクエン酸塩などのオピオイドが第1選択である．SATを行う際には基本的に鎮静薬を完全に中止するが，鎮痛薬は継続投与する．意識レベルの確認が可能な状態であれば，せん妄の評価もCAM-ICU（confusion assessment method for the intensive care unit），ICDSC（intensive care delirium screening checklist）などを用いてルーチン化する．

 Point

せん妄の評価と管理
一過性に出現する可逆性の意識障害であり，ICU入室患者の20％にみられる．せん妄はICU入室期間，入院期間の延長とともに，長期認知機能低下にも影響を及ぼす．特に低活動型では見逃しが多く，適切な評価ツールを用いてルーチンにモニタリングすべきである．

10 早期リハビリテーション

　人工呼吸管理中の患者のリハビリテーションの開始基準はなく，基本的には人工呼吸器装着と同時に開始すべきである．鎮静が深く，血行動態が不安定な時期には，他動的な関節可動域〔range of motion（movement）：ROM〕訓練×3回/日と2時間おきの体位変換を行う．病態の安定とともに浅い鎮静となり，以降は，自動運動とベッドアップ，端座位，立位，足踏み，車椅子移乗と離床を進めていく．呼吸不全が遷延化していれば，ポータブル人工呼吸器装着により歩行訓練を行うことも可能である．

　早期離床は，ICU-AWやせん妄を予防し，人工呼吸器装着期間やICU入室期間，入院期間などを短縮させる．長期的な身体・認知機能の改善にも効果があることがわかっている．早期離床を安全かつ効果的に行うためには，多職種によるチームアプローチが重要である．

11 栄養

人工呼吸器管理中の消費エネルギーは，Harris-Benedictの式により基礎エネルギー消費量（basal energy expenditure：BEE）を求め，ストレス係数と活動係数を乗じて総消費エネルギー量（total energy expenditure：TEE）を算出する．ストレス係数は，呼吸不全の病態・重症度に応じて1.2〜1.4程度乗じ，活動係数は，人工呼吸器サポートの程度とリハビリテーションの運動量によって変化し，鎮静が深く，ROM程度の時期は0.8〜1.0，人工呼吸器のサポートが減り離床が進む段階では1.2〜1.4と増えていくので，相殺すると消費エネルギーは経過中大きな変動はない．

ただし，急性炎症期では過剰栄養になりやすく，初期の1週間は消費エネルギーの50〜80％またはBEE程度の投与にとどめることが望ましい．日本呼吸療法医学会の『急性呼吸不全による人工呼吸患者の栄養管理ガイドライン2011年版』[3]によると，他の重症疾患や急性疾患と同様に，静脈栄養よりも経腸栄養が優先され，循環動態が安定していれば人工呼吸開始から24時間，遅くとも48時間以内に経腸栄養を開始することが推奨されている．また侵襲下の窒素バランスを考慮し，タンパク質投与量は1.2〜2.0 g/kg/日（通常は1.0 g/kg/日）と高めに調整する．

肺胞換気量（$\dot{V}_A$）は二酸化炭素発生量（$\dot{V}_{CO_2}$）に比例し，$PaCO_2$に反比例するため，$\dot{V}_{CO_2}$の増加はWOB増大につながり，COPDの急性増悪など換気障害の症例では，$\dot{V}_A$を増やすことができずに高二酸化炭素血症の危険性がある．なお，栄養源が熱量に変化する際の酸素消費量（$\dot{V}_{O_2}$）に対する$\dot{V}_{CO_2}$を呼吸商という．呼吸商は糖質で1.0，タンパク質で0.8，脂質で0.7で，脂質が最も$\dot{V}_{CO_2}$が少ない．よって，換気障害で$\dot{V}_A$が低下している症例や発熱・感染などで$\dot{V}_{CO_2}$が増加している症例に対しては，脂質の比率の多い栄養が適している．

> **Point**
> **酸素消費量**
> ウィーニングにより，一般的に酸素消費量は増大する．酸素運搬量は，酸素含量×心拍出量で表されるが，適切に維持される必要がある．酸素含量は，おもにヘモグロビン（Hb）濃度と酸素飽和度で規定されており，貧血の是正が心負荷の軽減に有効であることが理解できる．

12 ウィーニングにかかわる他の要因

12-1 血行動態

ウィーニングを進めるに当たって血行動態が安定していることは必須であり，患者のWOB増大に伴う循環系への負担を考慮したうえで行う．その際，急性の心筋虚血や重篤な不整脈がないこと，心拍数≦140 bpm，収縮期血圧＞90 mmHgまたは＜180 mmHgがウィーニング開始の条件としてよく用いられている．カテコラミンなどの昇圧剤投与中であっても血圧が安定しており，大量補液中や昇圧剤の増量過程でなければ，ウィーニングを開始しても問題ない．むしろ，鎮静を浅くしたり，自発呼吸を出

したり，PEEP を下げたり，ウィーニングを進めることで血行動態に好影響を与える可能性もある．ただし，左室機能低下，うっ血のみられる症例では，気道の陽圧を下げ，陰圧呼吸になることで前負荷，後負荷が増大し，肺水腫が悪化する可能性があるので，慎重な水分管理が必要である．

12-2 貧血

酸素の大部分は，ヘモグロビン（Hb）に結合することによって運搬されるので（血液に溶解する酸素はごくわずか），高度な貧血はウィーニングにとって不利である．そのため Hb＜7.0 g/dL で輸血を考慮する．

12-3 発熱

発熱により換気量が増加し，WOB が増大するため，ウィーニングには不利である．どれくらいを発熱とみなすかは各施設で異なるが，38.5℃ くらいを基準とすることが多いようである．また，感染症に伴う意識障害，筋力低下などが問題になることもある．

12-4 電解質異常

低カルシウム血症，低リン血症，低カリウム血症，低マグネシウム血症，これらはいずれも呼吸筋力低下に関係しているため，ウィーニングの際には補正されていることが必要である．

12-5 薬剤

呼吸筋力を低下させる薬剤としては，筋弛緩薬と副腎皮質ステロイド薬が重要であり，呼吸中枢性のドライブを抑制する薬剤としては，各種鎮静薬，麻薬がある．少量の麻薬は頻呼吸を抑制するため，ウィーニングに有利に作用するが，ウィーニング時には，これらの薬剤の影響が極力少ないことが望ましい．

 Point

麻薬と呼吸抑制
オピオイドには，優れた鎮痛作用があるが，鎮痛作用を上回る量を投与すると呼吸抑制が起こる．適量を投与した場合には，過剰な換気刺激や呼吸努力を抑え，WOB を軽減する効果があり，RSBI も改善する．過量投与では大呼吸様の呼吸パターンがみられることもある．

13 おわりに

人工呼吸器の設定によるウィーニングの手法は，最近 SBT が主流となっていることから，かなり簡便化されてきたと思われる．一方でウィーニングを成功裏に進めるためには，多岐にわたるアプローチが必要であるので，多職種によるチーム医療の力が求められる．

■文献
1) 日本集中治療医学会，日本呼吸療法医学会，日本クリティカルケア看護学会 3学会合同人工呼吸器離脱ワーキング：人工呼吸器離脱に関する 3学会合同プロトコル
http://www.jsicm.org/pdf/kokyuki_ridatsu1503b.pdf（2017年4月27日現在）
2) 日本集中治療医学会：日本版・集中治療室における成人重症患者に対する痛み・不穏・せん妄管理のための臨床ガイドライン，日本集中治療医学会雑誌 21（5）：539-579，2014
https://www.jstage.jst.go.jp/article/jsicm/21/5/21_539/_pdf（2017年4月27日現在）
3) 日本呼吸療法医学会：急性呼吸不全による人工呼吸患者の栄養管理ガイドライン 2011年版
http://square.umin.ac.jp/jrcm/pdf/eiyouguidline2011.pdf（2017年4月27日現在）

2 ウィーニングの実際
②自発呼吸試験

> **概要**
>
> 自発呼吸試験（spontaneous breathing trial：SBT）は，ウィーニング可能か否かを調べる試験である．連日スクリーニングを行い，パスしたら換気モードを自発呼吸に設定して呼吸状態を観察する．30〜120分の間に異常がなければ抜管方向に向かう．SBTを行うと人工呼吸期間，ICUの滞在期間が短縮すると報告されている．しかし，再挿管率などには評価者間の隔たりがあり，問題とされている．

1 SBTとは

　歴史的には，ウィーニングの方法として，間欠的強制換気（intermittent mandatory ventilation：IMV）の強制換気回数を次第に減らす方法や，pressure support ventilation（PSV）の補助圧の設定値を徐々に下げる方法などがあった．

　1995年にEstebanらは，4種類のウィーニング方法を無作為比較試験で検討した[1]．平均7.5日間の人工呼吸を受けた患者で，主治医がウィーニング可能と判断した546名のうち，最初の自発呼吸2時間で呼吸困難感を自覚した130名をIMV群，PSV群，1日数回自発呼吸群，1日1回自発呼吸群の4群に振り分けた．ウィーニングに要した日数の中央値はIMV群5日，PSV群4日，1日数回自発呼吸群3日，1日1回自発呼吸群3日であった．ウィーニング成功率は1日1回自発呼吸群がIMV群より2.83倍，PSV群より2.05倍高く，1日1回自発呼吸群と1日数回自発呼吸群との間には有意差を認めなかった．

　1996年，Elyらは，最終的に抜管可能か否かを判断する自発呼吸試験（spontaneous breathing trial：SBT）の有用性を検討した[2]．彼らは，SBTを実行する群と実行しない群の2群に分けて無作為比較試験を行った．SBT群では，毎朝鎮静を中止してSBTが可能か否かスクリーニング（**表1**）[2]にかけ，可能と判断された患者にはSBTを実行した．コントロール群もスクリーニングは行ったが，それ以上の介入は行わなかった．SBT群でスクリーニングにパスした患者は，自発呼吸下で2時間かけてSBTを行い，失格基準（**表2**）[2]に抵触しなければ合格と判定し抜管した．

　その結果，SBT群は，対照群に比較して人工呼吸期間が有意に短縮化した（**図1**）[2]．また，呼吸管理上の合併症に関しても，両群間で有意差を認めた．すなわち，再挿管率が4％対10％（$P=0.04$），21日以上の人工呼

表1 古典的なスクリーニングテスト[2]

1. $PaO_2/F_IO_2 > 200$
2. $PEEP < 5\ cmH_2O$
3. 気管吸引時の十分な咳嗽反射
4. 呼吸数／一回換気量[L]＜105（CPAP 5 cmH_2O）
5. 昇圧薬，鎮静薬を使用していないこと（ドパミン塩酸塩 5 μg/kg/分以下，および間欠的な鎮静薬使用は許容）

表2 SBTの失格基準[2]

以下の基準が2時間以上出現しなければ，SBTを合格とした．

1. 呼吸回数＞35/分，5分間以上
2. $SpO_2 < 90\%$
3. HR＞140/分あるいは20％以上の増減
4. sBP＞180 あるいは＜90 mmHg
5. 不安感の増悪
6. 発汗

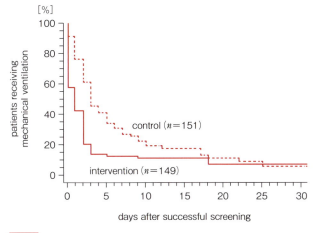

図1 スクリーニング成功後の人工呼吸期間の比較（Kaplan-Meier 分析）（Elyほか[2]より一部改変転載）
intervention群（SBT群）のほうが人工呼吸期間が短縮した（抜管成功のrelative risk 2.13，95％信頼区間 1.55〜2.92，$P < 0.001$）．

吸日数が6％対13％（$P=0.04$）など，SBTが有用との結果を示した．コストに関しても，入院費全体に関しては有意差を示すことができなかったが，ICU滞在中のコストについてはSBT群が15,740ドルに対して対照群は20,890ドルと，SBT群で有意にコスト削減が実現できた（$P=0.03$）．

こうした古典的な報告に対してRobertsonらは，2008年に10施設，3486名をスクリーニングにかけ，705名にSBTを行った比較的大規模な

Point

SBT時のモード
気管挿管されたまま自発呼吸下に酸素療法を行う場合もあれば，数cmH_2OのCPAPに設定される場合もあり，さらに数cmH_2OのPEEPに加えてPSVを5〜7 cmH_2O程度付加したり，自動チューブ補正の機能をONにして行う場合などがある．

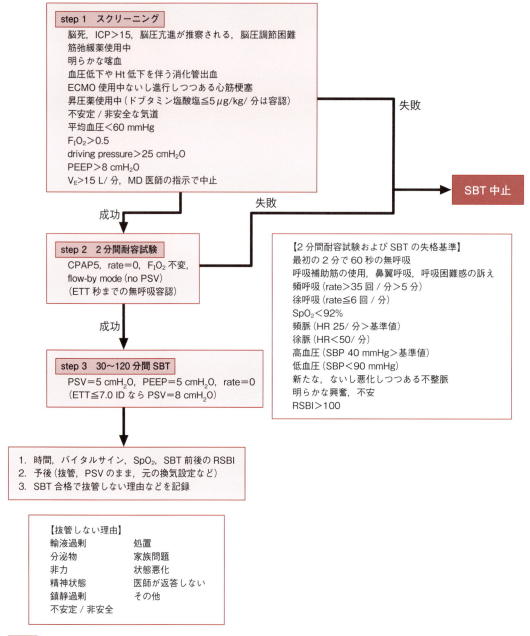

図2 毎日実行したSBTのプロトコル（Robertsonら[3]を元に作成）
step 1にSBTが可能か否かのスクリーニング項目を示した．
step 2では，2分間CPAPモードで自発呼吸が出現するのを確認した．
step 3でSBTを30〜120分間かけて行った．
SBTをパスしたにもかかわらず抜管しない場合は，その理由を記載した．
ECMO：extracorporeal membrane oxygenation（体外式膜型肺），ETT：endotracheal tube（気管挿管チューブ），ICP：intracranial pressure（頭蓋内圧），SOB：shortness of breath（呼吸促迫）．

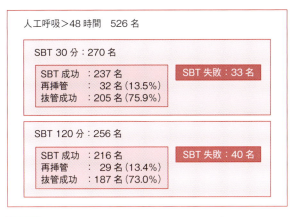

図3 SBTの時間別分布（Estebanほか[4]を元に作成）
SBTの時間を30分の群と120分の群とで比較した．再挿管率，抜管成功率はほとんど同率であった．

研究を報告している[3]．そのプロトコルは，ElyらのSBTと比較するとより詳細になり，スクリーニングのチェック項目が2倍以上に増え，SBT失格基準も増加し，浅速呼吸指数（rapid shallow breathing index：RSBI）がスクリーニング項目から失格項目に移動している（**図2**）[3]．

2 SBTに要する時間は

Elyらは，SBTの観察時間を2時間と設定したが，その後Estebanらが30分に短縮した場合の影響を検討して報告している[4]．30分群（270名）と120分群（256名）の48時間以内の再挿管率はおのおの32名（13.5%），29名（13.4%）と有意差を認めなかった．SBT 48時間後に自然気道を維持できた患者も30分群で75.9%，120分群で73.0%（$P=0.43$）と同等であった[4]．群内死亡率はおのおの13%，9%で，在院死亡率も19%，18%と差を認めなかった（**図3**）[4]．

しかし，これらの数字はいずれも初回のSBTの結果を調べたものである．初回のSBTに失敗した症例では，必然的に次回のSBTにかける時間が長くなると推察される．また，COPD（chronic obstructive pulmonary disease）など人工呼吸期間が長期に及んでいる症例では，自発呼吸で観察する時間が長くなると思われる．

3 SBTとはいいながら

SBTとはいいながら，その方法はさまざまである．TピースやYピー

スを気管挿管チューブに接続し，一側端を「インスピロンネブライザー®」（製造元：Inspiron，販売元：日本メディカルネクスト）などの high flow system に接続して，反対側端にリザーバとして短い蛇管を接続したうえで大気に開放する方法が，自発呼吸という意味では最も SBT にふさわしい方法である．しかし，気管挿管したまま大気に開放することによって喉頭の生理的 PEEP (positive end-expiratory pressure) 機能が失われるため，5 cmH$_2$O 程度の持続陽圧 (continuous positive airway pressure：CPAP) をかけた SBT も行われている．

Point

SBT 時のモードと SBT の成否の関係

SBT はさまざまなモードの下で行われるが，意外なことに，これらの方法と SBT の成否との間に有意な関係は認めない．

　また，気管挿管下の自発呼吸では，気管チューブの抵抗のため余計な呼吸仕事を強いることになるので，5～7 cmH$_2$O 程度の PSV に設定して SBT を行っている施設もある．さらに，最近の人工呼吸器には，自動チューブ補正 (automatic tube compensation：ATC) 機構が備えられており，挿管されている気管チューブの径や長さ（挿管チューブか気管切開チューブか）に応じて圧補助の程度を加減することができる．ATC 機構を ON にして CPAP モードで行う SBT が，自然気道の自発呼吸に最も近い方法であるという主張もある．しかし，これらの方法を比較した無作為比較試験の結果は，再挿管率などでいずれも有意差を示していない[5]～[9]．ただ，径の細い気管チューブ (ID≦7.0 mm) では，ATC 機構を ON にしておくことや，低いレベルの PSV で SBT を行ったほうがよいかもしれない．

　Mehta らは，抜管直前の 22 名の患者を 5 cmH$_2$O の CPAP，5 cmH$_2$O の PSV，T ピースの 3 種類の呼吸法を無作為の順に 15 分ずつ施行し，それぞれの終了時に呼吸仕事量を計測して，最後に抜管後の呼吸仕事量を計測した[10]．その結果，抜管前の CPAP，T ピース，PSV の呼吸仕事量は 1.17±0.67 J/L，1.11±0.57 J/L，0.97±0.57 J/L で，群間の有意差を認めなかった．ところが，抜管後 15 分ないし 60 分後の呼吸仕事量は，いずれの換気モードの場合より大きかった ($P<0.05$)．挿管チューブの抵抗による呼吸仕事量の増大より，抜管後の喉頭浮腫による気道抵抗増大，解剖学的死腔の付加などのほうが呼吸の負担になっている可能性がある．

　最近使用される nasal high flow が非常に効果的なのは，こうした喉頭浮腫や解剖学的死腔に対して有効に作用しているためと推察される．いずれにしても，最近は T ピースや Y ピース下に自発呼吸で SBT を行うより，PEEP＋PSV±ATC で行う施設のほうが多いと思われる．それは，人工呼吸器に接続されていることによってアラームを有効に利用できること，RSBI を含む各種呼吸関連のパラメータを常にモニタできるなどの理由による．

　最近の人工呼吸器には SBT を実行する機能を備えている機種まで出現してきた．あらかじめ，SBT の実行時間，中止基準（分時換気量，呼吸回数，RSBI）などを入力しておけば，呼吸管理を行っている医師や臨床工学技士がその場に滞在しなくても SBT が実行可能である．

4 SBT の客観性

　SBT のためのスクリーニング検査や失格基準の中には，血圧や SpO_2 のように基準値を明確に提示できる項目と，評価者の主観に依存する程度が大きい項目とが混在している．たとえば Ely らの SBT[2] の中で，失格基準に「不安感の増悪」とあるが，果たしてどの程度の不安があれば中止とするのかはあいまいなところがある．Robertson らの報告[3]にもスクリーニングの中に「不安定/非安全な気道」とあるが，その判断は担当医に任されており，悲観的な医師と楽観的な医師とでは判断が異なると思われる．喀血，消化管出血，呼吸補助筋の使用，明らかな興奮，不安など，いずれも客観的に判断することは難しい．実際，先の Robertson らの多施設共同研究[3]でも，SBT の後に抜管に至る率が大きく異なり，さらに再挿管率も施設間の格差が大きい．抜管率が 50% 未満でありながら再挿管率が 20% を上回っている施設もあれば，抜管率が 100% 近くの高率でありながら再挿管率が 0% の施設もある．これらは，施設や医師，臨床工学技士による SBT の評価が一定でなく，隔たりがある証拠である．また，各項目の見直しと，評価者の再教育が必要との意見もある[11], [12]．

5 SBT だけでよいのか

　SBT は，自発換気能力の評価上は有力な手段といえるが，挿管下と自然気道とで異なる状況として，気道の開通性とクリアランスの問題がある．意識障害がある場合には，抜管後に舌根沈下による気道閉塞をきたす危険がある．また，気道分泌物が多い患者では，喀痰排泄ができるか否かも重要な問題である．喫煙歴のある高齢者では，分泌物を自力で喀出できないために，SBT に合格しても再挿管されるリスクが高い．そのため，挿管されている間の痰の性状と量，および気管吸引した際の咳嗽反射の程度をよく観察しておくことが大切である．さらに抜管と同時に，経皮気管穿刺によって吸痰ルートを確保しておく必要があるかもしれない．

6 抜管後の支持療法と SBT

　従来の SBT は，抜管後，自然気道で通常の酸素療法を行うことが前提で行われてきた．しかし，現在では挿管人工呼吸に代わる呼吸管理方法として非侵襲的陽圧換気（noninvasive positive pressure ventilation：NIPPV）や nasal high flow などの代替換気療法が普及している．また，気道分泌物の多い患者には，抜管後経皮気管穿刺による気道浄化方法も選

択可能である．こうした「次の一手」が使えるのであれば，従来のSBTよりハードルは低くなる可能性がある．

■文献

1) Esteban A, Frutos F, Tobin MJ, et al：A comparison of four methods of weaning patients from mechanical ventilation. Spanish Lung Failure Collaborative Group, N Engl J Med 332 (6)：345-350, 1995
2) Ely EW, Baker AM, Dunagan DP, et al：Effect on the duration of mechanical ventilation of identifying patients capable of breathing spontaneously, N Engl J Med 335 (25)：1864-1869, 1996
3) Robertson TE, Mann HJ, Hyzy R, et al：Multicenter implementation of a consensus-developed, evidence-based, spontaneous breathing trial protocol, Crit Care Med 36 (10)：2753-2762, 2008
4) Esteban A, Alía I, Tobin MJ, et al：Effect of spontaneous breathing trial duration on outcome of attempts to discontinue mechanical ventilation. Spanish Lung Failure Collaborative Group, Am J Respir Crit Care Med 159 (2)：512-518, 1999
5) Ladeira MT, Vital FM, Andriolo RB, et al：Pressure support versus T-tube for weaning from mechanical ventilation in adults, Cochrane Database Syst Rev 5：CD006056, 2014
6) Jones DP, Byrne P, Morgan C, et al：Positive end-expiratory pressure vs T-piece. Extubation after mechanical ventilation, Chest 100 (6)：1655-1659, 1991
7) Haberthür C, Mols G, Elsasser S, et al：Extubation after breathing trials with automatic tube compensation, T-tube, or pressure support ventilation, Acta Anaesthesiol Scand 46 (8)：973-979, 2002
8) Cohen JD, Shapiro M, Grozovski E, et al：Extubation outcome following a spontaneous breathing trial with automatic tube compensation versus continuous positive airway pressure, Crit Care Med 34 (3)：682-686, 2006
9) Cohen J, Shapiro M, Grozovski E, et al：Prediction of extubation outcome：a randomised, controlled trial with automatic tube compensation vs. pressure support ventilation, Crit Care 13 (1)：R21, 2009
10) Mehta S, Nelson DL, Klinger JR, et al：Prediction of post-extubation work of breathing, Crit Care Med 28 (5)：1341-1346, 2000
11) Cappati KR, Tonella RM, Damascena AS, et al：Interobserver agreement rate of the spontaneous breathing trial, J Crit Care 28 (1)：62-68, 2013
12) Figueroa-Casas JB, Broukhim A, Vargas A, et al：Inter-observer agreement of spontaneous breathing trial outcome, Respir Care 59 (9)：1324-1328, 2014

2 ウィーニングの実際
③気管チューブ抜管

> **概要**
> 気管チューブの抜管に関してはさまざまな方面からその可否を検討するが，判別力100％の検査はない．特に，気道の開通性に関しては不確実な要素が多い．そのため，窒息や高度の酸素化障害など致命的な状況の発生も想定し，再挿管や救命処置が速やかにとれる準備を行ったうえで抜管することが望ましい．

1 抜管の指標（表1，表2[1]）

1-1 一般的な全身状態

まず，第一に気管挿管の原因となった疾患が改善に向かっていなくてはならない．そして，患者は医師の指示に従って深呼吸や咳をする必要があるので，意識はほぼ清明でなくてはならない．また，気道に誤流入した分泌物などに反応するために，気道の反射も保たれていなくてはならない．

加えて，循環は安定していなくてはならない．うっ血性心不全や高度の心筋収縮力低下があった患者では，心収縮力の回復と十分な除水が必要である．敗血症性ショックでは，原因となった感染症が制御され，多量の血管作動薬を必要としない状態まで回復していなくてはならない．

体内水分量や血管内水分量に極端な過不足があってはならない．特にうっ血性心不全では陽圧による前負荷軽減作用が有利に働くので，抜管後に心不全が増悪する危険性が大きい．

電解質異常は，水分の体内貯留や呼吸筋を含む筋収縮力低下と関連があるため，是正されていることが望ましい．

 Point
抜管に必要な条件
気管チューブの抜管に当たっては，全身状態・酸素化・換気・痰の喀出力・抜管後の気道確保など多方面にわたる評価をしなければならない．ただし，これらは抜管の十分条件ではないので，条件を満たしても安全が保障されるものではない．

1-2 酸素化

気道内陽圧換気の大きな目的の1つは酸素化の確保である．その機序は平均肺胞内圧の上昇と吸入酸素濃度（F_IO_2）の維持によるが，抜管後は気道内陽圧が消失してF_IO_2も不安定になる．平均肺胞内圧の上昇はおもに呼気終末陽圧（positive end-expiratory pressure：PEEP）の効果によるので，一般的にはPEEPを下げても酸素化が悪化しないことを確認する．しかし，肥満患者などではPEEPの低下で背側の肺虚脱を生じる可能性が高いため，事前にPEEPを下げて確認できないことも多い．F_IO_2に関しては，抜管後も安定して供給できるのは0.5程度以下である．

表1 抜管時に必要な条件

全身状態
原疾患のコントロール
意識清明，精神状態安定
循環動態の安定
水バランス・電解質の正常化
酸素化
マスクによる酸素投与で低酸素血症を生じない
換気
換気需要が過大でない
換気能力が換気需要を上回っている
十分な予備力がある
痰の自己喀出
気道の反射が正常
十分な呼出力がある
気道確保
口腔内の観察で著明な浮腫がない
カフの脱気で十分なリークがある

表2 抜管のための呼吸機能検査値（大塚[1]を元に作成）

パラメータ	基準値
PaO_2	>80 Torr（$F_IO_2=0.3$）
PaO_2/F_IO_2	>200～250
一回換気量	>4～6 mL/kg
呼吸回数	<25～38 回/分
呼吸回数/一回換気量	<60～105 回/L
分時換気量	<10～15 L/分
	<200 mL/分
最大換気量/分時換気量	>2
肺活量	>10～15 mL/kg
最大吸気圧	<−15～−30 cmH_2O
最大呼気圧	>20 cmH_2O

以上を総合すると，PEEP≦5 cmH_2O かつ $F_IO_2=0.5$ で動脈血酸素飽和度を維持できることが抜管の目安といえる．たとえば $F_IO_2=1.0$ ならば，動脈血酸素分圧（PaO_2）≧200 Torr 程度である[1]．

1-3 換気

肺胞換気量は排泄すべき二酸化炭素（CO_2）の量（CO_2 産生量）で規定される．これに死腔換気量を加えたものが口元での分時換気量で，これを換気需要という．死腔量は肺疾患の重症度との関連性が高く，疾患の急性期には大きく，回復期には正常化する．過大な換気需要は自発呼吸でまかなうことができず，10～15 L/分，200 mL/kg/分以下が抜管可能な目安とされる[1]．

一方，患者が安定して提供できる換気量を換気能力という．一般に，人工呼吸が必要な病態では安静時一回換気量が減少し，呼吸回数が代償性に増加する．適切な一回換気量は患者の体格などによって変化するので，一般的な基準値を求めることは困難である．それに対して適切な呼吸回数は患者の体格によらずほぼ一定なので，呼吸回数を測定すれば一回換気量の過不足を評価できる．

一般に 25 回/分以下であれば換気能力は十分で，30～35 回/分以上の場合は不十分と判断される[1]．呼吸回数を一回換気量 [L] で除した値は浅速換気指数（rapid shallow breathing index：RSBI）と呼ばれるが，これは換気能力低下時にみられる一回換気量減少と代償性の呼吸回数増加を鋭敏に発見するために考案されたものである．Yang らの報告[2]では，RSBI が 105 以上の場合に再挿管のリスクが高くなるとされるが，さらに

低いカットオフ値が望ましいとする報告[3]もある．また，小柄な患者は健常時でも一回換気量が小さくRSBIは大きな値なので，換気不全を過大評価されて挿管期間が不必要に延長する危険性がある．換気需要が増加していても，十分な一回換気量が安定して確保できれば抜管に支障はない．この意味でも，呼吸回数は良い指標となる．

安静呼吸時に関与する呼吸筋は横隔膜と外肋間筋のみで，なかでも横隔膜がおもな働きをする．それ以外は補助呼吸筋と呼ばれ，胸鎖乳突筋，斜角筋群，僧帽筋などは吸気補助呼吸筋，腹筋群などは呼気補助呼吸筋といわれる．外肋間筋の過剰な活動や補助呼吸筋の活動が認められる状態を努力呼吸といい，換気に負荷が生じていることを意味する．これらの筋肉は長時間の活動で疲労する性質があり，努力呼吸に依存した換気は破綻することが予測される．換気パターンの定量的評価は難しいが，重要な所見である．

最大に努力したときに発揮できる換気予備力は，換気に負荷が加わったときの代償能力として重要である．この目的で測定するものが，肺活量，最大呼気圧，最大吸気圧である．最大能力に対する現在の換気需要の割合が高いほど，呼吸筋疲労に陥る率も高くなる[1]．

1-4 痰の喀出能力

抜管後は気道に貯留した分泌物を患者自身で除去しなくてはならないが，咳を効果的に行うためには多くの機構が連携して有機的に働かなくてはならない．

第1段階は気道に異物があることを認識することである．これは迷走神経肺枝で伝達されるので，食道がんの手術や縦隔を操作する手術で障害される可能性がある．この能力の検査に咳反射テスト[4]がある．このテストでは気道内に浸透圧の異なる食塩水を少量注入し，反射の有無を半定量的に検査する．

第2段階は十分な吸気を行うことで，不十分だと咳の気流量が減少する．この能力は肺活量で測定できる．

第3段階は声門を閉じて腹圧を上昇させることで，咳の気流速度を上げて粘稠度の高い分泌物を除去するために欠かせない．腹圧は最大呼気圧で測定できるが，声門の機能は気管チューブが留置された状態では評価不能なため，抜管前に知ることはできない．声門を閉鎖する筋群は迷走神経の枝である下喉頭神経（反回神経）に支配されているので，縦隔や胸部大動脈の病変，手術操作で障害される可能性がある．

最後の第4段階は声門を瞬時に開放することで，高速度・大流量の呼気が行われて分泌物が排除される．

これらの，異物の認識，深吸気，声門閉鎖，腹圧上昇，声門開放はスムーズな一連の流れとして行う必要があり，個々の機能障害だけでなく中枢神経障害で統合失調がある場合にも支障を生じる．

1-5 気道の保持

抜管後は，気道の開通性を患者自身が維持しなくてはならない．狭窄の好発部位は舌根部，声門，気管内腔である．舌根部の狭窄は意識障害や神経麻痺などにより舌や舌周囲の筋緊張が低下した場合にみられるので，意識レベルや口腔内の神経所見が参考になる．声門を開大させる筋は後輪状披裂筋だけで，支配神経は迷走神経の枝の下喉頭神経（反回神経）である．これらが障害されると吸気時の声門開大ができなくなる．気管内腔の狭窄は，気管チューブのカフの圧迫による粘膜の浮腫などで生じる．そのほか，血腫，腫瘤，浮腫などによる気道外からの圧迫も原因となる．いずれの場合も浮腫は気道狭窄の原因や増悪因子になるので，炎症所見の改善や全身の水バランスの推移なども重要である．

抜管後の気道の開通性を事前に評価することは非常に難しい．全身炎症の消退，水の過剰な貯留がないこと，頸部に気道圧迫の要因がないことなどは最低限必要な条件である．気管内腔の浮腫は，カフリークテスト[5]である程度判断できる．これには，カフを脱気したときに生じるリークの量を測定する方法とリークを生じる最低圧を測定する方法の2種類がある．

しかし，患者の体格に比べて太い気管チューブが留置されている場合は浮腫がなくてもリークは生じにくく，気道閉塞のリスクを不当に高く評価する可能性がある．高リスク時は，頸部CT検査も参考になる．頸部の診察やカフリークテスト，CTの所見などは基準値が定めにくく，1回の検査で抜管の可否を評価することは難しいため，経時的な推移が重要となる．

2 抜管時の準備（表3）

抜管前後の手順をフロー図（図1）で示す．ここで最も重要なのは，抜管前の検査で抜管可能と判断されていても，いざ抜管すると自然気道では呼吸が維持できず再挿管が必要になる場合があるということである．特に反回神経麻痺，下位脳神経障害，高度肥満，頸部の占拠性病変などによる気道閉塞の場合は，抜管直後から完全な窒息状態になることもあり，直ちに再挿管が必要になる．したがって，抜管時には再挿管に必要な器具一式の準備とその患者に再挿管できる技量をもつ医師の立会いが必須である．

また，抜管直後は挿管困難であることも少なくないので，それに対応するための多様な器具を用意することも望ましい．密着型顔マスクと用手換気装置，声門上気道確保器具，輪状甲状間膜穿刺キット，経皮穿刺式気管切開キットなどがこれに相当する．そして，鎮静薬，鎮痛薬，筋弛緩薬のほか，呼吸困難時の高血圧，気管挿管後の低血圧に対処するための血管作動薬も必須である．気道確保が不成功の場合は心停止に陥ることもあるので，蘇生に必要な薬剤一式も準備することが大切である．

Point

抜管時の準備

抜管後に生じる最悪の事態は気道閉塞なので，抜管時はそれに対応する準備が必要である．再挿管に必要な器具一式，挿管困難時に使用する器具，吸引装置，酸素療法器具，各種の薬剤，生体モニタなどを用意する．

表3 抜管時に準備するもの

再挿管，救急蘇生のための人員

再挿管のための器具
- 喉頭鏡など通常の気管挿管器具一式
- 気管チューブ（挿管中のチューブと同じ太さと1サイズ細いもの）

挿管困難時の対処に用いる器具
- 密着型顔マスク
- 用手換気装置（ジャクソンリース回路，自己膨張型バッグ）
- 声門上気道確保器具〔Laryngeal Mask Airway（泉工医科工業）など〕
- 輪状甲状間膜穿刺キット
- 経皮穿刺式気管切開キット

吸引装置
- 最大の吸引圧，最も太い吸引チューブ，スイッチONでスタンバイ

薬剤
- 再挿管に必要な薬剤：鎮静薬，鎮痛薬，筋弛緩薬
- 血管作動薬（降圧薬，昇圧薬）
- 蘇生に必要な薬剤一式

抜管後の酸素療法に必要な器具
- 酸素流量計
- 十分な長さの酸素チューブ
- 鼻カニューレ
- 単純顔マスク
- ハイフローセラピーのための器具一式
- NPPVのための器具一式

生体モニタ
- 心電図，パルスオキシメータ，非観血的血圧計
- 観血的動脈圧モニタ，サイドストリーム型 CO_2 モニタ

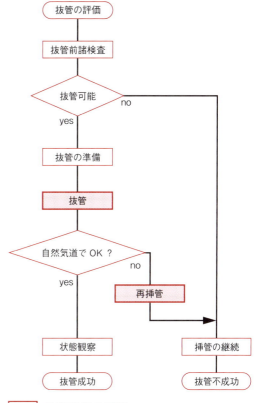

図1 抜管前後の手順

抜管後は，常に再挿管を意識して観察を行う．

　抜管直後には問題がなくても，周囲組織の浮腫の進行や気道分泌物の不十分な除去による気道閉塞を遅発性に生じることもある．そのため，気道閉塞に関しては少なくとも抜管後数時間は厳重な観察が必要で，気道分泌物に関してはさらに長期間の観察が必要である．

　抜管時は，カフ上部や咽頭の奥の分泌物が口腔内に出てくる．これを間髪入れずに吸引除去しないと次の吸気時に誤嚥の原因となるので，吸引装置の準備が必要である．素早く吸引するために最も太い吸引チューブ（16 Fr程度）を接続し，最大の吸引圧で吸引のスイッチをONにして吸引管の先を患者の口元にスタンバイしておく．抜管時には，大きな変化が起こる可能性があるので，それらを把握するためのモニタも重要である．心電図，パルスオキシメータ，非観血的血圧計は必須で，可能なら観血的動脈圧モニタとサイドストリーム型 CO_2 モニタも用意する．

多くの場合は抜管直後に酸素療法の継続を必要とする．酸素療法のための器具は，必要とする F_IO_2 に応じて選択する．必要な F_IO_2 は人工呼吸中の血液ガス分析値で推定できる．F_IO_2 が 0.4 程度以下の場合は鼻カニューレ，0.4 以上必要なときは単純顔マスクを用意する．0.5 以上が必要な場合はリザーバマスクになるが，この状態は酸素化の抜管基準を満たしていないので，もう一度抜管の可否を見直す．非侵襲的陽圧換気（noninvasive positive pressure ventilation：NPPV）やハイフローセラピーを必要とする可能性が高いと考えられるときは，これらも準備する．

3 抜管後の観察ポイント

3-1 気道の開通性

気道の開通性は，聴診と換気パターンで診断する．咽頭や声門部など上気道の狭窄があると，低い連続性雑音（rhonchus）が吸気時に増強して聴取できることが多い．末梢気道の狭窄では高い連続性雑音（wheeze）を呼気時に聴取する．上気道では吸気時の陰圧で狭窄が悪化し，末梢気道では努力呼気による胸腔内陽圧が細気道を圧迫するため雑音を生じる時相が変化する．音程の違いは振動する物体の質量に依存する．狭窄音の減弱・消失は，狭窄の改善だけでなく呼吸筋疲労や狭窄の悪化で流量が減少した場合や完全窒息の場合でも生じるので，総合的に判断する．

気道狭窄が進行すると，換気パターンは腹式呼吸から胸式呼吸に変化し，呼吸補助筋の活動が吸呼気ともに明瞭となる．肋間や胸骨上窩などの陥没呼吸を認め，悪化すると吸気時の胸骨挙上が不十分となる．

Point

抜管後の観察
気道の開通性，酸素化，換気，気道分泌物の除去，バイタルサインなどに注意する．気道の完全閉塞の場合は抜管後直ちに症状が現れ，数分以内に心停止に至ることもまれではない．呼吸筋疲労や痰の貯留による症状は，しばらくしてから現れることが多い．

3-2 酸素化

無気肺，細気道の閉塞，うっ血性心不全など，気道内陽圧で改善していた病態が抜管後に再度悪化して酸素化障害が進行することもある．低酸素血症は心不全の悪化を助長し，心機能低下が肺うっ血を悪化させるという悪循環に陥る可能性もある．

酸素化の正確な評価には動脈血液ガス分析を行うが，抜管後の状態観察では連続的モニタリングの点でパルスオキシメータによる評価を併用することが望ましい．

3-3 換気

抜管前には自発呼吸テストで換気補助が不要であることを確認するが，抜管後に呼吸筋疲労が進行して換気不全に陥ることがある．一般に，換気障害時は一回換気量が減少して代償性に呼吸回数が増加し，同時に患者は呼吸困難を訴えるので，この時点で発見して対処することが望ましい．こ

の代償機構が破綻すると，動脈血二酸化炭素分圧（$PaCO_2$）が上昇する．

脳幹の病変や麻薬系薬剤による中枢性低換気の場合は，呼吸回数の代償性増加はみられず，呼吸困難を訴えることもない．所見がないまま$PaCO_2$が上昇し，CO_2ナルコーシスによる意識レベルの低下が初発症状であることも珍しくない．

3-4 気道分泌物のクリアランス

痰の喀出障害があると，咽喉頭部に水泡音（coarse crackle）を聴取する．気道分泌物の貯留で無気肺を生じれば，酸素化が悪化してSpO_2が低下する．

3-5 バイタルサインや精神状態の変化

気道狭窄・低酸素血症・低換気による高CO_2症のいずれの場合も，交感神経が緊張して血圧上昇と頻脈がみられる．精神的には多弁や落ち着きのなさなど軽度の興奮状態がみられる．進行すると興奮状態が悪化して多動となり，起き上がりや酸素マスクの自己除去など不穏行動が目立つようになる．また錯乱状態に陥る場合もある．低酸素血症が著しくなると心筋のエネルギー不足から血圧は低下して徐脈となり，やがて心停止する．意識レベルは低下して身体活動も減少する．

4 抜管後に生じた危機的状況への対処

気道閉塞に対しては再挿管を行う．完全窒息の場合は時間の猶予がなく，1分以内にSpO_2が低下して数分以内に心停止することも珍しくない．

対処として，気道の開通性と換気に問題がないSpO_2の低下時は，まずF_IO_2を上昇させる．低流量酸素療法では投与する酸素流量を増加させるが，F_IO_2を0.5以上にすることは困難である．リザーバマスクを用いればさらに高いF_IO_2を得ることも可能であるが，呼気の再呼吸があるので換気に問題がある患者では使用できない．これらに反応が悪い場合はハイフローセラピーやNPPVの適応となる．胸部X線写真や心臓超音波検査で肺うっ血所見がある場合は，利尿薬やβ刺激作用のあるカテコラミンなどを投与する．利尿薬への反応が悪い場合は，血液浄化療法を導入して除水することも考慮する．

低換気，呼吸困難の場合は，まず用手的にマスク換気を行ってその後NPPVを試すが，改善しない場合は再挿管が必要となる．

中枢性低換気に対してはNPPVを試みるが，マスクによる強制換気は呑気などの合併症も多く，再挿管が必要となることが多い．

気道分泌物のクリアランス不全は輪状甲状間膜穿刺の適応となるが，SpO_2が低下するほど重症の場合は不十分なことが多く，再挿管の適応と

Point

抜管後の危機的状況への対処

気道閉塞の場合は，直ちに再挿管を行う．挿管できない場合は，緊急気管切開などが必要となる．酸素化不良や換気不全にはNPPVを行うが，改善が不十分な場合は時期を逸することなく再挿管を行う．

なる．
　これらいずれの場合も再挿管の前に行う処置はあくまで応急処置と考え，必ずその後の観察を密に行って，再挿管のタイミングが遅れないようにする．
　低酸素血症・低換気・呼吸困難に伴う精神症状に対しては，決して鎮静薬を投与してはならない．症状を隠蔽するだけでなく，呼吸困難の代償機転を抑制して低酸素血症から心停止に至る時間を早める結果になる．

■文献
1) 大塚将秀：成人における気管チューブの抜管基準，日本集中治療医学会雑誌 19 (3)：340-345, 2012
2) Yang KL, Tobin MJ：A prospective study of indexes predicting the outcome of trials of weaning from mechanical ventilation, N Engl J Med 324 (21)：1445-1450, 1991
3) Tobin MJ, Jubran A：Weaning from mechanical ventilation, Tobin MJ ed. Principles and practice of mechanical ventilation 3rd ed, McGraw Hill, p1307-1351, 2015
4) 山口 修，森村尚登，奥津芳人ほか：食道癌術後の咳嗽反射の半定量的評価法，ICU と CCU 18 (8)：783-788, 1994
5) Mokhlesi B, Tulaimat A, Gluckman TJ, et al：Predicting extubation failure after successful completion of a spontaneous breathing trial, Respir Care 52 (12)：1710-1717, 2007

3 ウィーニングプロトコルの運用
①臨床工学技士

> **概要**
>
> 人工呼吸器からのウィーニングは，プロトコルに従って行うことが推奨されている．臨床工学技士がウィーニングプロトコルを運用する際には，注意深い患者観察や的確な患者評価を行うことが必要である．また，チーム医療の実践のため，診療録をはじめとした適切な記録を行い，患者情報を共有することが重要である．

1 はじめに

　医師以外の職種がプロトコルに基づいて人工呼吸器からの離脱を行うことにより，人工呼吸器装着期間の短縮，合併症の低減，医療費の削減が図られる[1), 2)]といわれている．

　これらの報告はおもに米国から発表されているものであり，わが国の医療事情とは異なる背景の下での結果であることに留意する必要がある．米国では「呼吸療法士」という呼吸療法の専門職が活躍しており，彼らがプロトコルに基づいて人工呼吸器からの離脱を進めることは一般的となっている．

　一方で，わが国では呼吸療法に特化した専門職は存在しないが，臨床工学技士が呼吸療法を支える専門職として活躍し始めている．呼吸療法を行ううえで，人工呼吸器からの早期離脱は患者の予後改善のみならず医療経済の視点からも重要な要素である．

2 『臨床工学技士基本業務指針2010』とウィーニングプロトコル

　臨床工学技士は，ウィーニングプロトコルに基づき人工呼吸器設定を行ってよいのであろうか．臨床工学技士法および『臨床工学技士基本業務指針2010』に照らして考えてみる．

　呼吸治療業務は，『臨床工学技士基本業務指針2010』[3)]において**表1**のように記載されており，個別の業務指針である『呼吸治療業務指針』[4)]においては，**表2**のように記載されている．

　医師の指示の下に患者の状態に合わせて人工呼吸器の設定を行うことは，臨床工学技士の基本業務である．特に喀痰吸引や採血などは，そのタ

表1 『臨床工学技士基本業務指針2010』における「呼吸治療業務」(文献3より抜粋)

B．治療開始から終了まで
○ 1．人工呼吸装置回路の先端部（コネクター部分）の気管チューブへの接続又は気管チューブからの除去
○ 2．人工呼吸装置回路の先端部のあらかじめ接続用に形成された気管切開部（気管チューブの挿入部分等）への接続又は気管切開部からの除去
○ 3．人工呼吸装置回路の先端部（マスク，口腔内挿入用マウスピース及び鼻カニューレ等）の口，鼻への接続又は口，鼻からの除去
○ 4．呼吸訓練に使用する人工呼吸装置の操作
◎ 5．人工呼吸装置の運転条件及び監視条件（一回換気量，換気回数等）の設定及び変更
◎ 6．吸入薬剤及び酸素等の投与量の設定及び変更
  7．呼吸療法の使用機器等の操作に必要な監視機器の監視（人工呼吸装置の監視部分の監視）
○ 8．人工呼吸装置の使用時の吸引による喀痰等の除去
◎ 9．動脈留置カテーテルからの採血
 10．呼吸療法の使用機器等の操作並びに患者及び監視機器の監視に関する記録
 11．人工呼吸装置の機能維持および治療効果の評価

○：引き続く一連の業務の各段階で医師の指示を受けなければならない業務．
◎：医師の具体的指示を受けて行わなければならない法令上の特定の行為．

表2 呼吸治療業務指針（文献4より抜粋）

2）治療中の患者観察と対応
(1)人工呼吸装置の運転条件及び監視条件の設定
①人工呼吸装置の使用開始時は，医師の指示に基づき，人工呼吸装置の運転条件及び監視条件を設定する．
　A．医師の指示内容を経過記録表等に記録する．
　B．患者の状態により指示内容に変更が生じた場合も，経過記録表等に記録する．
　C．注意事項や確認事項についても，経過記録表等に詳細に記録する．
②人工呼吸装置を患者に装着した後は，直ちに胸郭の動きの観察，呼吸音の聴取，パルスオキシメータ及びカプノメータ等の確認を行う．
③観察結果を経過記録表等に記録する．
④人工呼吸装置を装着した場合及び運転条件を変更した場合には，血液ガス分析を行い，設定条件を評価する．
　A．血液ガス分析のための採血は，すでに留置されている動脈カテーテルから行う．
　B．動脈から直接採血は医師が行う．
⑤患者の呼吸状態が悪化している場合は，医師に報告し指示内容の変更等の指示を受ける．
⑥患者の呼吸状態が安定している場合には，医師に報告しウィーニングに向けて指示内容の変更等の指示を受ける．

イミングや効果を考えるうえで患者アセスメントが欠かせない．さらに喀痰吸引によって得られる喀痰の性状や量，および動脈留置カテーテルからの採血から得られた血液ガスデータの解釈について診療録への記載を行うなど，関係職種との情報共有の点で重要な役割を担っている．

3 当院におけるウィーニングプロトコル運用の実際

　当院では，医師から臨床工学技士に対して人工呼吸器管理の事前指示（**表3**）が出されており，基本的にこの指示に基づいて人工呼吸器の装着

表3 人工呼吸管理の事前指示（臨床工学技士向け）

1. F_IO_2 指示
   PaO_2≧【60】mmHg，SpO_2＞【90】％を維持するように最低の F_IO_2 設定とする．ただし，上限【1.0】，下限【0.30】とする．
2. PEEP 指示
   PaO_2≧【60】mmHg，SpO_2＞【90】％を維持するように PEEP を設定．ただし，上限【15】cmH_2O，下限【3】cmH_2O とする．A line 平均血圧＞【65】mmHg を維持できなければ PEEP を下げる．そのほかは口答指示による．
3. 換気量指示
   $PaCO_2$【30】mmHg～【50】mmHg，または pH【7.30】～【7.45】を維持するように分時換気量を設定．一回換気量は【4】～【8】mL/kg（PBW）の範囲内で設定．
4. ウィーニング計画
   離脱開始許可後
   自発呼吸モード，PS 3 cmH_2O，PEEP 3 cmH_2O，F_IO_2 0.4 以下を目標に人工呼吸器設定を調整し，自発呼吸試験（spontaneous breathing trial：SBT）を実施．
5. 抜管前処置
   SBT 完了後
   ①最大呼気圧（MEP）測定
     MEP＜10 cmH_2O で指示医師へ報告
     MEP≧10 cmH_2O で②へ移行
   ②カフリーク圧測定
     カフリーク圧≧20 cmH_2O で指示医師へ報告
     カフリーク圧＜20 cmH_2O で③へ移行
   ③プロポフォール，ミダゾラム（ドルミカム®），フェンタニルクエン酸塩（フェンタニル）を中止

【　】内は患者状態によって決められる．
MEP：maximum expiratory pressure，PBW：predicted body weight，PEEP：positive end-expiratory pressure，PS：pressure support.

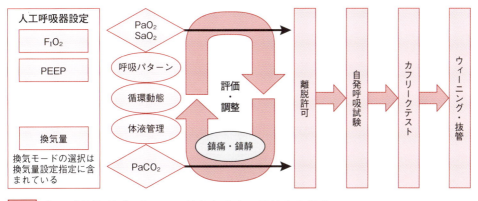

図1 人工呼吸管理プロトコルの流れと臨床工学技士の業務

からウィーニングまでの管理を行っている．

　血液ガス分析値を基に人工呼吸器を調整する指示になっており，臨床工学技士はなるべく人工呼吸器からのウィーニングにつながるように，人工呼吸器サポートの度合いを下げていく（**図1**）．

　プロトコルを運用するうえで重要なことは，漫然とプロトコル通りに進めるのではなく，患者の病態と実施するタイミングを的確に判断することである．

3-1　$PaO_2 \geq 60$ mmHg で F_IO_2，PEEP をどのように調整するか

　当院で使用している指示でいえば，PaO_2 80 mmHg である場合，F_IO_2 と PEEP の両方の設定を変更できるが，その前にこれらの設定を変更すべきか否かを考える必要がある．PaO_2 の改善に向けた設定を行う際に考慮すべきことは，低酸素血症の原因である吸入気酸素分圧の低下，肺胞低換気，換気血流比不均等，拡散障害の4つである．

　また，F_IO_2 と PEEP の変更は診断の意味合いをもつことがある．つまり，PEEP を低下させた後に低酸素血症が悪化した場合には，PEEP により肺胞の開通が得られていたが PEEP の低下により再虚脱が発生した，すなわちその患者には PEEP が必要であると判断できる．このような診断を的確に行うために，酸素化に影響を及ぼす F_IO_2 と PEEP を同時に変更することは避けるべきである．

①F_IO_2 設定の考え方

　F_IO_2 は PF や A-aDO_2 を参考に設定する．高すぎる F_IO_2 は高酸素血症や吸収性無気肺，高酸素性急性肺傷害などを招く[5), 6)]ことから，推奨されない．したがって，こまめに酸素化を評価し，適宜適切な設定にすることが必要である．

②PEEP 設定の考え方

　PEEP は呼気終末肺容量を増加させ，シャントを改善させる．一方で，静脈還流量の低下，肺血管抵抗の増大による左室前負荷の低下から，一回拍出量を低下させる．

　ウィーニングに向けて PEEP を下げた場合には，上記と逆の現象が起こるが，肺胞虚脱により低酸素性肺血管収縮が起こり，右室後負荷を増大させる可能性がある．PEEP 設定を低下させることで，徐々に酸素化が悪化する場合があるので注意深く観察し，PEEP の低下に起因する酸素化障害が発生したと考えられる場合は，F_IO_2 を上げるのではなく PEEP 設定を戻す．すでに低酸素血症となっている場合は緊急避難的に F_IO_2 を上げ，PEEP 再設定後に改めて調整する．

③PaO_2 の目標値と患者の病態との関連性

①心停止後症候群

　蘇生後には，虚血再灌流が生じることで，フリーラジカルの増加がみられる．フリーラジカルの酸化作用は，ミトコンドリアによる代謝機能を減

弱させ，酵素を不活性化し，膜脂質に障害をきたすといわれている．心停止から蘇生した後に人工呼吸管理を行っている場合には，SaO_2 94%を維持するようにこまめにF_IO_2を調整し，高酸素血症を予防することが必要である．

② ARDS (acute respiratory distress syndrome)

ARDSは，肺血管外水分量の増加に伴う間質浮腫と肺サーファクタント変性による肺胞虚脱，および肺重量の増加による荷重側無気肺でのシャントの増加が原因である．シャントの増加に対してはF_IO_2の増加のみでは対応できず，PEEPやリクルートメント手技による虚脱肺胞の再開通が必要である．

③ 慢性呼吸不全

慢性呼吸不全の患者については，PaO_2の目標を88〜92%程度とし，高すぎる目標にしないことがポイントとなる．特に慢性2型呼吸不全患者では，高いPaO_2により呼吸が抑制されることがある．どの程度の目標値にするかについては，医師の指示を的確に把握することが重要となる．

3-2 $PaCO_2$ 30 mmHg 未満もしくは 45 mmHg 以上で分時換気量をどのように調整するか

$PaCO_2$は，肺胞換気量とCO_2産生量のバランスで決まる．つまり肺胞換気量が一定であれば，代謝亢進などによるCO_2産生量の増加は$PaCO_2$の増加に，CO_2産生量が一定であれば肺胞換気量の低下が$PaCO_2$の増加につながる（式(1)）．

$$PaCO_2 = K \frac{\dot{V}CO_2}{\dot{V}_A} \tag{1}$$

1 $PaCO_2$の目標値と患者の病態との関連性

① 頭蓋内圧亢進症例

脳血管は$PaCO_2$が増加すると拡張し，$PaCO_2$が減少すると収縮する．頭蓋内圧亢進症例では，$PaCO_2$の増加により血管床が増大し，頭蓋内圧のさらなる上昇を招くため，低換気に十分注意する必要がある．ウィーニングに際しては，$PaCO_2$の許容範囲を医師に確認することが必要である．

② 代謝性アルカローシス

胃液の喪失，ループ利尿薬の使用，輸液に含まれるクエン酸の影響などによりHCO_3^-が上昇し，代謝性アルカローシスになる．

代謝性アルカローシスが存在する状態で，$PaCO_2$を35〜45 mmHgに維持しようとすると呼吸が抑制され，A/C (assist/control)やSIMV (synchronized intermittent mandatory ventilation)では自発呼吸を認めず，調節換気になる．自発呼吸モードでは無呼吸警報が作動し，人工呼吸器からの離脱を妨げることになる．

人工呼吸器からの離脱に際しては，酸塩基平衡を適切に評価し，医師と$PaCO_2$の目標値について検討することが重要である．

Point

肺胞換気量と分時換気量
肺胞換気量は（一回換気量−死腔量）×呼吸数，分時換気量は一回換気量×呼吸数で，死腔量を差し引くか引かないかの違いがある．死腔換気率が増加している場合には，分時換気量を増加させても肺胞換気量が増加しない場合があるので，死腔量を考慮して換気設定を行うことが重要である．

表4 自発呼吸試験開始のためのスクリーニング

- □ 担当医が離脱可能と判断している．
- □ 呼吸不全の原因となった疾患が改善している．
- □ 中枢神経系の機能に異常がないか，改善している．
- □ 筋弛緩薬や持続的な鎮静剤投与がない．
- □ 十分な酸素化がある．
- □ 呼吸状態が安定している．
- □ 酸塩基平衡に異常はない．
- □ 電解質異常はない．
- □ 感染が制御されている．

③慢性呼吸不全

特に慢性2型呼吸不全患者では，HCO_3^- の再吸収を増加させることによる腎性代償が働いているため，$PaCO_2$ の目標を基準値である35～45 mmHgにせず，pH 7.35～7.45になるように調節する．

3-3 自発呼吸試験はどのように進めるか

当院ではすべての人工呼吸器装着患者について，毎朝自発呼吸試験開始のためのスクリーニングを行っている（**表4**）．スクリーニングが完了したら，患者ごとのリスク要因に留意しながら30分間の自発呼吸試験を開始（**図2**）する．当院では，Tピース法ではなく人工呼吸器を装着した状態（**表5**）で実施し，経時的に一回換気量や呼吸回数などを記録している．自発呼吸試験中はベッドサイドから離れないようにして，患者観察を継続して行う．

筆者の経験では，人工呼吸器の換気補助が必要な患者（自発呼吸試験が不合格の患者）は開始後10分以内に呼吸補助筋の使用，呼吸数の増加，血圧上昇，発汗がみられるので，患者から目を離さないことが重要である．一方で，スクリーニングや自発呼吸試験が不合格になった場合に，その原因を検討し対応することが重要である．

表6にウィーニングがうまくいかないときの原因と対策を示す．原疾患や既往歴，使用されている薬剤や栄養状態など，多角的に患者を評価する必要がある．

3-4 カフリークテストはどのように進めるか

カフリークテストの手順（使用物品は図3を参照）

① 患者にカフリークテストの目的について説明し，実施の同意を得る．
② 口腔内の分泌物を十分に吸引する．
③ 人工呼吸器を外し，ジャクソンリース回路を装着する．
④ カフを脱気し，気道内を加圧する．このときカフ圧計で気道内圧を測定する．

人工呼吸器からのウィーニングプロトコル

年　　月　　日【第　　回目】

- ☐ 担当医がウィーニング可能と判断している．
- ☐ 呼吸不全の原因となった疾患が改善している．
- ☐ 中枢神経系の機能に異常がないか，改善している．
  脳浮腫，頭蓋内圧亢進，意識障害の悪化がない．
- ☐ 筋弛緩薬や持続的な鎮静薬投与がない（鎮静薬の間欠投与は許容）
- ☐ 十分な酸素化がある．
  $F_IO_2 \leq 0.4$，PEEP ≤ 5 cmH$_2$O で PaO$_2 \geq 60$ mmHg または PEEP ≤ 5 cmH$_2$O で PF ≥ 200
- ☐ 呼吸状態が安定している．
  RSBI（rapid shallow breathing index）< 80 回 / 分 /L
- ☐ 酸塩基平衡に異常はない．
  pH ≥ 7.25 で明らかな呼吸性アシドーシスがない．
- ☐ 電解質異常はない．
- ☐ 感染が制御されている．
  体温が 38℃以下である．

【SBT の実施】（開始時刻　　：　　）

① $F_IO_2 < 0.4$　PS：5 cmH$_2$O（人工鼻），3 cmH$_2$O（加温加湿器），PEEP：3 cmH$_2$O で 30 分間観察

	中止基準	Pre	10 min	20 min	30 min
呼吸数	> 35 BPM が 5 分以上				
一回換気量					
分時換気量					
SpO$_2$	< 90% が 5 分以上				
P$_{ET}$CO$_2$					
心拍数	120 BPM 以上または 20 BPM 以上の増加				
血圧	SBP < 90 mmHg または 30 mmHg 以上の上昇が 5 分以上				
呼吸状態	呼吸困難の出現				
その他	不穏，発汗の出現				

② カフリーク圧測定（　　　cmH$_2$O）
③ 鎮痛・鎮静薬中止（デクスメデトミジン塩酸塩は継続可）

（抜管時刻　　：　　）

SBT に失敗した場合は，その原因について積極的に追究する．再装着後は PS：8 cmH$_2$O に変更し，経過観察を継続する．

図2 人工呼吸器からのウィーニングプロトコル
PF：ratio of arterial PaO$_2$ to F$_I$O$_2$

表5 自発呼吸試験実施時の人工呼吸器設定

加温加湿回路	自発呼吸モード：PS 3 cmH$_2$O，PEEP 3 cmH$_2$O，F$_I$O$_2$ 0.4 以下
人工鼻回路	自発呼吸モード：PS 5 cmH$_2$O，PEEP 3 cmH$_2$O，F$_I$O$_2$ 0.4 以下

表6 ウィーニングがうまくいかないときの原因と対策

区分	要因	機序	臨床症状
呼吸機能	中枢機能異常	脳神経の器質的障害 代謝的要因（電解質異常，薬物）	無呼吸，呼吸パターン異常 高 CO_2 血症，低酸素血症
	ガス交換異常	換気血流比異常	低酸素血症，呼吸窮迫症状
	呼吸器系メカニクス	気道抵抗上昇，呼吸筋力低下，廃用性萎縮	喘息発作，呼気時間延長 一回換気量低下，RSBI 増加 高 CO_2 血症，低酸素血症
心機能	急性左心不全	胸腔内圧低下による静脈還流量増加および肺毛細血管圧低下による前負荷の増加	急性呼吸性 and/or 代謝性アシドーシス，低酸素血症，低血圧，胸痛，不整脈
酸塩基平衡	慢性2型呼吸不全患者の急性アルカローシス	高 CO_2 血症に対して十分な代謝性代償が作用しない	閉塞性換気障害やその他の原因による呼吸性アシドーシス
	呼吸性アルカローシス	高 CO_2 血症およびアルカリ血症に対する不十分な換気応答	ウィーニングを試みると $PaCO_2$ の上昇および pH の低下をきたす
	代謝性アシドーシス	代謝性アシドーシスの代償のため，換気量が増大することによる呼吸性アルカローシス	低下した HCO_3^- を代償するための換気量および呼吸仕事量増加ができず，$PaCO_2$ を低下させることができない
代謝	低P血症と低Mg血症	呼吸筋脱力	浅表性呼吸，呼吸促迫，急性呼吸性アシドーシス
	甲状腺機能低下	呼吸筋脱力，換気応答低下	
薬剤	麻酔薬，鎮静剤，精神安定剤，睡眠薬	不十分な換気応答，呼吸筋麻痺	頻呼吸や呼吸窮迫を伴わない呼吸性アシドーシス
	神経筋遮断薬	薬物排泄遷延による呼吸筋麻痺，ICU-AW，critical illness polyneuropathy	浅表性呼吸，呼吸促迫，急性呼吸性アシドーシス
栄養	過食，過飲	過剰摂取は CO_2 産生量の増加	$PaCO_2$ を正常に保つために必要な換気量を維持できなくなる
	栄養不良	栄養不足が先行した急性疾患	呼吸筋力低下，換気応答低下，免疫能低下
精神状態	精神的な依存	不安，恐怖，せん妄，幻想	人工呼吸器による換気補助を低減，もしくは中止を試みたとき患者は興奮やパニックを起こす

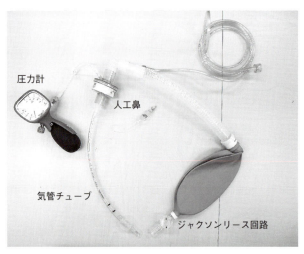

図3 カフリークテストで使用する物品

Point

人工呼吸器装着患者のせん妄予防

人工呼吸器装着患者をはじめとする重症患者にしばしばみられる精神障害は古くから知られているが，近年この精神障害は「せん妄」であることが判明した．
せん妄の発生により人工呼吸器装着期間や入院期間の延長，生存率の低下を招くことが明らかとなっている．そのため人工呼吸器装着患者に対しては，常にせん妄の予防，早期発見を念頭に治療を行う必要がある．

表7 診療録の例（架空の症例）

S：気管挿管中，痛いところはありませんか？ → のどを指す
O：敗血症，ARDSのため○月○日気管挿管，人工呼吸器装着（本日10日目） 　人工呼吸器設定： 　　SPONT mode，PS 8 cmH$_2$O，PEEP 5 cmH$_2$O，F$_I$O$_2$ 0.35 　換気モニタ： 　　VT 514 mL〔8.6 mL/kg（PBW）〕，呼吸数16回/分，MV 8.3 L/分，SpO$_2$ 97％，P$_{ET}$CO$_2$ 38 mmHg，BP 125/87（98），BT 36.7℃ 　血液ガス： 　　pH 7.41，PaCO$_2$ 42.5 mmHg，PaO$_2$ 98 mmHg，HCO$_3^-$ 24.3，BE ＋0.2（F$_I$O$_2$ 0.35，PEEP 5 cmH$_2$O） 　鎮痛・鎮静： 　　RASS（Richmond agitation sedation score）0（フェンタニルクエン酸塩2 mL/h，デクスメデトミジン塩酸塩2 mL/h） 　意識レベル： 　　GCS：E4VTM6（T：気管挿管中）
A：敗血症性ARDSのための気管挿管下人工呼吸10日目．昨日換気モードをSPONTに変更し，PS，PEEPを漸減しているが，適正換気量，酸素化維持ができている．意識清明，気道内分泌物の自己喀出可能であり，人工呼吸器からの離脱は可能であると考えられる．
P：SBT，カフリークテスト実施

GCS：Glasgow Coma Scale，MV：minute ventilation，SPONT：spontaneous breathing，VT：tidal volume.

当院では，カフリークテストを，「カフリークが発生する気道内圧」を測定し，20 cmH$_2$O以下としている．カフリークテストの際に咳嗽などによる気道内圧の上昇を防止するため，鎮痛・鎮静の継続中もしくは中止直後に実施する．

カフリークテストの結果，リーク圧が20 cmH$_2$Oより高い場合には喉頭浮腫などによる「気道狭窄のリスクあり」と判断し，医師に報告する．医師は除水やステロイド投与を行い，上気道浮腫の治療を行う．

3-5 臨床工学技士が人工呼吸器設定を行う場合，どのような診療録が必要になるか

人工呼吸器の調整は侵襲性の高い医療行為であるため，医療チームでの情報共有を図る観点から，診療録への一体的な記載が望まれている[7]．

臨床工学技士は患者の言動（S：subjects）や客観情報（O：objects），自身の評価（A：assessments），計画（P：plan）を系統的に記録する必要がある（**表7**）．

■文献
1) Ely EW, Baker AM, Dunagan DP, et al：Effect on the duration of mechanical ventilation of identifying patients capable of breathing spontaneously. N Engl J Med 335（25）：1864-1869, 1996
2) Ely EW, Meade MO, Haponik EF, et al：Mechanical ventilator weaning protocols driven by nonphysician health-care professionals：evidence-based clinical practice guidelines. Chest 120（6 Suppl）：454S-463S, 2001
3) （公社）日本臨床工学技士会：臨床工学技士基本業務指針 2010

http://www.ja-ces.or.jp/01jacet/shiryou/pdf/kihongyoumushishin2010n.pdf（2017年7月10日現在）
4）（公社）日本臨床工学技士会 呼吸治療業務指針検討委員会：呼吸治療業務指針
http://www.ja-ces.or.jp/01jacet/shiryou/pdf/2012gyoumubetsu_gyoumushishin01.pdf
（2017年7月10日現在）
5）Kallet RH, Matthay MA：Hyperoxic acute lung injury, Respir Care 58（1）：123-141, 2013
6）Stub D, Smith K, Bernard S, et al：Air Versus Oxygen in ST-Segment-Elevation Myocardial Infarction, Circulation 131（24）：2143-2150, 2015
7）日本診療情報管理学会：診療情報の記録指針（旧診療記録指針改訂版），日本診療情報管理学会倫理綱領，2017年3月
http://www.jhim.jp/rinri/index（2017年7月10日現在）

ウィーニングプロトコルの運用
② RST

 概要

呼吸サポートチーム（respiration support team：RST）活動の一部が診療報酬の加算対象になったことで，RSTの認知度は急激に上がった．人工呼吸器のウィーニングだけでなく，呼吸管理の質・リスク管理に不可欠の活動となっている．機器管理のプロである臨床工学技士が，RSTメンバーの一員として果たす役割は大きい．また，呼吸管理の標準化のためにウィーニングプロトコルが果たす役割は今後大きくなると思われる．

1 呼吸サポートチーム（RST）とは

　RSTは，多職種で人工呼吸器装着患者を主とする呼吸ケアをサポートするチームである．
　病院によって呼吸ケアチーム（respiratory care team：RCT）などさまざまな名称が付けられており，その機能や病院組織での位置付けもさまざまである．ここでは当院のRSTを紹介する．

1-1 当院におけるRST設立の経緯[1]

　当院は1048床のベッドを有し，救命救急センターを併設する地域医療支援病院である．2004年当時，院内に60台弱の人工呼吸器があり，ICUや急性期病床だけでなく障害者病棟も含めると，1日40台前後の人工呼吸器が稼働していた．入院患者の4割が救命救急センターからの入院で，救命救急センターには45床のベッドがあったが，急性期を過ぎた，あるいは慢性期の患者の人工呼吸は一般病棟で施行せざるを得ない状況にあった．
　ところが，院内の人工呼吸器の使用実態を誰も把握できていなかったのである．MEセンターも人工呼吸器の病棟貸し出しは把握していたが，実際に使用しているのか，どの患者にどのように使われているのか把握できていなかった．そのためこの状況を何とか解決できないか模索していた．栄養サポートチーム（nutrition support team：NST）を立ち上げていたので，同じように呼吸管理にもチーム医療が必要であると考え，RSTを作りたいと思っていた．
　病院全体の質改善活動であるTQM（total quality management）に関する第13回飯塚病院TQM活動発表大会（2004年）の一環として，「現場看護師が人工呼吸器装着患者の看護にどれくらい不安を抱えているか」

 Point

TQM（total quality management）
全員・全体（total）で，医療・サービスの質（quality）を，継続的に向上させる（management）ことである．現場のチームが特性要因図，チェックシートやパレート図などQC（quality control）の7つ道具を駆使して，現場の無理・無駄・ムラをなくす質改善活動を行う．

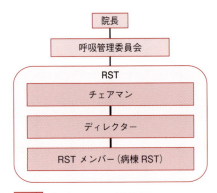

図1 当院 RST の組織図

表1 当院 RST のおもな活動

1. 呼吸管理の質の向上
人工呼吸器からの早期離脱 人工呼吸に至らしめない呼吸管理・栄養管理 呼吸理学療法の推進 1) RST ラウンド 2) 人工呼吸患者データベース 3) 機器・器材の整備
2. 呼吸管理のリスクマネジメント
呼吸管理中の患者の安全性を高める 1) 人工呼吸器の点検リスト, マニュアルの作成 2) 人工呼吸器使用の実習 3) 人工呼吸器に関する講義 4) 呼吸管理研究会 (毎月), 講演会の開催

を調査したところ,実に77%が「不安」と答えており,予想以上に不安を抱えていることがわかった.また,3学会合同呼吸療法認定士が十数人いるにもかかわらず,活躍の場がないことも環境整備を急がせた1つの理由であった.こうして当院では2004年10月,病院常設の委員会である呼吸管理委員会の下部組織として,RSTを設置した(**図1**).

1-2 RST 設立の目的

RST は,適正な呼吸管理を集学的に実践することを目的に組織した.特に人工呼吸中の患者の呼吸管理,栄養管理,呼吸筋のリハビリテーションをチーム医療として行う.主治医と連携をとりつつ,人工呼吸器の適正かつ安全な使用だけではなく,人工呼吸期間および入院期間の短縮,予後改善を目指している.

RSTでは,集中治療専門医であるチェアマンと,呼吸療法認定士,臨床工学技士を中心とした十数人のディレクターが病院全体のまとめ役となり,呼吸管理の相談を引き受け,看護のサポートを担う.各病棟には看護師長以外にRST看護師を一人以上選任してもらい,病棟看護師の指導やデータベースの管理を行っている.

1-3 RST の活動 (表1)

1 呼吸管理のリスクマネジメント

チェックリストの整備・改良,フィルタ付き人工鼻を使用した呼吸器回路の導入により,回路の接続間違いや加温加湿器のトラブルが減ってきた.

また人工呼吸器使用の実習を行っており,呼吸管理中のリスクマネジメントを教育する人工呼吸器取り扱い演習Aコースは,人工呼吸中にどのようなトラブルが起こるかを認識してもらい,どのようにチェックし対応

していくかを教えている．まずガスの流れを理解してもらい，実際に回路の組み立ても行う．

さらに呼吸管理中の患者の観察ポイントもしっかりと教えている．IPPV (invasive positive pressure ventilation，侵襲的陽圧換気) の実習では，計画外抜管の発見，対応法を確認する．NPPV (noninvasive positive pressure ventilation，非侵襲的陽圧換気) の実習では，チェストバンドなどを使って実際にマスク換気を体験してもらい，人工呼吸とはどのようなものかを自分の体で体験してもらう．このAコースは，院内の看護師，若手医師のみならず，日本救急医学会九州地方会併設コースとして，またNDP (National Demonstration Project on TQM for Health) 関連施設の希望者や公募した院外看護師らにも受講してもらい，すでに2000人近くが受講している．

現在，呼吸管理・看護においてどのような不具合が起こったかという情報は，即時報告として医療安全推進室から入手できるようになっている．今後も呼吸管理に関するトラブルに対して，組織力・チーム力で各人の業務間に隙間を作ることなく対応していくことが重要である．

②呼吸管理に関する教育

実践的な教育プログラムは，現在前述のAコースに加え，基礎コース (新人看護師に対し，呼吸および呼吸管理の基礎を教える)，Bコース (グラフィックモニタの読み方をベースに人工呼吸器の設定とウィーニングに関する実習を行う)，Cコース (カフ圧の重要性，体位ドレナージを教える) を実施している．インストラクターは，呼吸管理委員会の医師および指導を受けた医師，RST看護師，呼吸リハビリテーションスタッフが担当している．

使用する人工呼吸器は，呼吸管理委員会の委員である臨床工学技士および資材課員が手配し，酸素や圧縮空気のガス配管がある実習専用の教育訓練室で実習を行っている．

on-the-job trainingとして相談を受けた人工呼吸中の症例の回診，集中ケア認定看護師による救急系病床での実地指導が行われている．

③備品の整備

カフ圧計やパルスオキシメータ，吸入器そのほか，現場で不足している物品を調査して，整備している．人工鼻を使った呼吸器回路への切り替えなども，病棟の特性を考慮しながら柔軟に実施している．

④人工呼吸患者データベースの維持・管理

人工呼吸器の使用状況を把握するため，病棟看護師に人工呼吸器装着患者のデータベースを入力してもらっている．またウィーニング後の入力漏れがときどきあるので，臨床工学技士にチェックしてもらい，病棟看護師に再度入力してもらっている．

⑤チーム医療実践の場

RSTは，NSTと同様にチーム医療として成り立っている組織である．

看護師や臨床工学技士など医師以外の職種の活躍が光る場である．

⑥ 病院全体の呼吸管理の質向上

前述のような活動を通じて，少しずつでも呼吸管理に対する理解が深まり，すべての医師や看護師が人工呼吸器の使用や看護に自信をもって従事でき，人工呼吸時の安全確保，人工呼吸期間および入院期間の短縮につなげていければと願っている．

⑦ 地域における呼吸ケアネットワーク構築と質向上への取り組み

地域における研究会を通じて，地域でのデータベース構築の基礎固め，在宅人工呼吸支援のための訪問看護ステーションとの情報共有システム開発，メーカとの連携強化を進めている．

⑧ RST 回診

2010 年の診療報酬改定により呼吸ケアチーム加算が認められ，週1回につき 150 点算定できるようになった．当院では以下の加算対象患者のみならず，救急管理加算病棟，そのほか依頼を受けた患者の回診を週1回行い，主治医とコミュニケーションをとりながら人工呼吸器ウィーニングに向けたアドバイスや人工呼吸器の設定変更，看護指導などを行っている．

2 呼吸ケアチーム加算算定要件について

呼吸ケアチーム加算の算定要件は**表 2**[2) の通りである．

RST は診療報酬上の呼吸ケアチームを包含するチームである．現時点で呼吸ケアチームに課せられた要件をチーム全体でいま一度確認する必要がある．そのなかで，人工呼吸器の整備，安全管理における臨床工学技士の役割は非常に大きい．

3 ウィーニングプロトコルの活用

3-1 ウィーニングプロトコルの意義と役割

重症呼吸不全患者の人工呼吸期間の延長が人工呼吸器関連肺炎（ventilator-associated pneumonia：VAP）や人工呼吸器関連肺損傷（ventilator-associated lung injury：VALI）をはじめとする合併症を惹起し，予後不良につながることがわかっている．そのため，人工呼吸期間を短縮することが重要である．原疾患の急性期の病態が落ち着き，意識・呼吸・循環動態が安定する時期になると，人工呼吸器からのウィーニングが開始される．

従来，ウィーニングの判断は医師の経験や判断に基づいて行われてきた

表2 呼吸ケアチーム加算算定要件（文献2より引用）

1) 呼吸ケアチーム加算の施設基準
①「人工呼吸器の離脱のために必要な診療を行う」につき十分な体制が整備されていること．
②当該加算の対象患者について呼吸ケアチームによる診療計画書を作成していること．
③病院勤務医の負担軽減および処遇の改善に資する体制が整備されていること．
④当該保険医療機関の屋内において喫煙が禁止されていること．

2) 呼吸ケアチーム加算の対象患者
次のいずれにも該当する患者であること．
イ．48時間以上継続して人工呼吸器を装着していること．
ニ．次のいずれかに該当する患者であること．
　①人工呼吸器を装着している状態で当該加算が算定できる病棟に入院（転棟および転床を含む）した患者であって，当該病棟に入院した日から起算して1月以内のもの．
　　＊したがって特定集中治療室管理料や救命救急入院料，ハイケアユニット入院医療管理料を算定している患者は対象にならない．
　②当該加算を算定できる病棟に入院した後に人工呼吸器を装着した患者であって，装着した日から起算で1月以内のもの．

1)の施設基準について
①当該保険医療機関内に，以下の4名から構成される人工呼吸器離脱のための呼吸ケアに係るチーム（以下，呼吸ケアチーム）が設置されている．
　ア　人工呼吸器管理などについて十分な経験のある専任の医師
　イ　人工呼吸器管理や呼吸ケアの経験を有する専任の看護師
　ウ　臨床工学技士は人工呼吸器などの保守点検の経験を3年以上有する専任の臨床工学技士
　エ　呼吸器リハビリテーションなどの経験を5年以上有する専任の理学療法士
②①のイに掲げる看護師は，5年以上呼吸ケアを必要とする患者の看護に従事し，呼吸ケアに係る適切な研修を修了したものである．なお，ここでいう研修とは，次の事項に該当する研修のことをいう．
　ア　国および医療関係団体などが主催する研修であること（6カ月以上かつ600時間以上の研修期間で，修了証が交付されるもの）．
　イ　呼吸ケアに必要な専門的な知識・技術を有する看護師の養成を目的とした研修であること．
　ウ　講義および演習は，次の内容を含むものであること．
　　（イ）呼吸ケアに必要な看護理論および医療制度などの概要
　　（ロ）呼吸機能障害の病態生理およびその治療
　　（ハ）呼吸ケアに関するアセスメント（呼吸機能，循環機能，脳・神経機能，栄養・代謝機能，免疫機能，感覚・運動機能，痛み，検査など）
　　（ニ）患者および家族の心理・社会的アセスメントとケア
　　（ホ）呼吸ケアに関する看護技術（気道管理，酸素療法，人工呼吸管理，呼吸リハビリテーションなど）
　　（ヘ）安全管理（医療機器の知識と安全対策，感染防止と対策など）
　　（ト）呼吸ケアのための組織的取り組みとチームアプローチ
　　（チ）呼吸ケアにおけるリーダーシップとストレスマネジメント
　　（リ）コンサルテーション方法
　エ　実習により，事例に基づくアセスメントと呼吸機能障害を有する患者への看護実践．
　　以上に該当すると認められているのは現在のところ，「集中ケア」「新生児集中ケア」「救急看護」「小児救急看護」「慢性呼吸疾患看護」認定看護師や「急性・重症患者看護」の専門看護師である．
③当該患者の状態に応じて，歯科医師または歯科衛生士が呼吸ケアチームに参加することが望ましい．
④呼吸ケアチームによる診療計画書には，人工呼吸器装着患者の安全管理，合併症予防，人工呼吸器離脱計画，呼吸器リハビリテーションなどの内容を含んでいる．
⑤病院勤務医の負担軽減および処遇の改善に資する体制が整備されている．
⑥呼吸ケアチームは当該診療を行った患者数や診療の回数，当該患者のうち人工呼吸器離脱に至った患者数，患者の一人当たりの平均人工呼吸器装着日数などについて記録している．

が，症例によってはタイミングが遅れることもある．プロトコルに基づいたウィーニングは安全で効果的とする論文が多く出されている中で，人工呼吸期間に影響しないとする論文も出ている[3]．Blackwoodら[4]の報告では，17のrandomized controlled trials（RCT）およびquasi-RCTs（2434名を含む）を解析した結果，ウィーニングプロトコルの使用群は非使用群に比べ人工呼吸使用時間が平均26％減少している．内科系・外科系・混合系ICUでは短縮したが，脳外科ICUでは差がみられない．またウィーニングに要する時間は70％短縮し，ICU滞在期間も11％短くなっている．

　これらのトライアルでは使用されたプロトコルの違いだけでなく，ウィーニングの方法や医師およびスタッフの経験，ICUの環境も異なることから，結果に差が出るのは当然といえる．しかし，これだけ条件が異なる中で統計的に有意差が出るということは，プロトコルのもつ意義は大きいといえる．どのような患者にどのようにプロトコルを使用していくかが鍵となるだろう．特に自発覚醒トライアル（spontaneous awakening trial：SAT）および自発呼吸トライアル（spontaneous breathing trial：SBT）など，多職種が共同で作業する中での判断や作業の標準化に果たす役割は大きいといえる．

3-2　わが国での人工呼吸器ウィーニングプロトコルの活用は可能か

　日本クリティカルケア看護学会が2013年に実施したアンケート調査によると，学会員1467名中，勤務している施設あるいは部署内に人工呼吸器離脱プロトコルが「ある」と答えたのは11％，「ない」が87％だった．SBTの実施は「まったく実施していない」と回答した26％を除く74％が，何らかの形で実施しているという結果になっている[5]．わが国の集中治療の現場でも人工呼吸器離脱プロトコルを使用している病院はまだまだ少なく，RSTとして運用しているチームはごく限られていると思われる．

　当院ICUでもSATおよびSBTは多くの症例で実施されているが，プロトコルの作成・実施は行っていない．またRSTとしても病院全体を対象としており，プロトコルは運用されていない．わが国の呼吸ケアチーム加算算定対象では，RST（呼吸ケアチームと同義として扱う）によるウィーニングは一般病棟を想定しているので，運用は少ないと思われる．しかし担当医の理解を得ながら，限られた症例，限られた病棟ではプロトコルの運用は可能であると思われるので，SAT，SBTの概念をじっくり教育しながら，今後検討していきたいと思う．

3-3　3学会合同人工呼吸器離脱プロトコル[6]はRSTとして運用可能か

　3学会（日本集中治療医学会，日本呼吸療法医学会，日本クリティカル

ケア看護学会）では，各病院仕様のたたき台となる「人工呼吸器離脱プロトコル」を作成した．このプロトコルは施設ごとの事情を踏まえて作り変え，使用することが推奨されている．

ウィーニングに際しSATおよびSBTはよく行われているが，方法，判断基準などが必ずしも明確に示されておらず，経験的に判断していた部分も多いと思われる．

このプロトコルではウィーニングに向けての作業手順・判断が明確になり，多職種での作業の標準化につながると思う．また個々の症例の特異性も考慮しているよいプロトコルになっている．医師が常時ベッドサイドにいるICUの環境では必ずしも必要ないと思われるが，そうでない，特に一般病棟では大きな力を発揮する可能性がある．プロトコルとしての運用でなくても，教育には十分使える内容になっているので，教育プログラムの中でじっくり浸透させていくことが重要だと思われる．

病棟の機能，常駐医の存在，認定看護師の存在など，病棟ごとにプロトコルの内容や運用が変わってくると思われる．ニーズのある部署でプロトコルあるいはチェックリストとして使ったり，多職種での呼吸管理の底上げのツールとして使ったりするのではないだろうか．

4 おわりに

RST活動の中での臨床工学技士による機器管理の役割は大きく，病院によっては院内だけでなく在宅も含めた機器管理を行っている臨床工学技士も登場している．地域包括ケアシステムが構築されていく中で，地域呼吸ケアネットワークも重要な役割を果たす時代が来るだろう．地域の呼吸ケアのコーディネータをどの職種が担うのかは，病院や地域の特性，各人の人間力などで大きく変わってくるだろうが，大きく可能性を秘めた分野になると思われる．今後ますます院内外におけるRSTの一員としての臨床工学技士の活躍が期待されている．

Point

地域呼吸ケアネットワークとその役割

人工呼吸管理の枠が急性期病棟，療養病棟だけでなく，施設や在宅まで広がりをみせている．人工呼吸管理を要する患者の安全を確保するため，使用される機器の情報や管理を院内だけでなく，地域の病院やクリニック，施設，訪問看護ステーション，メーカ・販売会社などと連携し，共有・協働していくことが必要とされている．

■文献
1) 鮎川勝彦：RSTが院内で果たす役割，呼吸ケアスタッフ指導・育成ポイント155（呼吸器ケア2007年夏季増刊），妙中信之（監），p8-14，メディカ出版，2007
2) 診療点数早見表2014年4月版「医科」，医学通信社，2014
3) Blackwood B, Alderdice F, Burns K, et al：Use of weaning protocols for reducing duration of mechanical ventilation in critically ill adult patients：Cochrane systematic review and meta-analysis, BMJ 342：c7237, 2011
4) Blackwood B, Burns KE, Cardwell CR, et al：Protocolized versus non-protocolized weaning for reducing the duration of mechanical ventilation in critically ill adult patients, Cochrane Database Syst Rev 11：CD006904, 2014
5) 「人工呼吸器離脱に関する3学会合同プロトコル」パブリックコメントQ&A http://www.jsicm.org/pdf/kokyuki_ridatsu1503c.pdf（2017年5月1日現在）
6) 日本集中治療医学会：人工呼吸器離脱に関する3学会合同プロトコル公開のお知らせ http://www.jsicm.org/kokyuki_ridatsu1503.html（2017年5月1日現在）

ウィーニングの自動化

1 はじめに

人工呼吸器の登場以来，"人工呼吸器からのウィーニング（離脱）"は常に大きな問題である．人工呼吸器からの早期ウィーニングは，人工呼吸器関連肺傷害などの合併症を軽減し，患者のQOL（quality of life）を保つことが可能である．一方で，ウィーニングに失敗し再挿管された場合の死亡率は約30％と高くなるため[1]，ウィーニングのタイミングは習熟した医療従事者により慎重に評価されるべきである．

しかし，人工呼吸を必要とする患者が増加傾向にあるなかで，いまだ集中治療に従事する医療者が不足しており，集中治療医や臨床工学技士が専従している環境は少ない．たとえば専従者がいない施設では，主治医が手術中の場合，その間は人工呼吸器からのウィーニングを進めることができず，結果として人工呼吸期間が長くなることが否めない．安全に，迅速に人工呼吸器から離脱できるかが，その施設における集中治療の質を左右するのである．

以上のような集中治療の現状から，"人工呼吸器からの自動ウィーニング"や"換気圧の最適化"を目的とした自動化システムが，人工呼吸器のクローズドループ機構に学習・判断システムを追加することにより開発された．これにより，コスト削減や人工呼吸期間の短縮ならびに医療従事者の負担軽減が期待され，さらに将来的には少人数の医療従事者でも安全に管理できることが期待されている[2]．

ここでは，現在使用することが可能な5つの自動化システム（ATC，ASV/INTELLiVENT®-ASV，Smart Care，PAV+，Automode）を紹介し，それぞれの利点や注意点を提示する．

2 自動チューブ補正（automatic tube compensation：ATC）

ATCは，挿管チューブの種類と内径を入力することで，チューブにより生じる流量依存性の抵抗を代償することを目的としている[3]．吸気時に自動計算された陽圧を加え，呼気時には回路内圧がPEEP（positive end-expiratory pressure）レベルを下回るようにすることで呼気を促す，可変式のプレッシャーサポート（pressure support：PS）である．チューブ補正は横隔膜収縮により発生する陰圧に応じた流量補助を行うだけで，横隔膜運動への影響はPSに比べて少ないと考えられている．

一方，PSは制御上従圧式換気（pressure control ventilation：PCV）と変わらないため，横隔膜運動を収縮早期から強く修飾し，吸気時の胸腔内圧低下を妨げるなど，自発呼気の利点を打ち消すおそれがある．PSでは圧補助が常に一定であるため，過剰もしくは過少な圧補助となるおそれがあるが，ATCを用いることで患者が要求する流速に応じた至適な圧補助が可能である．注意点として，強い吸気努力を呈している場合は同調性が悪くなり，過度な圧補助が生じるおそれがあるため，呼吸様式を評価する必要がある．

3 ASV（adaptive support ventilation）／INTELLiVENT®-ASV

ASVは，わが国でも20年近い臨床使用実績がある自動化システムで，クローズドループ機構により患者の呼吸状態の変化に応じた換気設定を人工呼吸器が自動的に提供する．その安全性や人工呼吸期間の短縮が報告されている[4]

が，ASVでは医療従事者は％分時換気量〔％MV（minute volume）〕を適宜設定する必要があった．

INTELLiVENT®-ASV（Int/ASV）は，「人工呼吸器 HAMILTON-G5」（日本光電工業）で用いることが可能な自動化システムで，ASVにSpO_2と呼気終末二酸化炭素分圧（$_{ET}CO_2$）という患者側の情報を加えることで，より高度な自動化を実現した．具体的には，ARDS（acute respiratory distress syndrome）networkのF_IO_2/PEEP tableを基に，酸素化の項目であるF_IO_2とPEEPを自動設定し，換気の項目である％MVを$_{ET}CO_2$とASVを基に自動設定する機能である．これにより患者の身長ならびに併存疾患を入力するだけで，人工呼吸導入から離脱までを自動化することが可能となった．また，Quick Wean機能や自発呼吸トライアル（spontaneous breathing trial：SBT）という補助ツールも搭載され，従来の方法に比べて安全にかつ医療従事者の負担を軽減させながら人工呼吸期間を短縮できることが期待されている．

利点としては，深い鎮静レベルであっても自発呼吸の有無を問わず換気が安定し，アラームの発生回数が少なく，人工呼吸器の設定変更が不要であることである．またQuick Wean機能やSBTを併用することで，人工呼吸開始時から質の高い自発呼吸を保ちつつ早期のウィーニングが可能となる．注意点としては，Int/ASVを使用するためにはASVに習熟しておく必要があることである．末梢循環不全や体動のためSpO_2測定値の信頼度が不安定な症例では，アラームを発生し関連する自動調整が静止する安全機構が機能するため，動作について注意が必要である．また$_{ET}CO_2$と$PaCO_2$の解離が大きい場合は，事前にデータ補正を設定することで対応が可能である．

重症度の低い予定手術後患者では，Int/ASVにより医療従事者の負担を軽減させつつ，人工呼吸器からの安全なウィーニングが可能である．ただし，一回換気量が小さく呼吸回数が低下しない拘束性肺障害患者や重症呼吸不全患者においては，適応や安全性について今後さらなる評価が必要である．

4 Smart Care

Smart Careは「Evita® XL」や「Evita Infinity® V500」（いずれもドレーゲル・メディカルジャパン）で用いることが可能な自動化システムである．Smart Careでは，呼吸数，$_{ET}CO_2$，一回換気量を用いて，これらのパラメータが適正な範囲（コンフォートゾーン）になるようにPSを増減させる．また自動的にSBTが開始され，安全に離脱可能かどうかの評価が行われる．Smart Careを用いたRCTでは，従来群に比べてウィーニング期間やICU滞在期間が短縮し，再挿管率に差は認められなかった[5]．

Smart Careを使用する利点として，Smart CareでSBTに成功した場合，人工呼吸器からの離脱成功率が高いことがあげられる．また，Smart Careを開始してからの情報をトレンドとして評価することができるため，離脱に当たってどこにどのような問題があるかを評価することが可能である．注意点としては，ASV/Intと同様に，拘束性肺障害などの症例や吸気流速が高い症例ではPSが高くなり，過度な圧補助が生じるおそれがある点があげられる．

5 PAV（proportional assist ventilation）+

PAV+は，患者の吸気努力に応じて呼吸仕事量（work of breathing：WOB）を最小にするように換気を補助する可変式のPSである．具体的には気管チューブの抵抗補正に加えて，気道抵抗やコンプライアンスを計算することで

WOBを算出する．PAV＋の利点はPSに比べて人工呼吸器との非同調が少なく[6]，患者の呼吸様式に応じた最適な圧補助が可能な点である．またWOBをリアルタイムに表示することで，WOBをイメージしながら管理することが可能である．

PAV＋の適応は，呼吸中枢が保たれており循環動態が安定している症例である．注意点としてrun-awayなどの過剰な換気補助が入らないように，適切に設定しなければならない．また至適なサポート率（％ support）を設定するためには，ある程度PAV＋の経験が必要である．

6 Automode

Automodeは「サーボベンチレータシステムSERVO-i」（フクダ電子）に搭載されている自動化システムである．患者の自発呼吸が感知されなければ強制換気が行われ，自発呼吸が感知されればサポートモードに移行する．たとえば，術直後に挿管されてICUに入室する場合，鎮静薬などの影響で自発呼吸が抑制されているときは強制換気が行われ，覚醒し自発呼吸が出現し始めるとサポートモードに速やかに移行するため，遅延なくウィーニングが可能である．術後患者に対するAutomodeの有用性を検証した2つの研究があるが，いずれもウィーニングに要する時間の短縮を認めた[7,8]．

本モードが有効なのは，術後でもともと肺生理学的に問題がない患者であり，早期抜管を予定している症例である．

7 おわりに

ここでは，ウィーニングの自動化について記載した．

筆者が考える自動化システムの理想像は，ある一定範囲（重症度や疾患背景）の症例に対しては安全性とクオリティーを提供し，自動化システムがうまくいかない症例に対しては医師が重点的に評価し，逆に医師がうまく管理できないような症例に対しては自動化によってウィーニングを試みるという，相互補完の関係性である．常に医療従事者がベッドサイドにいなくても，人工呼吸器はいつも患者のそばで見守っており，自動化システム次第で患者の求めに応じた最適な呼吸環境を速やかに提供できるはずである．

より安全で患者に優しい未来の人工呼吸管理を目指すためにも，これらの自動化システムを医療従事者が上手に積極的に用い，さらに進化させることを期待する．

■文献
1) Ghaferi AA, Birkmeyer JD, Dimick JB：Variation in hospital mortality associated with inpatient surgery, N Engl J med 361 (14)：1368-1375, 2009
2) Lellouche F, Brochard L：Advanced closed loops during mechanical ventilation (PAV, NAVA, ASV, SmartCare), Best Pract Res Clin Anaesthesiol 23 (1)：81-93, 2009
3) Guttmann J, Haberthür C, Mols G, et al：Automatic tube compensation (ATC), Minerva Anestesiol 68 (5)：369-377, 2002
4) Sulzer CF, Chioléro R, Chassot PG, et al：Adaptive support ventilation for fast tracheal extubation after cardiac surgery：a randomized controlled study, Anesthesiology 95 (6)：1339-1345, 2001
5) Lellouche F, Mancebo J, Jolliet P, et al：A multicenter randomized trial of computer-driven protocolized weaning from mechanical ventilation, Am J Respir Crit Care Med 174 (8)：894-900, 2006
6) Xirouchaki N, Kondili E, Klimathianaki M, et al：Is proportional-assist ventilation with load-adjustable gain factors a user-friendly mode?, Intensive Care Med 35 (9)：1599-1603, 2009
7) Roth H, Luecke T, Lansche G, et al：Effects of patient-triggered automatic switching between mandatory and supported ventilation in the postoperative weaning period, Intensive Care Med 27 (1)：47-51, 2001
8) Hendrix H, Kaiser ME, Yusen RD, et al：A randomized trial of automated versus conventional protocol-driven weaning from mechanical ventilation following coronary artery bypass surgery, Eur J Cardiothorac Surg 29 (6)：957-963, 2006

Ⅳ 事例から学ぶトラブル対処法

1 人工呼吸療法中のトラブルの現状

 概要

人工呼吸療法は長い歴史のある医療技術であり，今日では高度医療として発展している．しかしながら，臨床上のトラブルはいまだに多く発生している．ここでは，日本呼吸療法医学会より出された『人工呼吸器安全使用のための指針 第2版』および『急性呼吸不全に対する非侵襲的陽圧換気システム安全使用のための指針』を基に，人工呼吸療法中のトラブルの現状について事例をあげ対処方法について述べる．

1 はじめに

　旧約聖書の列王記にはエリシャという名の預言者が出てくる．エリシャは多くの奇跡を起こしたが，その中の1つに死んだ子どもを生き返らせた，というものがある．その情景はあたかも口-口の人工呼吸のように描写されている．旧約聖書の時代から長い年月が流れ，20世紀に入ると欧州で流行したポリオに対して「鉄の肺」で人工呼吸管理が行われた．そして現行と同様の管理が行われるようになるのが1960年代以降となる．今日ではカラーディスプレイを搭載しさまざまな換気モードを駆使できる人工呼吸器が，全国の医療機関で活躍している．

　このように医工学治療として高度な発展を遂げた人工呼吸療法だが，実際の臨床現場ではいまだトラブルに見舞われている．ここでは，日本呼吸療法医学会から出された『人工呼吸器安全使用のための指針 第2版』[1]および『急性呼吸不全に対する非侵襲的陽圧換気システム安全使用のための指針』[2]と現状の分析から，トラブルをどう回避し，対処するのか考えてみたい．

2 トラブルの現状

　生命維持管理装置である人工呼吸器は，高度医療を実践する特殊な専門病院だけでなく多くの医療機関で使用される医療機器となった．その利用数が増えるにつれ，医療事故の報告も定常的になされるようになった．

　日本医療機能評価機構では，web上で医療事故情報収集等事業により集められたデータを公開している[3]．これは，2014年末現在，報告対象医療機関として全国の国公立大学法人や国立病院機構，私立大学法

 Point

日本医療機能評価機構
国民の健康と福祉の向上を目的とした公益財団法人．おもな事業の1つに医療機関から報告された医療事故情報などを収集，分析し，公開する医療事故情報収集等事業などがある．

1 人工呼吸療法中のトラブルの現状

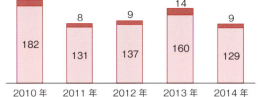

図1 人工呼吸に関連するトラブル事例報告数

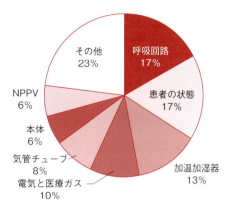

図2 トラブル要因

人など275施設，登録参加申請医療機関として国公立病院や他の公的医療機関，医療法人など718施設，合計993施設から収集されたものである．

このデータから「人工呼吸」をキーワードに，2010年から2014年までの事例の抽出を行ったところ，総報告件数は年間150件から200件程度で推移していた．また影響度が高い（「死亡もしくは重篤な状況に至ったと考えられる」「濃厚な処置・治療が必要であると考えられる」）事例の発生件数は，年間10件程度で推移していた（図1）．

図2に総報告数のうち影響度の高い52件のトラブル要因をまとめた．呼吸回路の脱落や破れ，患者の状態（設定ミスを含む）が多いが，加温加湿器，電気や医療ガス，気管チューブのトラブルも多く発生している．その他には，蘇生器具の不具合も含んでいる．要因が複数にわたると考えられる事例については，筆者の判断で1つの要因としてカウントした．なお，報告書の内容は報告者自身の事例に対する理解度に左右される．そのため，原因がどこにあるのかが不明な事例の数件はその他に分類した．

患者への影響度が高い事例は，医療事故情報収集等事業で集められたものだけでも年間10件前後は生じている．表面化していない事例がどの程度の頻度で生じているかは不明であるが，決して少なくない数の人工呼吸療法時のトラブルが生じていると考える．

人工呼吸療法時のトラブルが重篤な結果をもたらす可能性が高いということについては，医療関係者は十分認識していると考える．しかしながら，影響度の高い事例の発生頻度が少なくないことに安全対策の難しさがみて取れる．

このような現状を問題視した日本呼吸療法医学会は2011年に『人工呼吸器安全使用のための指針 第2版』，2014年に『急性呼吸不全に対する非侵襲的陽圧換気システム安全使用のための指針』を発表した．各医療機関ではこれらの指針に基づいて安全対策を実施することが望まれる．

以下に，報告書に記載のあった事例を紹介する．

【事例1】
　人工呼吸器使用後最後の1台であり，残り台数なしとなった．マニュアルでは担当病棟に連絡しレンタルを手配することとなっていたが連絡せず，医療機器担当者が確認するまでレンタルの手配をしていなかった．問題発生はなかったが，人工呼吸器がないまま経過していた．

【事例2】
　人工呼吸器のF_IO_2高値アラームが発生し，医師に確認して人工呼吸器を交換した．医療機器担当者へ連絡して確認すると，交換後の機器点検で，O_2セルが1年半経過していたため誤作動したことがわかった．また，他の機械も同じアラームが鳴り確認すると，呼気カセットの挿入が適切でなかった．定期メインテナンスを行っていなかったことと，清掃の不備からアラームが鳴ったと思われる．

【事例3】
　午前中の人工呼吸器のラウンド中に酸素供給圧低下アラームが1回だけ鳴った．イベントをみてみると，前日の夜にも同じアラームが2回発生しており，メーカに問い合わせたところ，「鳴り続けなければ問題ない」との回答だったので，そのまま使い続けた．しかし同日夕方，看護師より「1時間に4回も酸素供給圧低下アラームが鳴っている」との報告を受けたので，同じ機種の人工呼吸器に交換した．

【事例4】
　人工呼吸器の回路交換時，加温加湿器回路の一部の線を差さずにSST (short self test) を実行した．SSTが終了し，患者へ装着しようとしたところ，加温加湿器のアラームが鳴り，回路も高温となっていた．

【事例5】
　ヘルペス脳炎となり人工呼吸器管理中だった．人工呼吸器の蛇管交換時にバッグバルブマスクを使用するため患者本人用のバッグバルブマスクを準備していた．酸素をつなげリザーババッグに酸素を貯留させようとしたところ，リザーババッグが膨らまなかった．医師よりリザーババッグが膨らまないことを指摘され，担当看護師が呼吸ケアチームの看護師に相談したところ，リザーババッグの2カ所が破損していることを発見した．処置前に破損していることを発見したため，患者に影響はなかった．

Point

SST
コヴィディエン ジャパンの人工呼吸器に搭載される自己診断機能の一種．

3 『人工呼吸器安全使用のための指針 第2版』[1]とトラブル対処法

　『人工呼吸器安全使用のための指針 第2版』により人工呼吸療法の安全管理体制を構築のために実現が望ましいとされている内容について解説する．

3-1 人工呼吸安全対策委員会の設置

人工呼吸安全対策委員会の構成要員として「人工呼吸療法に関与する施設管理者，医師，看護師，臨床工学技士など」があげられている．特定の診療科によらない療法である人工呼吸器の使用において，多職種による安全管理体制の構築は必須であるといえる．この構成要員は2010年度の診療報酬改定で新設された「呼吸ケアチーム加算」における呼吸ケアチームの構成職種[4]にほぼ等しい．

呼吸ケアチームの役割は，多職種の連携による定期的な病棟回診，各診療科からのコンサルテーション，各種マニュアルの作成，呼吸ケアの策定，教育などを通して呼吸ケアの質や医療安全管理を向上させることにある[5]．わが国では診療報酬加算が認められる以前より，呼吸ケアチームの設置が多くみられ，その中には，集中治療室のみならず一般病棟での人工呼吸療法に対する安全対策として設置されたものも報告されている[6]．人工呼吸安全対策委員会の設置は，他の医療安全対策部門と同様に，集中治療部門のみならず全病棟，部門に展開されるべきものと考える．

前述の事例1では，人工呼吸器が不足した場合はレンタルを手配するようマニュアル化されていた．しかしながら，実運用の段階では機能しなかった．この報告では，連絡をすべきスタッフがどのような具体的な指示を受けていたのかは定かではないが，実運用を想定したシステムとして機能しなかったことが問題であると考える．このような場合，連絡をすべきスタッフの再教育だけではなく，マニュアルの改訂なども必要になると考える．その場合は，多職種が参画する人工呼吸安全対策委員会で問題点の洗い出し，改善作業を行い，呼吸ケアチームで実運用の指導を全病棟で実施すべきである．

Point

呼吸ケアチーム加算
2010年度の診療報酬改定時に創設された．人工呼吸器からのウィーニングに必要なケアを行うことに対して算定される．多職種によるケアが算定の条件となっている．

3-2 人工呼吸器管理専門技術者の設置

人工呼吸器整備に携わる専門技術者として，臨床工学技士が人工呼吸器の保守管理を実施することが推奨されている．人工呼吸器の管理・運用，保守点検に関し権限と責任を明確化することで，安全な管理が実現すると考えられる．

人工呼吸器をはじめとした医療機器トラブルの原因の1つに保守管理の不備があげられる．近年の医療技術の進歩に伴い，各医療機関で保守管理を必要とする医療機器は増加傾向にある[7]．そのため2007年には良質な医療を提供する体制の確立を図るための医療安全関連通知が出された[8]．この通知により，医療機関においては医療機器安全管理責任者を配置することが義務化された．その職務は，医療機器に関連するものとして，医療機器の保守点検に関する計画の策定や実施，安全使用のための情報収集としている．同通知によると，医療機器安全管理責任者の任用資格について「医療機器に関する十分な知識を有する常勤職員であり，医師，

Point

医療機器安全管理責任者
2007年の改正医療法により，医療機関で用いられる医療機器の安全使用を確保するために配置が義務化された．医療機器の研修，保守点検の計画の策定・実施，情報収集などを行う．

歯科医師，薬剤師，助産師，看護師，歯科衛生士，診療放射線技師，臨床検査技師又は臨床工学技士のいずれかの資格を有していること．」と明記されている．

2012年に実施された調査[7]によると，関東地域の医療機関において医療機器安全管理責任者を務める職種で最も多いのは，臨床工学技士であった．前述した呼吸ケアチーム加算の施設基準においても，「人工呼吸器等の保守点検の経験を3年以上有する専任の臨床工学技士」がいることが条件となっている．工学的なバックグラウンドをもつ臨床工学技士が，人工呼吸器管理専門技術者として携わる有用性についても報告されており[9]，積極的な関与が望まれる．

事例2は，定期交換が必要な人工呼吸器の内部部品のメインテナンスが履行されなかったため生じている．機器の偶発的な故障ではないため，保守点検に関する計画と実施により防ぐことができたと考えられる．

事例3は，医療機関で臨床工学技士が雇用されていないか，もしくは常駐体制をとっていないと思われる．酸素供給内圧低下アラームが発生した場合は，人工呼吸器本体だけでなく医療ガス設備の確認も必要となる．メーカへの問い合わせで回答が得られるのは，人工呼吸器本体に関することだけである．人工呼吸療法でのトラブルは，人工呼吸器本体，医療ガス設備，壁コンセントなどの電源を含む電気設備，気管チューブなどが統合された状態で生じるため，トラブルに対応するスタッフには広範な知識が要求される．ゆえに，人工呼吸器管理専門技術者は他の業務と兼務で行うには業務量も含めて難しいと考える．また，わが国の人工呼吸器をはじめとした医療機器の保守管理を実施する人材の充足率は低いと考えられ[7]，人工呼吸療法に精通した人材の質的な育成と同時に量的な増加もさらに必要とされている．

事例4は，保守管理技術の未熟さから生じたものと考える．レポート中の「SST」はある人工呼吸器の自己診断機能である．自己診断とはいえ，実施者に正確な知識と技術がなければ，保守点検あるいは使用前点検としての意味をなさない．保守点検技術の習得にはメーカ技術者との緊密な連携が必要とされるため，人工呼吸器管理専門技術者によるメーカとの連携を含めた運営管理が必要である．

事例5は，人工呼吸器本体ではなく，蘇生器具の故障である．『人工呼吸器安全使用のための指針 第2版』では，特に一般病棟において人工呼吸療法を実施する場合，即座に使用できる状態で蘇生器具（用手換気装置，気管挿管用器材，蘇生用薬剤など）を常備することを求めている．人工呼吸療法のトラブルでは機器本体が注目されがちだが，急変時に必要な周辺器具も含めた保守管理が必要とされる．また，その準備に関しても，蘇生用具の配置や実際の運用について多職種を交えた人工呼吸安全対策委員会で決定されるべきである．

3-3 教育システムの整備

　人工呼吸器を操作する医師や看護師，臨床工学技士に対し，使用法や安全管理に関する系統的な教育を定期的に実施することが求められている．米国のように専門教育を受けた呼吸療法士が医療従事者として存在しないわが国には，人工呼吸療法に関して系統立った教育を受けた専門スタッフが病棟におらず，また集中治療室のベッド数も欧米の先進国に比較して少ない[10]．そのため，人工呼吸療法に携わるスタッフが必ずしも人工呼吸についての豊富な経験を有しているとは限らない．そのため，集中治療部門のスタッフのみならず一般病棟のスタッフも含めた教育が必要となる．

　前述の事例2〜4ではトラブル発生時にアラームが生じている．人工呼吸器から発せられるアラームは，機器や患者の異常を知らせるものであるため，その対応にはアラーム項目の理解が必要となる．たとえば，事例3はアラームの意味を考えると，即座に医療ガス設備側の点検・確認も必要と考えられる．人工呼吸療法で生じるアラームの原因は多岐にわたることから，そのトラブル対応方法をすべての医療スタッフが習熟するのは，現実的には困難である．しかしながら，トラブル発生時，人工呼吸器管理専門技術者や呼吸ケアチームと連絡をとるときに，生じているトラブルについて正確な説明を行い，かつ最低限の呼吸ケアの質の維持を行わなければならない．それができなければ，重篤なアクシデントを引き起こしかねないのが人工呼吸療法である．

4 人工呼吸療法を施行する部署

　『人工呼吸器安全使用のための指針 第2版』では，人工呼吸療法を安全に施行するための環境整備が重要であるとされ，看護師などによる連続的なモニタリングが可能で，患者の急変に迅速に対応できる集中治療施設あるいはそれに準ずる施設であることが推奨されている．しかしながら，実際の人工呼吸療法は一般病棟でも多く施行されている．2013年における人工呼吸器の突然の動作停止事例の報告[11]によると，トラブル事例の発生場所の半数は一般病棟であった．

　一般病室へ入室する人工呼吸療法の対象患者は，症状の安定した慢性呼吸不全や終末期患者とされる．その場合は，警報装置が備えられている人工呼吸器の使用や心電図，呼吸数，経皮的酸素飽和度などの連続モニタリングが求められている．また，急変時に必要な蘇生用具の常備も必要であるとされている．

5

『急性呼吸不全に対する非侵襲的陽圧換気システム安全使用のための指針』[2]について

　非侵襲的陽圧換気（noninvasive positive pressure venti-lation：NPPV）は，急性期も含めて適用範囲の広がりをみせている．しかしながら，気管挿管を伴う人工呼吸と同様に陽圧換気であり，通常の酸素療法とは異なるものである．そのため，安易な使用が重大な事故を引き起こす可能性は非常に高い．日本呼吸療法医学会では，換気補助器具を用いる NPPV の施行においても，人工呼吸器と同じ水準の安全の確保が必要であるとしている．

6

おわりに

　人工呼吸療法は決して新しい医療ではなく，十分に歴史を積み重ねた医療技術のはずである．そのため，現在もわが国で生じているトラブルは決して看過できるものではない．蓄積された先人たちの知恵の積み重ねである指針に沿って，多職種が連携し，トラブルの回避と適切な対処を医療従事者としての責務として行わなければならない．それは冒頭の預言者エリシャの起こした奇跡ではなく，医療従事者の努力と研鑽によってなし得るはずである．

■文献
1) 日本呼吸療法医学会：人工呼吸器安全使用のための指針 第 2 版．人工呼吸 28 (2)：210-225, 2011
2) 日本呼吸療法医学会：急性呼吸不全に対する非侵襲的陽圧換気システム安全使用のための指針．人工呼吸 31 (2)：209-224, 2014
3) 日本医療機能評価機構：医療事故情報収集等事業
http://www.med-safe.jp/（2017 年 6 月 14 日現在）
4) 妙中信之：平成 22 年度診療報酬改定における「呼吸ケアチーム加算」の新設について．呼吸器ケア 8 (7)：624-625, 2010
5) 石原英樹：RST の役割．人工呼吸 29 (1)：2-4, 2012
6) 中村朋子，鮎川勝彦，鬼木美代子ほか：院内呼吸管理委員会および呼吸サポートチーム (RST) の設置について．人工呼吸 22 (2)：192, 2005
7) 石田 開，廣瀬 稔，藤原康作ほか：医療機器安全管理責任者配置 5 年後の医療機器の保守管理の現状調査．医療機器学 83 (3)：283-292, 2013
8) 厚生労働省：良質な医療を提供する体制の確立を図るための医療法等の一部を改正する法律の一部の施行について（医政発第 0330010 号），平成 19 年 3 月 30 日
http://www.jrias.or.jp/statute/pdf/isei070330-1.pdf（2017 年 6 月 14 日現在）
9) 鈴木茂樹，高橋昭一，飯塚裕美ほか：臨床工学技士が担う人工呼吸器の危機管理と多職種連携．医療機器学 84 (1)：51-58, 2014
10) 内野滋彦：わが国の集中治療室は適正利用されているのか．日集中医誌 17 (2)：141-144, 2010
11) 日本呼吸療法医学会：人工呼吸器の突然の動作停止事例 2013 年．人工呼吸 31 (2)：204-208, 2014

2 トラブル事例と対処
①呼吸回路

概要
近年，人工呼吸器本体と患者をつなぐ大きな役割を果たしている呼吸回路も軽量化・簡略化が進み，インシデント報告なども減少しつつある．しかし，さまざまな改善がされたという過信から，見落としてしまうような事例が潜んでいる現状もある．

1 はじめに

呼吸回路に関連したトラブルに関して，厚生労働省医薬局から「生命維持装置である人工呼吸器に関する医療事故防止対策について」（平成13年3月27日，医薬発第248号）が示されて以降，医薬品医療機器総合機構（Pharmaceuticals and Medical Devices Agency：PMDA）や日本医療機能評価機構からも注意喚起が出され，同時に製造販売業者側でもさまざまな改善がされている．しかし，人工呼吸療法に関するインシデント報告の半数以上は呼吸回路に関連したものであり，死亡事故につながっている事例も報告されているのが現状である．

ここでは，さまざまな事例をあげながら，その発生原因と対処方法について説明する．

2 臨床現場におけるトラブルと対処

2-1 回路リーク（リユーザブル回路の場合）

【事例】
人工呼吸器に搭載されているリークテストにより，使用前点検を実したところ「NG」であった．接続部を中心に回路を確認し，再度テストを行ったがやはり「NG」であった．回路の見た目はきれいであり，洗浄・滅菌回数もまだ2回であったが，回路を手で触りながら確認したところ，破損部分を発見した（**図1**）．新しい回路に交換したところ，リークテストも「OK」となり，患者への使用が可能となった．

【原因】
使用したリユーザブル回路の添付文書には，洗浄時は「チューブの劣化

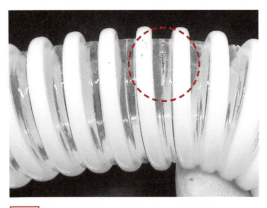

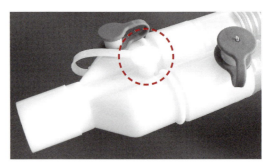

図2 ディスポーザブル回路で確認忘れの多い部分：Yピース部

図1 リユーザブル回路に入った亀裂

を防ぐため，チューブは中性洗剤で洗浄して下さい」[1]と記載されていた．しかし，塩素系の薬剤で洗浄してしまっただけでなく，消毒後のすすぎが十分にされないまま滅菌されたことにより，回路が劣化してしまった．

【対処】

リユーザブル回路の洗浄で大切なことは，消毒前後の水によるすすぎを十分に行うことである．また，滅菌する前にはチューブに劣化がみられないかの確認を怠らないことが重要である．

2-2 回路リーク（ディスポーザブル回路の場合）

【事例】

回路交換日であったため，いつものように病棟スタッフとともに各接続部やキャップ部に緩みなどがないか確認しながら回路交換を実施した．交換後，しばらくすると病棟スタッフから「患者接続部付近から空気の漏れているような音がする」という連絡があったため確認すると，Yピース部のキャップが浮いていた（**図2**）．

【原因】

通常，回路交換時は各接続部やキャップ部に緩みなどがないか確認するようになっていたが，担当スタッフは少しでも回路交換の時間を短くしたいという気持ちから十分な確認をしなかった．

【対処】

ディスポーザブル回路は使用前にすべての構成部品が正しく組み立てられ，確実に接続されていることを確認することになっていることから，交換前後の確認は必須である．

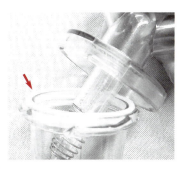

図3 ウォータトラップのカップ部のゴムパッキン

ゴムパッキン（→）が，確実にはまっていることの確認を怠らないように注意する．

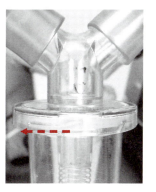

図4 ウォータトラップのカップ部の接続不良例

カップを矢印（←ー）の方向へ回さず，はめただけではリークの発生につながってしまう．

2-3　ウォータトラップ

【事例】
　ウォータトラップ内にたまった水の廃棄後から，気道内圧低下アラームが頻発した．回路接続部を確認したが，まだアラームは消えない．ウォータトラップを再度確認すると，カップ部がしっかりと装着されていなかった．

【原因】
　リユーザブル回路で使用されるウォータトラップの中には，カップ部にゴムパッキン（**図3**）が必要となるものがある．この事例ではしっかり装着されていなかったことから隙間ができ（**図4**），リークが発生したことにより気道内圧低下アラームが発生した．

【対処】
　カップ部の装着時は慌てず，確実に実施することが大切である．また，2009年3月に厚生労働省医薬食品局より「人工呼吸器回路内のウォータトラップの取扱いに関する医療事故防止対策について」[2]が出され，接続不良を防止する対策の1つとして，製造販売業者が注意喚起ラベルを貼付することとなっている．ラベルは，どの方向からでも目視できるように貼付することが大切である（**図5**）．

 Point

注意喚起ラベル

注意喚起ラベルに関する留意点として，「ガスリーク注意」または「空気もれ注意」の文言を必ず表示することになっているが，どちらの文言を選択するかは製造販売業者に委ねられている．

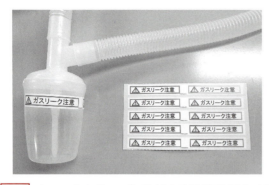

図5 ウォータトラップに貼付する注意喚起ラベル

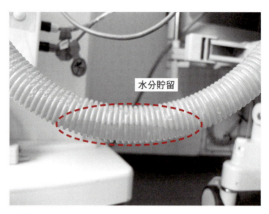

図6 回路内に水分貯留した状態

2-4 回路内水分貯留

【事例】

吸気・呼気側に熱線の入った回路を使用中，呼気排気口付近から「ボコ，ボコッ」と音がしたため，病棟スタッフは吸引が必要と判断し吸引操作を行ったが，音は消えなかった．さらに患者の自発呼吸がないにもかかわらず自発呼吸を検知し送気していた．回路内を確認すると，水分が大量に貯留していた（**図6**）．

【原因】

熱線の入った回路は，結露防止のため常に温められた状態である．この事例では，人工呼吸器が病室の窓側に設置されていただけでなく，エアコンの冷気が回路に直接当たっていた．そのため，回路の内側と外側の温度差により結露が発生し，回路のたわみに水分が貯留してしまった．

【対処】

回路内にたまった水分を除去すると同時に，エアコンの冷気が直接当たらない場所に人工呼吸器を移動することが必要である．

2-5 気道内圧モニタ用チューブ内の水分貯留

【事例】

気道内圧低下アラームが発生したためベッドサイドで確認したが，人工呼吸器は正常に作動し，患者にも特に変化がみられなかった．しかし，人工呼吸器本体モニタを確認すると，気道内圧表示がゼロとなっていたことから，気道内圧モニタ用チューブを確認すると，チューブ内に水分が貯留していた（**図7**）．

【原因】

気道内圧モニタ用チューブ内に水分がたまったことで，気道内圧を正確

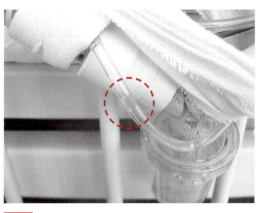

図7 気道内圧モニタ用チューブ内に水分が貯留した状態

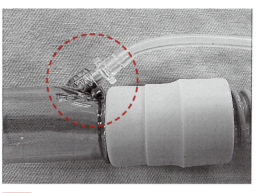

図8 気道内圧モニタ用チューブの正しい向き
差し込み口が常に上になるようにする．

にモニタリングすることができなくなっていた．

【対処】
　まず，気道内圧モニタ用チューブ内にたまった水分を除去するが，チューブが細く除去しにくい場合は，新しいチューブに交換することが望ましい．また，チューブ内に水分が流入しないように，チューブの差し込み口は常に上になるようにする（図8）．

2-6 温度プローブの接続不良

【事例】
　午前中に回路交換を実施したが，そのときは交換前後で変化がなかった．午後になって気道内圧低下アラームが頻発したので確認すると，加温加湿器出口部に挿入している温度プローブ付近から「シュー，シュー」という音とともにガスがリークしていた．

【原因】
　温度プローブは見た目では挿入されていたが，しっかりと奥まで入っておらず，徐々に抜けかかっていた．

【対処】
　温度プローブが緩みなくしっかりと挿入されているかを確認することが重要である．また，温度プローブは加温加湿器チャンバ出口部のほかに吸気側Yピース部にも接続しているので，日頃から一方だけでなく両方とも確認することが必要である（図9）．

a) 加温加湿器チャンバ出口部

b) 吸気側 Y ピース部

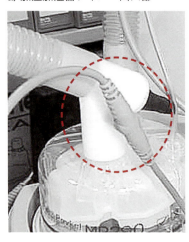
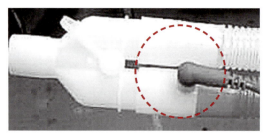

図9 温度プローブの確認箇所

3
トラブルを最小限にするために

3-1 患者ごとのアラーム設定

アラームはどのように設定しているか，音がうるさいからといって設定幅を広げていないかを確認する必要がある．特に，回路外れなどの患者の生命に直結する低圧アラームについては，人工呼吸器に必ず注意喚起ラベルが貼付されている（**図10**）．正しい設定（**表1**）をすることで早期発見につながる．

3-2 グラフィックモニタの活用

最近はグラフィックモニタが搭載されている機器が多く発売されている．このグラフィックモニタの波形表示から，回路内に水分が貯留している状況（**図11**）や回路リークの発生（**図12**）も読み取ることが可能である．

3-3 ウォータトラップ不要回路を採用

最近の呼吸回路は，吸気側だけでなく呼気側にもヒータワイヤを内蔵し，冷却されないよう加熱して結露を予防している．さらに，結露防止につながることを目的としたスリーブ付き回路（**図13**）や，回路内の水蒸気を拡散することで結露防止と呼気弁への負担を軽減する回路（**図14**）の開発により，呼吸回路トラブルの回避につながることが期待されている．

3-4 人工呼吸器呼気排気口専用 CO_2 モニタの併用

人工呼吸管理を安全に行うために CO_2 モニタは欠かせないものになっているが，呼気排気口に専用アダプタを装着して使用する CO_2 モニタ（**図**

> **Point**
> **グラフィックモニタ**
> 近年，人工呼吸器に搭載されているグラフィックモニタ機能は多種多様となり，その表示方法も機種により異なる．患者の呼吸状態に応じた波形を表示させることによって，より安全な呼吸管理につながる．

2 トラブル事例と対処 ①呼吸回路

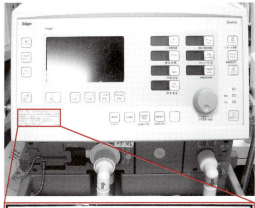
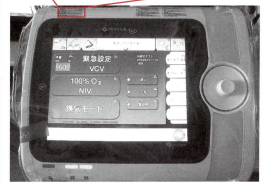

図10 低圧アラームについての注意喚起ラベル

表1 アラームの適正設定

低圧アラーム	安静時の最高気道内圧，設定圧の70%
低一回換気量	設定換気量，または安静時の70%
低分時換気量	設定換気量，または安静時の70%

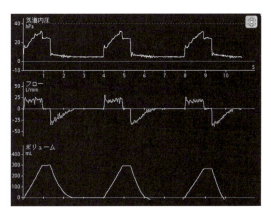
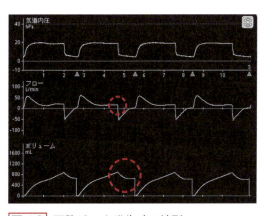

図11 回路内に水分が貯留したときの波形
気道内圧波形（上段），流量波形（中段）が全体的に乱れる．

図12 回路リーク発生時の波形
流量波形（中段），換気量波形（下段）に変化が現れる．

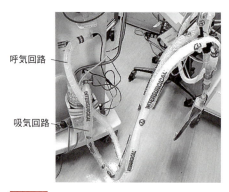

図 13 スリーブ付き回路

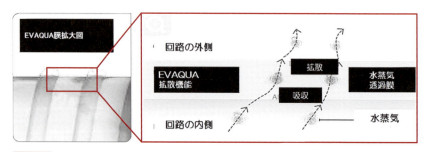

図 14 水蒸気拡散機能をもつ「F&P シングルユース成人用回路 EVAQUA 2」
（資料提供：Fisher&Paykel Healthcare）

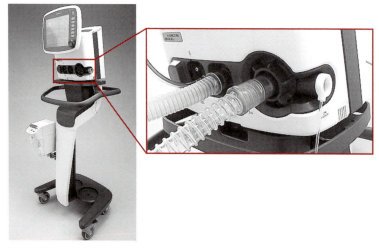

図 15 呼気排気口専用 CO_2 モニタ（写真提供：日本光電工業）
異常を検知した場合は異常箇所や状態を音声でアナウンスする．

15)は，人工呼吸器に搭載されているアラームよりも早く異常を検知できるので有効性は高い．しかし，使用できる機器が限られているのが現状である．

4 おわりに

ここでは，呼吸回路に関連するさまざまな事例をあげながら原因と対処法について説明した．医療現場における呼吸回路関連のトラブルはPMDAなどからの注意喚起や製造販売業者による改良などにより減少しつつあるが，同じような事例は毎年繰り返されているのではないだろうか．医療現場において呼吸管理の安全を強化するには，日頃から確認作業を怠らないことが非常に重要であり，些細なトラブルであっても医療スタッフ間で情報共有を密にすることが大切である．

■文献
1) アイ・エム・アイ：「スムーズボア（SMOOTH-BOR）人工呼吸器用蛇管」添付文書
2) 厚生労働省：人工呼吸器回路内のウォータートラップの取扱いに関する医療事故防止対策について（薬食安発第0305001号），平成21年3月5日

2 トラブル事例と対処
②加温加湿器

> **概要**
> 加温加湿器に関連したトラブルで最も気が付きにくい事例は，加温加湿不足である．加温加湿不足は機器の特徴・特性を理解せずに使用してしまったために発生する場合が多く，加温加湿不足が継続すると，粘膜線毛運動機能の低下から人工呼吸器のウィーニングや治癒の遅れにもつながるため，人工呼吸管理において重要なポイントである．

1 はじめに

人工呼吸療法で使用される加温加湿器を大きく分けると，電源や滅菌蒸留水を使用する pass-over 型加温加湿器と人工鼻に分類される．加温加湿器ごとに特徴や注意点が異なるため，使用方法を十分に理解しないまま使用するとトラブルを引き起こしてしまう．pass-over 型加温加湿器は，電源と滅菌蒸留水を供給することから，人工鼻と比べて電源，ヒータワイヤ，エレクトリカルアダプタ，温度センサ，加温加湿モジュール，供給水ラインなど多数の物品が用いられる．多数の物品を用いるということは，破損や故障，取り扱い間違いに注意しなければならない箇所が多いということを念頭に置く必要がある．

ここでは，加温加湿器のトラブル事例とその回避方法，および対処方法について述べる．

2 加温加湿器の構成

2-1 pass-over 型加温加湿器

pass-over 型加温加湿器を**図1**に示す．

2-2 人工鼻，人工鼻＋補助給水機能付きヒータ

人工鼻を**図2**に，人工鼻＋補助給水機能付きヒータを**図3**に示す．

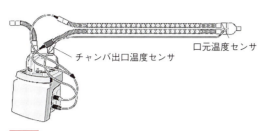

図1 pass-over型加温加湿器の構成回路（資料提供：Fisher & Paykel Healthcare）

a) DARエア・フィルタ（コヴィディエン ジャパン）　b) ファーマフィルター（日本メディカルネクスト）

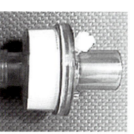 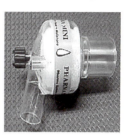

図2 人工鼻

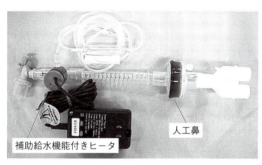

図3 人工鼻＋補助給水機能付きヒータの構成回路

3 加温加湿器のインシデント・アクシデント事例

　日本医療機能評価機構医療事故情報収集等事業によると，2010〜2013年における加温加湿器のインシデント・アクシデント事例は93件，人工鼻とフィルタに関連する事例は24件報告されている．

　またpass-over型加温加湿器のおもな事例は，電源の入れ忘れ，スタンバイ状態・電源の切り忘れ，モード間違い，温度設定確認忘れ，温度プローブ装着忘れ，過剰加温加湿，加温加湿不足，回路選択間違い，HFO（high frequency oscillation）時の加温加湿，保育器使用時の加温加湿，光線治療器使用時の加温加湿，蒸留水切れ，蒸留水の入れすぎ，加温加湿チャンバの栓の外れ，加温加湿チャンバ破損，温度センサやエレクトリカルアダプタの断線などである．

　人工鼻のおもな事例は，加温加湿器との併用，人工鼻の目詰まり・付け忘れ・交換忘れ，加温加湿不足などである．

　人工鼻＋補助給水機能付きヒータのおもな事例は，人工鼻の目詰まり，交換忘れ，電源入れ忘れ，蒸留水切れなどである．

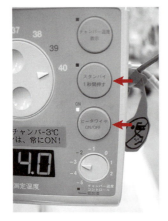

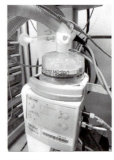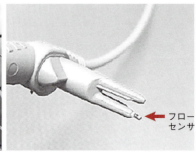

図5 フローセンサ付き加温加湿器「MR850® システム」

図4 スタンバイスイッチ，ヒータワイヤスイッチのある加温加湿器「MR730® システム」

4 電源の入れ忘れ・切り忘れ事例

4-1 電源の入れ忘れ

人工呼吸器を装着する場合は，呼吸状態が悪く急変した場合など慌ただしい状況が多く，pass-over型加温加湿器の電源の入れ忘れ，設定確認忘れ，モード間違いが発生している．

対策としては，人工呼吸器の設定が終了したら，必ずチェックリストを用いて確実に確認することが重要である．機種によっては電源スイッチとは別にヒータワイヤのスイッチやスタンバイスイッチがあり，それらの電源も入っていないと作動しないので注意が必要である（**図4**）．

4-2 電源の切り忘れ

患者がCT撮影や検査に行く場合など，一時的に人工呼吸器を停止させるときに，pass-over型加温加湿器の電源の切り忘れが発生しやすい．このような場合，患者を再び人工呼吸器に接続した瞬間に高温のガスが流れ，気道熱傷を起こす危険性がある．

対処法は，人工呼吸回路にテスト肺をつなぎ，換気を数回させ，温度が下がったことを確認してから患者に接続することである．

対策は，フローを感知するフローセンサ付き加温加湿器（**図5**）を使用することで，フローが少ない場合は自動でスタンバイモードに入り，再び患者に接続すると自動で作動するので，気道熱傷が避けられる．また，人工呼吸器の電源スイッチやスタンバイスイッチの近くに注意喚起を掲示することなども考えられる（**図6**）．

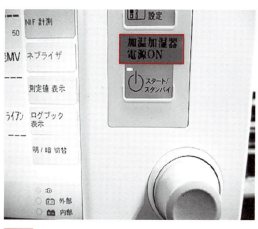

図6 加温加湿器電源 ON の注意喚起

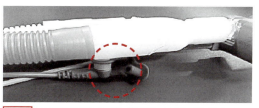

図7 口元温度センサが回路の下に装着されている例

5

過剰加温加湿事例

5-1 口元温度センサの装着位置間違い

口元温度センサは本来回路の上に装着するが，間違えて下に装着して使用すると（**図7**）と温度センサ部に水滴が付着し，センサ部の温度が低めに測定されるためヒータワイヤの出力が高くなり，高温のガスが流れる場合がある．

対策としては，温度センサの向きにより過剰過熱することを周知し，体位変換後や定期的にチェックリストを用いて確認を行うことが重要である．

5-2 温度センサの付け忘れ

温度センサを付け忘れると（**図8**）は，外気温が測定されてしまう．またセンサの差し込みが浅い場合（**図9**）は実際の温度より低めに温度が測定される．このような場合はヒータワイヤの出力が高くなり温度を上げようとするため，高温のガスが患者に送気されて気道熱傷を起こす危険性がある．口元温度センサは，患者に送気されるガスの最終チェックポイントであることを忘れてはならない．

また，チャンバ出口温度センサの付け忘れや差し込みが浅い場合はヒータプレートの出力が高くなり，滅菌蒸留水の温度を上昇させるため回路内に異常な結露が発生してしまう．さらに，口元温度センサの上限警報が発生し，装置の出力を抑える動作が起こる．

ただし，口元温度センサやチャンバ出口温度センサが外れていても警報は発生しないため，対処は，回路を組んだときと人工呼吸器を開始するときに，チェックリストを用いて確認を行うことが重要である．

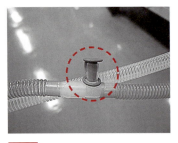
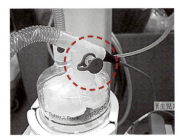

図8 温度センサの付け忘れ

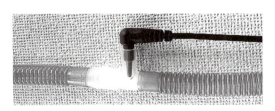

図9 センサの差し込みが浅い

6 加温加湿不足事例

6-1 加温加湿器の選択による影響

　pass-over型加温加湿器でチャンバ出口温度と吸気回路出口温度をモニタリングできない機種を使用すると加温加湿不足が発生する．
　対策としては，そのような機種を気管挿管や気管切開の人工呼吸では使用しないことである．
　あるメーカの機種には，人工呼吸器の換気が停止した場合に加温加湿器を自動でスタンバイ状態にする安全機能が備わっている．しかし，換気量が少ない新生児などでは，換気が行われているのに換気が停止したとみなされスタンバイ状態となり，加温加湿不足となる事例がある．この場合はスタンバイ状態なので警報も鳴らない．
　対策としては，別の種類の加温加湿器に変更することである．ただし，人工呼吸器の換気開始とスタンバイ時には，加温加湿器の電源も必ず「入れる・切る」とすることを忘れてはならない．

6-2 使用環境温の影響

　pass-over型加温加湿器の使用環境として，取扱説明書や添付文書には18〜26℃辺りという記載があるが，実際に適切な加温加湿が可能な温度は23℃辺りが限界である．これより低い環境温度では加温加湿器の性能の限界となる（**図10**）．

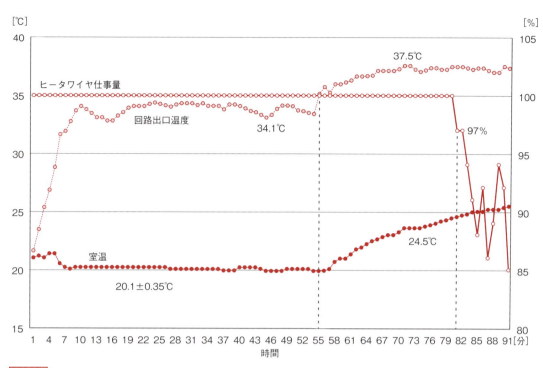

図 10 低温環境での加温加湿器の限界

室温を 20℃ に設定して，pass-over 型加温加湿器（MR850® システム）を動作させたが，回路出口温度が 34.1℃ から上昇せず，ヒータワイヤ仕事量も 100％ と最大値で推移しているため，加温加湿器が限界であることがわかる．動作開始から 55 分後に室温の設定を上げたところ，回路出口温度も上昇し，動作開始から 81 分後にはヒータワイヤ仕事量も低下し，口元温度 40℃，チャンバ出口温度 37℃ に安定した．

対策としては，エアコンの風が直接呼吸回路に当たらないようにする，室温を上げる，窓際での使用を避ける，回路を保温するなどがあげられる（**図 11**）．

6-3 加温加湿チャンバに入る供給ガス温度による影響

人工呼吸器によっては人工呼吸器から加温加湿器に送気されるガス温度が高い機器があり，温度が高いまま加温加湿チャンバにガスが入ってくると，チャンバ出口温度が目標である 37℃ に到達してしまい，チャンバ内の滅菌蒸留水を温めないという現象が起こり，加温加湿不足が発生する[1]．人工呼吸器からの送気ガス温度が高い人工呼吸器を**表 1** に示す[2,3]．

対策としては，人工呼吸器からチャンバに入る回路を延長し，ガスの温度を低下させてから加温加湿チャンバに入れるようにすることである．counter flow 型加温加湿器（**図 12**）を使用するのも効果的である．counter flow 型は，ヒータプレートで温めた 37℃ の温水をポンプにより加温加湿モジュールの上部へ循環させ，シャワー状に落下させ，一方でガスを下から上に吹き上げる方向に流すことでガスを効率よく加温し，かつ水蒸気で飽和させる方式である（**図 13**）．

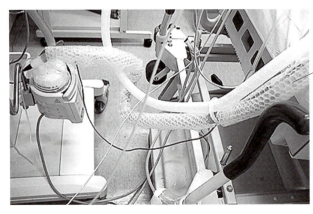

図11 環境温対策
写真では回路を気泡緩衝材で覆い保温している。そのほかにも空調の温度コントロール、風向きの変更、部屋の移動などの対策を行う。

気泡緩衝材で回路を覆い保温する

表1 人工呼吸器からの送気ガス温度が高い人工呼吸器（Lellouche ほか[2]、梶原[3]より作表）

人工呼吸器	人工呼吸器吸気出口ガス温度 [℃]	人工呼吸器	人工呼吸器吸気出口ガス温度 [℃]	人工呼吸器	人工呼吸器吸気出口ガス温度 [℃]
TBird	39.0 ± 2.1	PB760	32.3 ± 4.7	Horus	26.8 ± 3.3
Vela	39.3 ± 1.6	Evita4	30.1 ± 2.7	Evita2	35.0 ± 2.2
LTV1000	51.0 ± 4.0	PB840	35.0 ± 2.4	PB7200	31.4 ± 1.8
Savina	32.4 ± 3.5	Servo i	29.2 ± 1.9	Bird8400	35.1 ± 2.1
Elisee	50.3 ± 5.1	Inspiration	26.2 ± 2.1	Galileo	27.8 ± 3.8
Bipap vision	40.7 ± 5.2				

6-4 回路選択間違い

あるメーカののの新生児・小児用ディスポーザブル回路には、total flow が 4 L/分以上のときに使用する回路と total flow が 4 L/分以下のときに使用する回路があり、この 2 つの回路はヒータワイヤ末端から温度センサまでの距離が違う。間違って使用した場合には、加温加湿不足や回路内結露が発生したり、加温加湿器本体がオーバシュートする可能性もある[3]。

対策としては、セッティングした人工呼吸器の画面に「回路設定確認」の注意喚起を掲示し、この注意喚起を剥がさないと人工呼吸器の設定をできないようにしたり（**図14**）、チェックリストを用いて患者の分時換気量とリーク量、定常流を記入し、換気状況の確認と同時に使用回路の確認を行うことがあげられる。

6-5 光線治療器の影響

赤外線および黄疸治療に使用される紫外線を口元温度センサに直接照射してしまうと、輻射熱の影響を受けて口元温度が上昇し、ヒータワイヤの出力を下げてしまう。これにより回路内に結露が多量に発生し、加温加湿

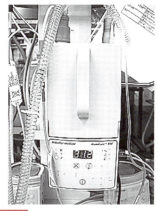

図12 counter flow 型加温加湿器「ヒュミケア200®」(アイビジョン)

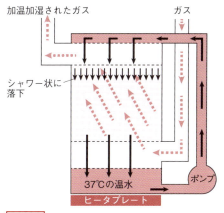

図13 counter flow 型加温加湿器の動作原理

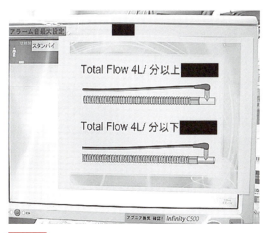

図14 新生児・小児用回路の注意喚起

不足になってしまう.

対策としては，口元温度センサ全体をアルミ箔や反射シールで覆うことである[4].

6-6 HFOでの事例

新生児の人工呼吸療法としてHFOが使用されるが，人工呼吸器の機種によりHFOの動作原理がアクティブベンチュリ式，スピニングジェット式，ピストン式と異なる.

ピストン式では，人工呼吸器から送気されるガスがフレッシュガスのみでなく呼気ガスも混合する回路構造であることを理解しておく．トラブルとしては，平均気道内圧を制御するためにピストンから口元に向かって加温加湿されていないガスが流れることがあげられる[4]．またストロークボ

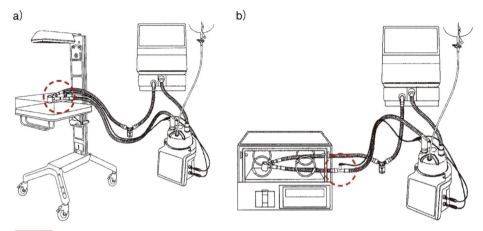

図15 口元温度プローブの位置（資料提供：Fisher & Paykel Healthcare）
⚪が口元温度プローブの位置．開放式の場合（a）は延長チューブを外して使用する．閉鎖式の場合（b）は保育器の温度設定により延長チューブの使用の有無が変わってくる．

リュームを高く設定すると，ピストンの駆動部に熱が発生する．この高温のガスがピストンの振動と平均気道内圧を制御するジェット流によって口元や加温加湿モジュールに運ばれるとチャンバ温度センサに影響を与え，ヒータワイヤやヒータプレートの動作が抑制され，加温加湿不足に至る．

HFO時のリリーフ弁の開閉による加温加湿不足の原因は，振幅を大きくするとリリーフ弁から定常流が漏れてしまい，加湿モジュールを通過する定常流が減ってしまうことである．よってHFO時は，リリーフ弁を閉じた状態で使用し，IMV（intermittent mandatory ventilation）時にはリリーフ弁をコントロールすることが重要である．しかしHFOで適切な加温加湿を行うことは非常に困難なため，挿管チューブ内の結露や痰の性状の観察を頻回に行わなければならない．

6-7 保育器での加温加湿の事例

保育器には開放式と閉鎖式がある．開放式の場合は延長回路は使用しない．

閉鎖式の場合は保育器内の温度設定により口元温度プローブの位置を変更しなければならない．保育器内の温度設定が32～33℃以下の場合は，付属の延長回路を使用しない．温度設定が34℃以上の場合は，温度センサを保育器の外に出さなければならないため延長回路を使用する（**図15**）．口元温度プローブを保育器内に入れてしまうと保育器内の熱の影響を受けて口元温度が上昇し，ヒータワイヤの出力を下げてしまう．これにより回路内に結露が多量に発生し，加温加湿不足になってしまう．

対策としては，開放式保育器には「延長回路不要」の注意喚起を，閉鎖式保育器には「保育器内の温度設定34℃以上は延長回路必要」の注意喚起を掲示し，さらにチェックリストを用いて定期的な確認を行うことである．

> **加温加湿不足かどうかの確認ポイント**
> ・Yピースやカテーテルマウント，挿管チューブ内に結露が発生しているかどうか
> ・加温加湿チャンバ内に結露が発生しているかどうか
> ・吸引チューブがスムーズに進むかどうか
> ・吸引した痰が軟らかいかどうか
> ・患者の水分管理が適切に行われているかどうか

7 加温加湿チャンバ事例

7-1 手動給水チャンバ事例

　手動給水チャンバに関する事例は非常に多い．給水ポートキャップの紛失，空焚き，滅菌蒸留水の補充時に開栓式ボトルを使用した場合に，加温加湿器に滅菌蒸留水がこぼれたことで生じた機器の破損などがある．補充時に呼吸回路をシャントした状態から戻し忘れたり，点滴ルートなどを使用時にローラクレンメを閉め忘れた場合は，滅菌蒸留水が呼吸回路内に侵入する．滅菌蒸留水の補充回数を少なくするためにチャンバのmax water levelを超える量を入れると，患者へ滅菌蒸留水を送ってしまったり，加温加湿性能の低下による加温加湿不足が発生する．

　対策としては，給水ポートや自動給水チャンバを使用することである[5]．

7-2 自動給水チャンバ事例

　自動給水チャンバは手動給水チャンバのトラブル事例への対処として開発され，普及してきているが，エアキャップの開け忘れ，滅菌蒸留水とチャンバの落差不足，気道内圧が落差より高い場合にはチャンバに給水されず，空焚きが発生する事例がある．

　対策としては，チャンバ内の蒸留水の有無の確認や滅菌蒸留水の減り具合の確認をチェックリストを用いて定期的に行うことである．ただし，高気道内圧で供給ができない場合は，落差を設けなければならない．

> **Point**
> **人工鼻**
> 人工鼻の原理は，患者の呼気に含まれている水分と熱を一時的に保持し，吸気時に保持してあった水分と熱を再利用することである．人工鼻は呼気に含まれている水分と熱以上の温度・湿度を供給することはできないため，長期にわたり使用していると加温加湿不足になることがあるので注意が必要である．

8 人工鼻の事例

8-1 人工鼻の目詰まり事例

　人工鼻は24時間または48時間ごとに交換することが添付文書に記載されているが，水様痰や泡沫痰が多い場合には24時間経過せずに目詰ま

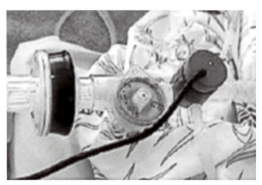
a) ディスポーザブルマノメータ

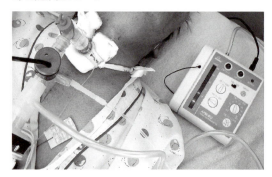
b) 気道内圧モニタ

図16 人工鼻閉塞モニタ

りを起こすことがある．

対処法は，早急に交換することである．

対策としては，気道内圧の変化に注意する，人工鼻と患者の間に気道内圧計を入れるなどがあげられる（**図16**）．

8-2 人工鼻の交換忘れ事例

人工鼻の，添付文書に沿った交換を忘れてしまう事例が多く報告されている．

対策としては，人工鼻に使用開始日時を記載し，勤務交替時など交換時間を決め，さらにチェックリストを用いて確認を行うことである．

8-3 人工鼻と加温加湿器の併用事例

加温加湿器として人工鼻とpass-over型加温加湿器を使用している施設では，人工鼻と加温加湿器を併用してしまう場合がある．人工鼻のみでは加温加湿不足になることから，加温加湿器に変更する場合がある．このとき人工鼻を外し忘れて併用してしまい，目詰まりを起こすことがある．

対処法は，人工鼻を外すことである．

対策としては，加温加湿器の電源部に「人工鼻との併用注意」の喚起を掲示することと，チェックリストを用いて定期的な確認を行うことである．

8-4 加温加湿不足事例

人工鼻は患者の呼気に含まれる水分と熱を一時的に貯留させ，吸気時に貯留した水分と熱を再利用することで加温加湿しているが，実際には熱も水分も加えていないため加温加湿不足になる場合がある．特に長期使用では痰が硬くなり，粘膜線毛運動機能の障害や細胞の損傷も報告されている[6]．

> **Point**
> **粘膜線毛運動機能**
> 粘膜線毛運動機能は鼻咽頭から呼吸細気管支の範囲で働き，吸い込んだ汚染物質を捕捉し，無害にして気道上部に運んでいる．水蒸気量が飽和状態に達していない場合や温度が深部体温より低い場合などでは運動機能が鈍くなり，粘液が停滞し末梢気道閉塞やバクテリアの繁殖が起こる．

対策としては，室温を下げないことやpass-over型加温加湿器に交換する，補助給水機能付きヒータを併用することである．

8-5 補助給水機能付きヒータの事例

補助給水機能付きヒータは電源と滅菌蒸留水が必要であるため，電源の入れ忘れや滅菌蒸留水切れに加え，人工鼻と同様なトラブルが発生する．電源の入れ忘れや蒸留水切れが生じても人工鼻が加温加湿器の役割を補助しているが，長時間になると加温加湿不足が発生する．

対策は，チェックリストを用いて定期的な確認を行うことである．

9 おわりに

加温加湿器のトラブルは装置や物品を変更することで防ぐことができる場合がある．しかし，一番重要なことは，装置の特徴や特性，注意点を理解して使用すること，使用前・使用中にチェックリストを用いて定期的に確認を行うことである．

■文献
1) 山本信章（著），佐藤敏朗，野口裕幸，石井 宣大ほか（編著）：加温加湿，らくらく理解で臨床活用！呼吸管理機器おたすけパーフェクトBOOK，p146-156，メディカ出版，2011
2) Lellouche F, Taillé S, Maggiore SM：Influence of ambient and ventilator output temperatures on performance of heated-wire humidifiers, Am J Respir Crit Care Med 170（10）：1073-1079, 2004
3) 梶原吉春：適切な加温加湿，専門臨床工学テキスト 呼吸治療編 第2版，p69-88，（公社）日本臨床工学技士会，2014
4) 松井 晃：加温加湿器，新生児ME機器サポートブック－赤ちゃんにやさしい使い方がわかる－，p172-197，メディカ出版，2006
5) 医薬品医療機器総合機構：PMDA医療安全情報，人工呼吸器の取扱い時の注意について（その2），No.11，2009年8月
6) Williams R, Rankin N, Smith T, et al：Relationship between the humidity and temperature of inspired gas and the function of the airway mucosa, Crit Care Med 24（11）：1920-1929, 1996

2 トラブル事例と対処
③気管チューブ

> 概要
>
> 気管挿管は，意識がなく自発呼吸ができない場合や人工呼吸管理を必要とする症例に行われる．その手段として用いられる気管チューブの役割は，人工呼吸器による換気の保障およびカフ上部分泌物のカフ下部への流れ込み予防である．気管チューブを安全に管理するには，正しい位置に固定を行い，閉塞予防（加温加湿・キンク防止），カフ漏れ，計画外抜管，事故抜管などのトラブルを引き起こさないための対策を日頃から行わなければならない．

1 はじめに

　気管チューブに関するトラブルや事故には，狭窄，閉塞，片肺挿管，カフ破裂，カフ漏れ，喉頭浮腫，事故抜管，計画外抜管などがあげられる．気管チューブのトラブルは低換気による低酸素症を引き起こし，致死的な障害にもつながりかねない．

　日常的に行われる気管チューブの固定確認，および胸部単純Ｘ線写真での気管チューブ先端の位置確認も重要な項目の1つである．気管チューブのカフにはさまざまな形状や材質があり，カフ内の空気は自然に脱気し，体位変換や気管吸引，バッキングなどにより圧力は変化する．そのため，安定した管理を行うためには持続的なカフ圧管理が必要と考える．適正なカフ圧は 20～30 cmH$_2$O といわれており，カフの圧力で気管壁の粘膜下血流を虚血状態にしてしまうと，感染や潰瘍形成，食道や動脈の穿孔にまで陥ることもある．また，気管チューブのカフはカフ上部分泌物のカフ下部への流れ込み予防に重要な働きをしており，カフ管理をおろそかにすると人工呼吸器関連肺炎（ventilator-associated pneumonia：VAP）のリスクも高くなり，予後不良となるケースも少なくない．

　これら気管チューブのトラブルは重大な合併症を引き起こしかねないことから，トラブルを事前に回避することが大切であり，日々の管理が重要となる．そのためにも，気管チューブの構造や特徴を理解し管理することが大切と考える．

2 気管チューブの種類

　気管チューブには，集中治療室や病棟で使用する標準的な気管チューブ

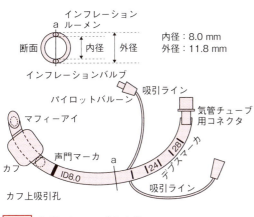

図1 気管チューブの名称

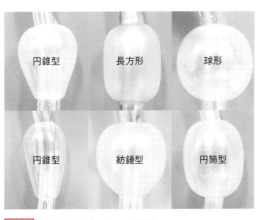

図2 さまざまなカフの形状

(tracheal tube), 気管切開チューブ (tracheotomy tube) がある.

特殊なチューブとしては金属ワイヤで補強されたチューブ, 独立肺換気が必要な場合に使用する左右片肺の選択的分離換気用などがある. 基本的な構造の気管チューブの名称を**図1**に示す.

3 気管チューブの種類と材質の違い

気管チューブに求められるものは何か. チューブには柔軟性を兼ね備えた耐キンク性の素材で, 気管を傷付けない構造が必要とされる. 一方, カフに対しては, 効果的なシール効果と安定したカフ圧を維持することが可能な構造が必要とされる.

カフの形状には円筒型, 円錐型, 紡錘型, 長方形, 球形とさまざまな形状がある (**図2**). 材質はポリ塩化ビニルが主体ではあるが, そのほかポリウレタンやシリコーンのカフも存在している. なかでも, ポリウレタンは強度が高いのが特徴である. プラスチック素材であるカフは, 麻酔で使用した亜酸化窒素がカフに拡散し膨張することが広く知られている[1]. それぞれの材質の特徴ならびにガス透過性[2]について**表1**に示す. またポリ塩化ビニルの可塑剤にはフタル酸ジ (2-エチルヘキシル) を使用している. このように, カフには形状, 材質などさまざまなものがあるが, VAPの発生頻度は有意差がないという報告もある[3].

4 カフ形状の異なる気管チューブの液体シーリング性能を比較した研究

カフを気管内で膨張させたとき, 皺の発生により極少の経路を形成し,

表1 カフ材質の特徴およびガス透過性

カフ材質		ポリ塩化ビニル*	ポリウレタン	シリコーン
特徴		耐水性	耐摩耗性	生理的不活性
厚さ [μm]		50	25	50
ガス透過性	酸素	1820	2700	720,000
	二酸化炭素	120,000	14,000	3,700,000

＊：可塑剤としてフタル酸ジ（2-エチルヘキシル）を30％使用．
ガス透過性の単位：$cc/m^2 \cdot 24\ hr/atm$

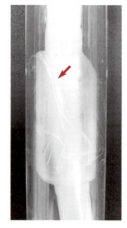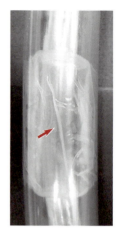

図3 カフの皺
気管チューブを挿管したとき，皺の発生（→）が予想される．これは，カフ上部分泌物のカフ下部への流れ込みの原因の1つと考えられる．

カフ上部分泌物のカフ下部への流れ込みが発生する可能性がある（図3）．ある研究では透明なアクリルチューブをモデル気管とし，カフを25 cmH_2O に膨らませ10 mLの水をカフ上部に注入し，5分間でカフ下部へ流れ込んだ水の量を比較検討している．その結果，5分間に0.59〜59.18 mLの水がカフ下部へ流れ込んだ．カフの形状や材質の違いにより流れ込む量に大きな違いが発生することがわかった[4]．

5 気管チューブの挿入位置

　気管チューブは換気に支障がない位置に挿入することが重要である．先端が気管分岐部に近くなると粘膜にも傷害を引き起こしかねない．さらに，カフが喉頭部に近くないということも重要である．

　声帯から気管分岐部までの距離は成人男性で13.4±1.3 cm，成人女性で12.0±1.2 cmであり[5]，カフは声帯から3 cm下の位置に挿入し，気管チューブ先端は気管分岐部から5 cm程度浅くなるように挿入するといわれている．気管チューブ先端から前歯までは，成人男性で21〜23 cm，成人女性で20〜22 cm程度であり，これが一般的な固定の目安となっている．

　しかし，口角での固定の位置が正しくても，気管チューブが口腔内でたわむ現象が起こり，気管チューブ先端の位置が浅くなっていることもあるため，日常の胸部単純X線写真を参考にすることも重要である．

Point

カフ圧の持続的管理
カフ上部分泌物のカフ下部への流れ込み予防のため，カフ圧を一定に保つことは重要である．しかし，カフ圧はカフ内の空気の自然脱気や患者ケアにより大きく変動するため，持続的な圧管理が必須と考える．患者状態や使用環境に適したカフ圧管理を選択することが大切である．

6 気管チューブ先端の位置の変化

　気管チューブの先端の位置は，頭部の屈曲により 0.5～2.5 cm 下に，伸展により 0.4～3.1 cm 上に移動し，首の回転によっても上下に移動するといわれている[6]．胸部単純 X 線写真を撮影するときには，頭部の位置や角度にも注意が必要である．

7 カフ圧管理の重要性

　カフは過度に拡張しないことが重要である．カフ圧を高くすると気管粘膜損傷を引き起こすことが考えられ，逆に，カフ圧の低下は低換気を引き起こし，重篤な結果を招くことになる．そのため，カフ圧をモニタリングして管理することが重要である．

　カフ圧の管理は VAP 予防のためにも重要な項目の1つである．気管チューブのカフは，換気量の保障およびカフ上部分泌物のカフ下部への流れ込み予防のために，適正な圧力で管理することが重要とされている．カフ圧は 30 cmH$_2$O を超えると気道粘膜の虚血を起こし[7]，20 cmH$_2$O 以下では VAP のリスクが高くなるとの報告がある[8]．圧力計を用いて間欠的にカフ圧を 20～30 cmH$_2$O に管理する方法が一般的である．しかし，気道管理のための気管吸引，口腔ケア，体位変換などの患者ケアにより，カフ圧は大きく変動する[9]．またカフ内の空気の自然脱気の発生により，管理中にカフ圧が低下することもあり，臨床現場において一定の圧を維持することはきわめて困難な作業である（**図4**）．

8 カフ内の空気の自然脱気

　形状や厚さ，材質の異なるカフを 25 cmH$_2$O に設定し，モデル気管・肺を用いて人工呼吸器で換気を行いながらカフ圧を 24 時間測定した結果，カフ内の空気の自然脱気によるカフ圧の変化に違いが認められた（**図5**）．

　持続的カフ圧管理の必要性が示唆され，また，間欠的な方法に比べて持続的なカフ圧管理では，VAP 発症の低下を認めた報告もある[10]．持続的自動カフ圧調整装置を**図6**に示す．

9 カフ・インフレーションルーメンの破損

　人工呼吸管理中，カフにピンホールが生じたり，インフレーションルー

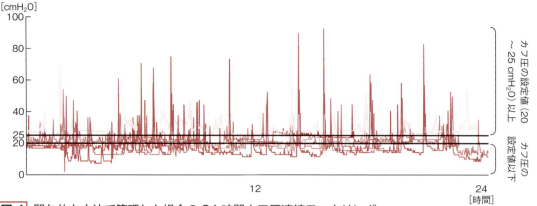

図4 間欠的な方法で管理した場合の24時間カフ圧連続モニタリング
カフ圧ゲージを用い，間欠的な方法にて20〜25 cmH₂Oでカフ圧管理を行っている患者のカフ圧を24時間連続測定した結果，全症例で設定圧力を保つことができていなかった．測定方法はカフのパイロットバルーンに三方活栓を接続し，圧トランスデューサを介して患者モニタに接続して圧を測定し，セントラルモニタにて1分間の最低値の平均を記録した．

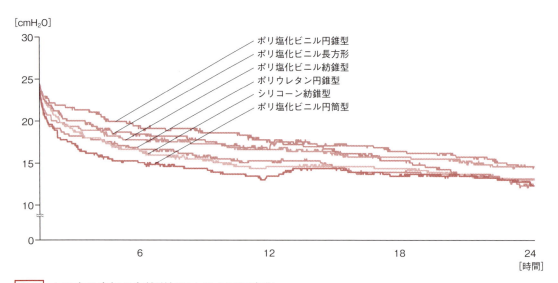

図5 カフ内の空気の自然脱気によるカフ圧変化
カフの形状・材質の異なる各気管チューブをモデル気管・肺に挿入し，人工呼吸器にて換気を行いながらカフ圧を連続測定した．自然脱気の速さにも違いがあり，持続的カフ圧管理の必要性が示唆された．

メンが歯に当たり破損することがある．カフの破損が疑われたら，気管チューブの位置ならびにインフレーションルーメンに唾液や痰などの分泌物が入ってきていないか確認することが重要である（**図7**）．

10
気管チューブ狭窄（加温加湿・キンクによるもの）

　吸気ガスの加温加湿は呼吸管理を行ううえで重要な項目の1つで，不

a) カフ圧自動調整器「カフキーパー」　b)「自動カフ圧コントローラ」　c)「カフスキャッツ」
（徳器技研工業）　　　　　　　　　　（Medtronic）　　　　　　　　（フクダ電子）

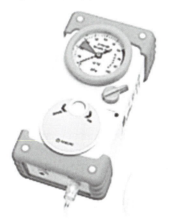 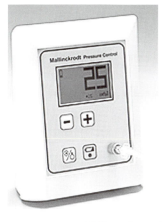 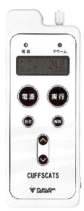

特徴　電源を必要とせず，圧力変化を少なくするための空気袋と圧力制御システムを内蔵

特徴　電動ポンプを採用

図6 自動カフ圧調整装置の種類と特徴

a) 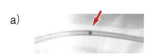　b)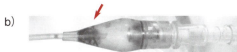

c)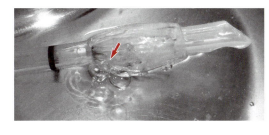

図7 カフ破損
カフの破損が疑われ，気管チューブの入れ替えを行った事例．
a) インフレーションルーメンに分泌物（→）が認められた．
b) パイロットバルーンに分泌物（→）を認めた．
c) カフに生じたピンホールにより，空気の漏れ（→）が確認できた．

十分な加湿では気道から水分を奪うこともあるため注意が必要である．加温加湿が不十分であると分泌物の粘稠化を引き起こし，気管チューブの内壁に付着した分泌物が，気管チューブの狭窄，閉塞を発生させる．

気管チューブのキンクは，特に体位変換時に発生することが予想されるため，頭の角度に注意を払いながら体位変換を行うことが重要である．

> **Point**
> **計画外および事故抜管**
> 気管チューブの予定外の逸脱は，呼吸管理において最も注意しなければならない項目である．チューブ先端の位置や固定の確認ならびに体位変換時に注意を払い，鎮痛・鎮静薬の使い方および覚醒の程度を把握しながら管理を行うことが重要である．

11 計画外抜管・事故抜管[11]

人工呼吸管理では，抜管に向けて鎮静薬を減量し自発的に覚醒が得られるかを評価する自発覚醒トライアル（spontaneous awakening trial：

SAT）を行い，さらに人工呼吸器による補助がない状態で自発呼吸が可能か否かを確認する自発呼吸トライアル（spontaneous breathing trial：SBT）で抜管を行うことが早期抜管を可能にし，挿管期間の長期化によるVAPのリスクを低下させ，患者のADL・QOLを改善することにつながることが明らかにされている．ただし，その途中での抜管（計画外抜管）は再挿管を余儀なくされ，さらなる挿管期間の延長を引き起こしかねない．そのため，鎮痛・鎮静薬の使い方，覚醒の程度をスケール（Richmond Agitation-Sedation Scale：RASS）を用いて，注意しながら管理することが重要である．

また事故抜管は，呼吸器回路の重さ，体位変換などにより気管チューブが呼吸器回路に引っ張られて引き起こされることがある．そのため，常に患者の体位と呼吸回路の位置に注意することが重要である．

12 上気道狭窄の評価[11]

気管チューブ抜去後に上気道の浮腫や狭窄が発生するリスクがあるかを評価することが重要である．リスクとして48時間以上の気管挿管，女性，大口径の気管チューブ，挿管困難症例などの危険因子が存在する場合には，カフリークテスト，もしくは，カフ上吸引口からフローを流し圧力を測定することでも判断できると考える．またリスクの高い症例やカフリークテストが陽性の場合には，ステロイド投与も考慮する．

13 その他の禁忌・禁止・注意事項

①気管チューブに近接する部位でレーザや電気メスを使用してはいけない．特に高濃度の酸素にて換気を行っている場合は，急激な燃焼による熱傷や気管チューブ内部が発火するおそれがある．
②潤滑剤にリドカイン局所エアゾールを使用した場合には，マーキングの消失やカフにピンホールが発生するという報告がある．
③一部金属を使用しているチューブは，磁気共鳴画像診断装置（MRI）と併用してはいけない．

14 医薬品医療機器総合機構（PMDA）医療安全情報

以下に，PMDAから発出された医療安全情報を示す．

14-1 気管チューブが抜けかけた場合の注意点
（PMDA No.30[12]，2012年4月）

抜けかけた気管チューブを発見しても，慌てて押し込まない．

気管チューブが抜けかけている場合には，チューブ先端が気管から逸脱しているおそれがあるため，そのまま押し込むと食道に誤挿管する危険がある．気管チューブが抜けかけているのを発見した場合は，速やかに医師に連絡する．また，再挿管後は呼吸音を聴取するなどして，適切に挿管されたことを確認する．

14-2 気管チューブを固定する際の注意点
（PMDA No.30[12]，2012年4月）

気管チューブを固定する際は，インフレーションルーメンが患者の歯に接触しないように注意する．

14-3 気管切開チューブ留置中の注意点
（PMDA No.35[13]，2012年10月）

気管チューブの固定状態を常に確認する．

気管切開直後は，開口部から気管へのルートが確立しておらず，気管（切開）チューブが抜けた場合，再挿入が困難となることがある．慌てて無理に押し込むと気管（切開）チューブが皮下に迷入してしまうことがある．再挿管後は必ず換気できていることを確認する．

また，スタイレット付き気管（切開）チューブは気管への再挿管後，必ず抜く．

14-4 チューブやラインの抜去事例について
（PMDA No.36[14]，2013年3月）

人工呼吸器装着中の患者の体位変換では，気管チューブなどを保持して行う．

15 おわりに

人工呼吸関連のトラブルや事故は患者にとって致死的なものにもなりかねない．臨床において「安全な医療」を提供するためにも日々の観察・管理が重要である．また，人工呼吸器や周辺機器は日々進化している．我々医療従事者は，それぞれの機器の特徴を理解し，向き合うことが重要と考える．そのなかでも，臨床工学技士は機器と患者が問題なく最適な状態で管理できているか否かを見抜く目をもっていることから，臨床工学の視点をチーム医療に役立てていただきたい．

■文献

1) 平川紫織, 北野敬明, 岩坂日出男ほか：各種ガスバリア型気管チューブの有用性の検討, 臨床麻酔 23 (9)：1421-1423, 1999
2) 安田武夫：プラスチック材料の各動特性の試験法と評価結果, プラスチックス 51 (6)：119-127, 2000
3) Philippart F, Gaudry S, Quinquis L, et al：Randomized intubation with polyurethane or conical cuffs to prevent pneumonia in ventilated patients, Am J Respir Crit Care Med 191 (6)：637-645, 2015
4) Batchelder P：Seal effectiveness of seven endotracheal tube cuff designs：a study using an in vitro model trachea, Anesth Analg 110 (3)：S233, 2010
5) Chong DY, Greenland KB, Tan ST, et al：The clinical implication of the vocal cords-carina distance in anaesthetized Chinese adults during orotracheal intubation, Br J Anaesth 97 (4)：489-495, 2006
6) Kim JT, Kim HJ, Ahn W, et al：Head rotation, flexion, and extension alter endotracheal tube position in adults and children, Can J Anaesth 56 (10)：751-756, 2009
7) Seegobin RD, van Hasselt GL：Endotracheal cuff pressure and tracheal mucosal blood flow：endoscopic study of effects of four large volume cuffs, Br Med J 288 (6422)：965-968, 1984
8) American Thoracic Society；Infectious Diseases Society of America：Guidelines for the management of adults with hospital-acquired, ventilator-associated, and healthcare-associated pneumonia, Am J Respir Crit Care Med 171 (4)：388-416, 2005
9) Lizy C, Swinnen W, Labeau S, et al：Cuff pressure of endotracheal tubes after changes in body position in critically ill patients treated with mechanical ventilation, Am J Crit Care 23 (1)：1-8, 2014
10) Nseir S, Zerimech F, Fournier C, et al：Continuous control of tracheal cuff pressure and microaspiration of gastric contents in critically ill patients, Am J Respir Crit Care Med 184 (9)：1041-1047, 2011
11) 日本集中治療医学会, 日本呼吸療法医学会, 日本クリティカルケア看護学会：3学会合同人工呼吸器離脱プロトコール, 2015
12) 医薬品医療機器総合機構：PMDA医療安全情報 No.30　気管チューブの取扱い時の注意について, 2012年4月
http://www.pmda.go.jp/files/000146088.pdf（2017年6月15日現在）
13) 医薬品医療機器総合機構：PMDA医療安全情報 No.35　気管切開チューブの取扱い時の注意について, 2012年10月
http://www.pmda.go.jp/files/000144686.pdf（2017年6月15日現在）
14) 医薬品医療機器総合機構：PMDA医療安全情報 No.36　チューブやラインの抜去事例について, 2013年3月
http://www.pmda.go.jp/files/000146013.pdf（2017年6月15日現在）

2 トラブル事例と対処
④電気設備と医療ガス

> **概要**
> 人工呼吸器は駆動源として電気と医療ガスが必要不可欠である．ここでは，トラブルを未然に防ぐ対策およびトラブル発生時の適切な対処について述べる．

1 はじめに

　人工呼吸器を使用する際には一部の機種を除き，駆動源として商用交流電源と医療ガスが必要不可欠である．これらに起因したトラブルは，場合によっては医療事故につながる重要な問題である．そのためここでは，電気と医療ガスに関連するトラブルを未然に防ぐための対策，およびトラブルが起こった場合の対処について述べる．

2 電気設備

　病院内の電気設備は一般家庭とは異なる．一般家庭の2Pコンセントに対し，病院内では接地極付き2Pコンセントとなっている（**図1**）．これは医療機器からのさまざまな漏れ電流を患者へ通電させないためのものである．また集中治療室や手術室などの電気設備は「JIS T 1022：2007　病院電気設備の安全基準」により定められた特殊な電気設備である．停電時には発電機から供給が行われる非常電源や，一瞬の停電も起こることのない無停電電源なども備わっている（**図2**）．このように，一般家庭とは異なる電気設備の中で人工呼吸器は使用されている．

2-1　電源供給停止による人工呼吸器の停止

　人工呼吸器は駆動源である商用交流電源が供給停止した場合，動作が停止する可能性がある．電源供給停止の原因として大きく次の2つのことが考えられる．1つは電力供給会社からの送電停止，いわゆる停電であり，もう1つは電気使用量過多による配線遮断器，いわゆるブレーカが作動する（落ちる）状況である．そのため，常に商用交流電源が供給されているかを確認することが大切である（**図3**）．以下に，それぞれの原因への対策について述べる．

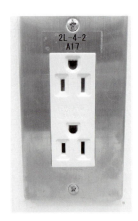 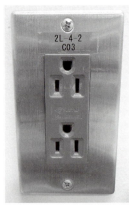 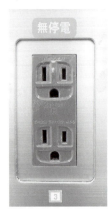

図1 病院内で使用される電源コンセント
一般家庭と異なり接地極付き2Pコンセントで，最近は，2Pコンセントが下，接地極が上に配置されているものが使用される．

図2 非常電源（a），無停電電源（b）が供給されているコンセント
停電の際，非常電源は一瞬供給停止するが，自家発電装置の稼働とともに供給を再開する．無停電電源はまったく供給が途切れることがない．なお，コンセントの外郭は非常電源は「赤」，無停電電源は「緑」に規定されており，見た目で区別がつくようになっている．

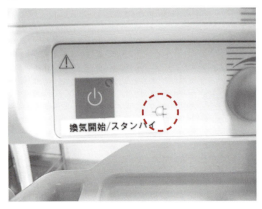 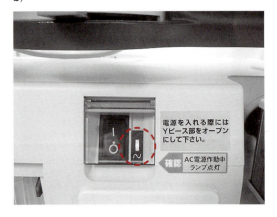

図3 商用交流電源を確認するインジケータ
人工呼吸器には，商用交流電源が供給されていることを示すインジケータ（点線部分）が備わっている．

1 電力供給会社からの送電停止

電力供給会社からの送電停止は，震災や地震・台風などの天候不良によって起こる可能性がある．送電停止に対応するために，人工呼吸器などの生命維持管理装置は無停電電源，または非常電源に常に接続して使用する必要がある．前述したように，病院内には停電に対する対策としてこれらの電源が設備されている．しかし，発電機を動作するためには燃料が必

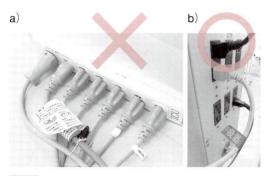

図4 電源タップを使用したタコ足配線（a）と単独接続（b）

人工呼吸器などの生命維持管理装置や消費電力の多い医療機器は，単独で電源コンセントに接続する．

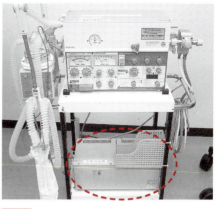

図5 バッテリー非搭載機種では外部バッテリーを接続する

古い人工呼吸器ではバッテリーを搭載していない機種もある．停電対策として外部バッテリー（部分）を別に搭載することも考慮する．

要である．それぞれの施設で燃料の備蓄量や最大連続稼働時間，または日数を把握しておくことも重要である．

2 電気使用量過多による配線遮断器の作動

人工呼吸器を使用している患者は重症度が高い場合が多く，集中治療室などでは人工呼吸器以外にも多くの医療機器が一人の患者に使用される．そのため多くの電気が必要となり，電源容量が少ない設備では配線遮断器が作動することが考えられる．また電源タップなどを使用して，1つの電源コンセントから多くの医療機器が使用されている場合もある（**図4a**）．このような場合に配線遮断器が作動し電源供給停止が起こる．

対策としては，電源タップを使用せずに単独で電源コンセントから供給を受けることである（**図4b**）．全体の電源容量が不足する場合は，個室でなければ隣のベッドの電源から供給を受けるか，電気容量の増大工事を行う必要がある．しかし，電気容量の増大工事となると大変なため，今後建て直しや改築の予定がある施設では，各部屋でどれだけの医療機器が使用される可能性があるか考えて，電気容量を決定したほうがよい．

また，人工呼吸器にバッテリーを搭載することも対策の1つである（**図5**）．現在販売されている人工呼吸器の多くはバッテリーを搭載している．バッテリーの連続動作時間は機種により異なるが，短いもので30分，長いものであれば6時間ほど使用できる．最近はカートリッジ式のバッテリーを使用する機種があり，入れ替えることによって長時間動作できる（**図6**）．

2011年の東日本大震災直後に計画停電が行われた．その際には多くの施設で，単体の非常用バッテリーを購入し使用していた．このことから

> **Point**
> **バッテリー**
> バッテリーに使用されている電極の種類は鉛蓄電池やニッケルカドミウム蓄電池，リチウムイオン2次電池などさまざまである．使用しているバッテリーの電極の種類による特性の違いを知っておく必要がある．また，外部接続型は電源波形の質や容量に注意して使用する．

人工呼吸器　　　　　　カートリッジ式バッテリー

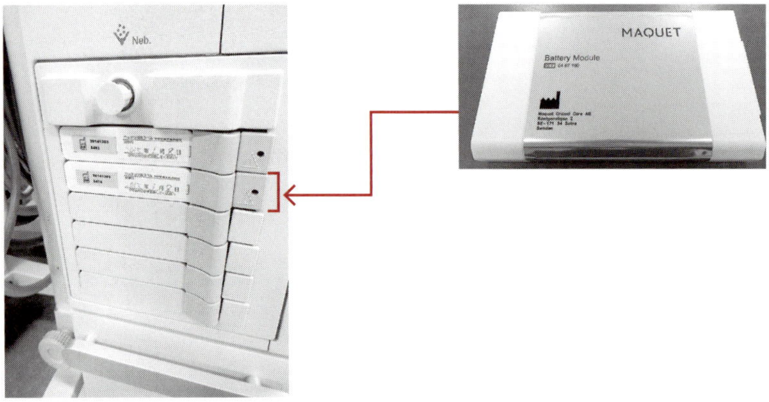

図6 カートリッジ式のバッテリー
カートリッジ式のバッテリーを使用することで，長時間の駆動が可能となる．

も，小型の発電機や単体の非常用バッテリーを備えることも重要であると考える．

2-2 電源の質に注意

供給される電源の質にも注意する必要がある．古い電気設備の施設では，正弦波ではなく歪んだ波形の電源により，突発的で一瞬の電源電圧上昇または低下が起こっていることもある．そのような電源を使用していると，人工呼吸器やその他の医療機器が動作不具合を起こすこともあるため，注意が必要である．

---

column

人工呼吸器本体の電源回路に注意

人工呼吸器の多くは海外製品であり，通常わが国では100Vの電源電圧が使用されるが，海外では200Vが使用される場合があるため，人工呼吸器本体にはどちらでも使用できる回路が組み込まれている．そのため，人工呼吸器本体の電源回路が100V専用なのか200Vでも使用可能なのかを知っておく必要がある．

【事例】
何らかの原因により，人工呼吸器本体の電源回路が電源電圧を200Vと認識したが，実際は100Vであるため電源供給停止と判断して，バッテリー駆動に切り替わった．気付かずそのまま使用していたため，バッテリーの容量を使い切り，最後は人工呼吸器が停止した．

a)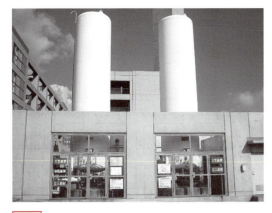
b)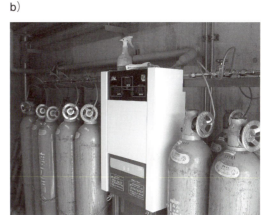

図7 CEシステム（a）とマニフォールドシステム（b）
CEシステムでは液体酸素と液体窒素を貯蔵するタンクが必要であり，マニフォールドシステムでは切替器の左右に高圧ガス容器（ボンベ）を設置する．

3 医療ガス

3-1 医療ガスの供給方法

　人工呼吸器は，在宅用を除いてほぼすべての機種で駆動源として酸素が必要であり，空気ガスは必要な機種とそうでない機種がある．また施設によっては空気ガスの供給がない施設もあり，供給がある施設でも，圧縮空気を使用している施設や合成空気を使用している施設などさまざまである．また，医療ガスの供給方法も，中央配管方式（セントラルパイピング）や定置式超低温液化ガス供給装置（以下，CEシステム），マニフォールドシステムなどがある．自施設の供給方法を知り，システムに不具合が起こった場合のバックアップ体制についても，確認しておくことが重要である．

3-2 トラブルと対処

1 マニフォールドシステムに起因する酸素の供給停止

　酸素の供給設備は施設によってさまざまである．大きな施設であれば使用量も多くなることからCEシステムが用いられ，小さな施設ではマニフォールドシステムが用いられる（**図7**）．CEシステムを使用している施設では，その管理を施設課などの専門部署が行っていることが多いが，マニフォールドシステムを使用している施設では専門部署がなく，事務部門が管理している場合もある．

【事例】

　本棟とは別の病棟があり，本棟ではCEシステム，別病棟ではマニフォールドシステムを用いたガス供給であった．通常，マニフォールドシステムでは使用中のバンクが空になると病棟の看護師詰め所で警報が発生するため，警報を確認した看護師がガス供給会社へ連絡して満充填されたバンクへの入れ替えが行われ，ガス供給は継続される．

　本事例では，「突然使用中の人工呼吸器から笛の音で警報が鳴り始めた」と病棟から連絡を受け確認したところ，酸素の供給停止が判明したため，医師へ連絡して用手人工呼吸に切り替えた．

【原因】

　原因は不明であったが，看護師詰め所での警報を誰も確認しておらず，そのためガス供給会社への連絡もされなかったため，左右両方のバンクが空となり，ガス供給が停止し，人工呼吸器から供給される酸素濃度が低下した．使用していた人工呼吸器は，酸素または空気ガスの供給圧が低下した場合に笛の音で警報を発する機種であった．

【対策】

　マニフォールドシステムの警報発生とともに，ガス供給会社へ自動的にFAXが送信されるシステムとした．また，人工呼吸器使用中は，人工呼吸器の使用中点検とともにマニフォールドシステムのガス残量を臨床工学技士が毎日確認することにした．

② 新病棟完成に伴う旧病棟の空気ガス供給停止

【事例】

　新病棟完成に伴い，旧病棟から新病棟へ引っ越したが，旧病棟では一部の画像診断設備が残り継続して使用していた．それまでは画像診断設備使用時に人工呼吸器などを使用したことがなかったが，患者急変時に人工呼吸器使用の要請があった．人工呼吸器を使用しようとしたが，警報が鳴り動作不能状態であった．医療ガスの供給停止を疑い，またアウトレットからの酸素供給による用手換気は可能であったため，空気ガスの停止と判断し，空気ガスが不要の人工呼吸器に切り替えた．

【原因】

　旧病棟の空気ガスの区域遮断弁（図8）を閉じたが，施設課の判断で，旧病棟でも酸素はそのまま使用できるようにしていた．

【対策】

　院内の一部でのみ医療ガスを使用する場合，その区画で必要な医療ガスの選択の判断を誤るとこのようなことが起こる．よって，院内で区域遮断弁を閉じる際の周知をより徹底することにした．

 Point

区域遮断弁の位置

区域遮断弁がどこにあるか，遮断した場合の供給停止区域を把握する必要がある．区域遮断弁を操作する場合は，院内の医療ガス安全委員会などへの連絡が必要となる．

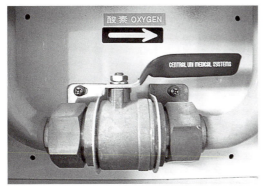 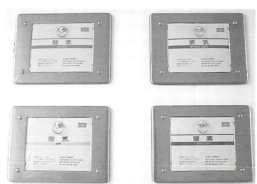

図8 区域遮断弁
医療ガス配管のメインテナンス・工事の際や，災害時など，ガスを区域ごとに遮断するための設備である．現在使用されている区域遮断弁はレバー型（a）である．区域遮断弁には通常カバーがされており（b），ガスの供給を停止するために区域遮断弁を閉じると，カバーが閉まらないようになっている．

③ 医療ガス点検に起因した酸素供給停止

院内の医療ガス設備は「診療の用に供するガス設備の保安管理について」（昭和63年7月15日，健政発第410号）によって年1回の点検が義務付けられている．医療ガス設備の点検時には，一時的に区域遮断弁を閉じ，配管からの漏れがないかを確認する．

【事例】
その病棟では人工呼吸器の使用はまれだが，患者急変時に人工呼吸器使用の要請があった．人工呼吸器を持参し使用準備を行っていたが，医療ガス配管に接続したときに警報が鳴った．空気ガスの供給停止が考えられたため，空気ガスが不要の人工呼吸器に切り替え対応した．なお，その病棟では半年前に医療ガス設備の点検が実施されていた．

【原因】
原因は半年前の医療ガス設備の点検における区域遮断弁の開け忘れであったが，本事例ではその発見が遅れた．理由は，区域遮断弁の形状にあった．現在使用されている区域遮断弁の形状はレバー型で，区域遮断弁を閉じるとカバーが閉まらないようになっている（**図8**）．しかし，その病棟は古い建物であったため，区域遮断弁が水道の蛇口のような形状であったため，区域遮断弁が閉じているにもかかわらず，カバーが閉まっていた．

【対処】
区域遮断弁の形状を変更することは経済的に負担が大きかったため，ガス点検業者の点検手順書の見直しを行った．

④ 圧縮空気製造装置（コンプレッサ）使用時

　空気ガスには合成空気と圧縮空気の2種類が使用されている．合成空気は，液体酸素と液体窒素をガス化し，混合装置にて酸素濃度22%に調整されて製造される．利点としては，清浄度が高く，水分を含まない空気ガスを供給できることがあげられる．欠点としては，液体酸素と液体窒素をガス供給会社から購入する必要があり，経済的な負担がある．

　一方，圧縮空気は圧縮空気製造装置（コンプレッサ）を購入すれば原材料となる空気は無限に存在するため，経済的な負担は少ない．

　しかし空間内に存在する空気は塵や油分，水分を含むため，これらの除去が必要となる．十分な除去が行われていないと，塵が人工呼吸器本体内部に侵入し，誤作動の要因となるなど，さまざまなトラブルが生じ得る．そのため人工呼吸器本体のガス取り入れ部にはフィルタが設けられ，さらに人工呼吸器吸気ガス出口部には吸気フィルタが取り付けられている機種も存在する．これらのフィルタは圧縮空気の塵だけではなく，古くなった配管からの塵も除去する．

　もう1つの問題は水分である．空気を圧縮することにより含まれていた水蒸気が水滴となるため，圧縮空気製造装置の背面には乾燥機が取り付けられ，水分を除去している．しかし，この乾燥機が正常に動作していない，またはガス供給に追いつかず配管内に水分が侵入してしまう場合がある．過去にはアウトレットから水が噴き出たという報告もある．よって，圧縮空気製造装置の保守点検も重要である．

4 おわりに

　ここでは，人工呼吸器使用時の電気設備と医療ガスのトラブル事例と対策について述べた．自施設の電気設備や医療ガス設備について把握しておくことは非常に重要であり，トラブル発生時の対処についても知っておかなければならない．また，人工呼吸器使用中の患者の近くには酸素ボンベを準備しておき，素早く対処できる体制を整えておくことも必要である．

2 トラブル事例と対処
⑤患者の状態

概要

人工呼吸器使用中のトラブルは，患者の病態変化に起因することが多い．トラブル発生時には，まず患者の安全確保を図ったうえでトラブルの原因を追求する．患者の原疾患やその病態，治療内容を把握しておくことで，トラブルの原因検索は円滑になる．ここでは，事例を紹介しながらトラブル対応について解説する．

1 はじめに

ここでは，「患者の状態に関連したトラブル」を「患者に起因し，何らかの医療的な対応が必要となる状態」と定義して解説する．

患者の状態に関連したトラブルと判定するのは，患者の状態と人工呼吸器などの医療機器，設備，環境などを総合的に評価した結果であり，はじめから原因が同定できることは少ない．したがって，まず患者の状態をそれ以上悪化させないように対応しながら，並行して原因検索を進めることが重要である．

2 実際の事例

2-1 頻呼吸（人工呼吸器設定の見直しを迫られるケース，経過観察のみのケース）

呼吸は化学的調節，機械的調節により調節される（**図1**）[1]．化学的調節は大動脈受容体にある O_2 センサと延髄腹側にある CO_2（または pH）センサにより調整されている．

頻呼吸は呼吸パターンの一現象である．頻呼吸は呼吸機能のみならず，代謝機能や神経機能などさまざまな要因で起こる（**表1**）ため，患者と人工呼吸器の双方を総合的に評価することが重要である．

① 発熱患者の頻呼吸

【事例】
60歳台男性．汎発性腹膜炎のため緊急開腹手術を施行した．敗血症性ショックとなり，ICUで人工呼吸管理を受けていた．手術から

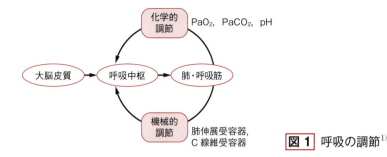

図1 呼吸の調節[1]

表1 頻呼吸の患者側の要因

①代謝亢進（発熱，摂取カロリーの増加など）
②一回換気量の減少（浅速呼吸）
③代謝性アシドーシスに対する呼吸性代償
④痛み，不安
⑤（人工呼吸器装着中）cardiogenic oscillation によるオートトリガ

1週間後，全身状態が改善したため，人工呼吸器からの離脱のために人工呼吸器設定の調整を行っていたところ，39.0℃の発熱と頻呼吸を認めた．人工呼吸器は呼吸数上昇警報，分時換気量上昇警報が作動していた．患者の身長は 165 cm，実測体重 70 kg である．

人工呼吸器設定：SPONT（spontaneous breathing）モード，PS（pressure support）8 cmH$_2$O，PEEP（positive end-expiratory pressure）5 cmH$_2$O，F$_I$O$_2$ 0.4

患者モニタリング値：一回換気量 500 mL，呼吸数 40 回/分，分時換気量 20.2 L/分

バイタルサイン：心拍数 100 回/分（整），血圧 134/93 mmHg，SpO$_2$ 92%

呼吸は低酸素血症よりも高二酸化炭素血症に反応して調整される[2]．PaCO$_2$ と換気量の関係を表したものが次の肺胞換気式である．

肺胞換気式 　　　$$\mathrm{PaCO_2} = K \frac{\dot{\mathrm{V}}\mathrm{CO_2}}{\dot{\mathrm{V}}_A} \tag{1}$$

PaCO$_2$ は CO$_2$ 産生量（$\dot{\mathrm{V}}\mathrm{CO_2}$）に比例し，肺胞換気量（$\dot{\mathrm{V}}_A$）に反比例する．PaCO$_2$ を一定に保つために，$\dot{\mathrm{V}}\mathrm{CO_2}$ の増減に合わせて肺胞換気量が調整されている．

本症例の場合は，発熱に関連する代謝亢進によって $\dot{\mathrm{V}}\mathrm{CO_2}$ が増加したことが頻呼吸の原因であると考えられた．身長から式（2）を用いて計算した予測体重（predicted body weight）は 61.5 kg となり，一回換気量

500 mL は 8 mL/kg で適正であると考えられることから，PS 設定値は変更しなかった．SpO_2 は若干の低下を認めていたため，F_IO_2 を 0.45 に設定変更した．医師により発熱の原因について精査が行われ，抗菌薬を変更したところ解熱した．解熱に伴い呼吸数は減少し，人工呼吸器を離脱した．

予測体重の算出式	男性 [kg]：50.0＋0.91（身長 [cm]－152.4） 女性 [kg]：45.5＋0.91（身長 [cm]－152.4）	(2)

【本症例のポイント】
呼吸数増加の原因は，感染に伴う発熱による $\dot{V}CO_2$ の増加である．

【注意点】
$\dot{V}CO_2$ の増加により肺胞換気量の需要が増加すると，患者が呼吸困難を訴えることがある．呼吸ドライブの増加に呼吸筋力が追いつかない場合があるので，状態を見極めて PS 値の増加などによる対応が必要な場合もある．

発熱した患者に体温低下を期待して，氷枕などを使用したいわゆるクーリングが行われることがある．しかし，体温のセットポイントが高い状態で行うと，熱産生のためにシバリング（震え）が発生し，かえって酸素消費量や $\dot{V}CO_2$ の増大を招き，頻呼吸になる場合がある．

②rapid shallow breathing（浅速呼吸）

【事例】
60 歳台男性．クローン病の既往あり，下血を主訴に受診した．入院後，大腸全摘および人工肛門の造設を行った．敗血症性ショックの治療のため ICU に入室，人工呼吸管理を受けた．全身状態が改善したため人工呼吸器離脱のため自発呼吸試験を行ったところ，RSBI（rapid shallow breathing index）140 回/分/L（一回換気量 250 mL，呼吸数 35 回/分）となったため，人工呼吸器からのウィーニングを断念した．

Point

RSB（浅速呼吸）
浅くて速い呼吸を意味する．呼吸数を一回換気量（L）で割ることによりRSBIを求めることができる．RSBI>105 回/分/L で人工呼吸器からの離脱が困難とされている．

前述の症例では呼吸数の増加によってウィーニングを断念するという判断にならなかったが，本症例では人工呼吸器からの離脱は断念せざるを得ない結果となった．

本症例では，一回換気量の低下を伴う頻呼吸である点がポイントとなる．すなわち，呼吸数の増加の原因は一回換気量減少によるものであり，頻呼吸によって辛うじて肺胞換気量を維持しているといえる．また，頻呼吸にもかかわらず $PaCO_2$（または $P_{ET}CO_2$）が増加している場合には，早急に人工呼吸の再開もしくはサポート圧の増加が必要となる．

ICU では，ウィーニングや姿勢の保持が困難といった筋力低下や，四肢麻痺といった病態に遭遇することがある．1980 年代以降，このような病態について報告されるようになった[3]．このような病態を

表2 ICU-AW のリスク要因（Kress ほか[3]を参考に作表）

・女性
・異化亢進
・多臓器不全
・全身炎症反応症候群
・人工呼吸器の長期使用
・筋不動化
・高血糖
・ステロイドの使用
・神経筋遮断薬の使用

表3 ICU-AW の診断基準

下記①〜④のすべてを満たす
①重症病態の発症後に全身の筋力低下が進展
②筋力低下はびまん性，左右対称性，弛緩性であり，通常脳神経支配筋は侵されない
③24 時間以上空けて 2 回以上行った MRC（British Medical Research Council）スコアの合計が 48 点未満，または検査可能な筋の平均 MRC スコアが 4 点未満，または人工呼吸器に依存している
④背景にある重症疾患と関連しない筋力低下の原因が除外されている

表4 MRC スコア

以下の項目について，肢ごとに評価し，四肢合計 60 点満点で評価する．
0：筋収縮なし
1：わずかな筋収縮のみ
2：重力を排除した自発運動が可能
3：重力に抵抗して自発運動が可能
4：重力やある程度の受動的抵抗に逆らう運動が可能
5：受動的抵抗に完全に逆らう運動が可能

ICU-acquired weakness（ICU-AW）と呼び，その後の疫学調査において，ICU で治療した患者のおよそ 50％が発症していることがわかった[4]．ICU-AW のリスク要因を**表2**[3]，診断基準を**表3**，**表4** に示す．

ICU-AW 以外に呼吸筋力低下となる原因としては，微量元素（P，Mg）の欠乏や栄養不良，廃用症候群がある．特に微量元素については検査をしていない場合があるので，微量元素の欠乏を疑った場合は医師に相談し，必要に応じて検査オーダを出してもらう．

また呼吸筋力の低下がある患者に対して呼吸の負担をかけ続けることは，呼吸筋疲労を招き危険である．頻呼吸の原因が呼吸筋力の低下によるものか，呼吸状態の観察や各種パラメータおよび臨床経過などから確実に判断することが必要である．

【本症例のポイント】
頻呼吸の原因は呼吸筋力の低下による一回換気量の減少である．

【注意点】
呼吸筋力の低下はさまざまな要因で発生するが，早期リハビリテーションの実施や栄養状態の改善で，呼吸状態の改善が図られることが少なくない．多角的に原因と対策を検討し，チーム医療で対応することが重要である．

③代謝性アシドーシスに対する呼吸性代償

【事例】
　70歳台女性．3日前から38℃の発熱を認め自宅療養していたが，次第に呼吸が促迫し，意識レベルの低下を認めたため救急車を要請し，救命救急センターに搬送された．血液ガス分析にて著明な低酸素血症と乳酸アシドーシスを認めたため気管挿管して人工呼吸を開始し，敗血症性ARDS (acute respiratory distress syndrome) との診断でICU入室となった．

　人工呼吸開始後，F_IO_2 0.8，PEEP 10 cmH₂Oにて低酸素血症は改善したが，呼吸数40回/分の頻呼吸は持続しており，呼吸性アルカローシスを呈している．

　血液ガス所見は以下の通りであった．

　pH 7.39，$PaCO_2$ 26.2 mmHg，PaO_2 90.2 mmHg，HCO_3^- 15.8 mmol/L，BE (base excess) −7.5，Lac（乳酸）4.5

　頻呼吸の原因の1つに代謝性アシドーシスに対する呼吸性代償がある．本症例は敗血症性ショックに伴う乳酸アシドーシスがあり，これに対する代償として分時換気量の増加を行っていると考えられる．

　この頻呼吸に対して安易に深鎮静や筋弛緩を行うと，呼吸性代償が行われなくなり，酸血症が悪化する．頻呼吸への対応の前に大量輸液および血管作動薬の使用による循環動態の安定化を図ることにより，末梢循環や組織酸素代謝を改善することが必要である．

【本症例のポイント】
　頻呼吸の原因は代謝性アシドーシス（乳酸アシドーシス）の呼吸性代償である．

【注意点】
　分時換気量の増加により酸塩基平衡が維持されていることを念頭に置き，病態の原因となっている代謝性アシドーシスを改善させることが重要となる．ただし，呼吸負荷が増大しているため，人工呼吸器によって患者の呼吸仕事量の軽減を図ることが必要な場合がある．

④ cardiogenic oscillation

　オートトリガの患者側の原因として，cardiogenic oscillationがある[5]．cardiogenic oscillationとは，心臓の拍動が肺内に伝わり気流に影響を及ぼすもの（**図2**）で，心臓外科手術後や脳死患者でみられる[5〜7]．

2-2 無呼吸

【事例】
　60歳台女性．大動脈弁置換術を施行後，ICUにて人工呼吸管理を行っていた．術後乏尿であったため，利尿薬が投与された．人工

> **Point**
>
> **代謝性アシドーシス・代謝性アルカローシス**
> 酸塩基における代謝性要因は呼吸調節に影響している．呼吸調節を評価する場合には代謝性要因を的確に評価することが重要であり，$PaCO_2$ のみをみて人工呼吸器設定の評価を行うことがないように注意する．

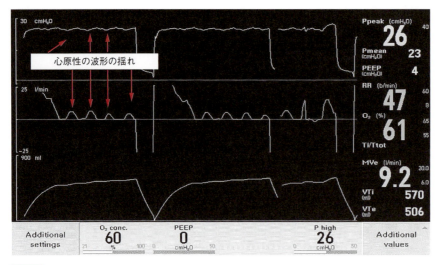

図2 cardiogenic oscillation 発生時の人工呼吸器のグラフィック画面

> 呼吸器からのウィーニングに向けて鎮静薬の投与を中止し，SPONTモードに切り替えるが自発呼吸が安定して出現せず，無呼吸警報が作動した．
>
> 血液ガス所見は以下の通りであった．
> pH 7.54，$PaCO_2$ 42 mmHg，PaO_2 93.1 mmHg，HCO_3^- 32 mmol/L，BE +10.1

鎮静薬投与を中止したにもかかわらず自発呼吸が不安定な場合に考慮すべきことは，中枢神経の異常と化学受容体の状態である．

本症例では，血液ガスの所見から代謝性アルカローシスが認められ，アルカリ血症を呈している．ループ利尿薬（フロセミド）の投与が代謝性アルカローシスの原因の1つになる（**表5**）[8]．代謝性アルカローシスが存在する場合，pHを7.4に戻すために呼吸性代償が働く，すなわち分時換気量を減らして$PaCO_2$を増加（呼吸性アシドーシス）させるように呼吸が調節される．一方で人工呼吸器を装着し，強制換気が設定されている場合〔A/C（assist/control）やSIMV（synchronized intermittent mandatory ventilation）など〕には，機械換気によって分時換気量が高い水準で維持されると，アルカリ血症が遷延し患者の自発呼吸は停止することになる．

この場合，アルカリ血症を是正させるために，設定分時換気量を漸減し，pHに注意しながら$PaCO_2$を増加させる．pHが7.4程度に近付いてくると，呼吸中枢が正常であれば自発呼吸が安定して出現してくる．必要に応じて炭酸脱水酵素抑制薬（アセタゾラミド）が使用されることがある．患者のアセスメントを行う際には，$PaCO_2$のみに着目せずpHの正常化を中心に考慮する．

表5 代謝性アルカローシスの原因（黒川[8]より一部改変転載）

1. 水素の喪失
   a) 消化管からの喪失
      1) 嘔吐や経鼻吸引による胃液の除去
      2) 進行した腎不全への制酸薬投与
   b) 尿からの喪失
      1) ループ利尿薬やサイアザイド
      2) 一次性ミネラルコルチコイド過剰状態
      3) 高二酸化炭素血症後のアルカローシス
      4) 高カルシウム血症とミルクアルカリ症候群
2. 重炭酸塩や輸血中のクエン酸のような重炭酸に代謝され得る有機イオンの投与
3. 体液減少によるアルカローシス
   a) 浮腫患者へのループ利尿薬やサイアザイド
   b) 無酸症での嘔吐や経鼻吸引
   c) 囊胞性線維症での発汗喪失

2-3 人工呼吸器の機能に関連した事例

1 auto tube compensation（ATC）

【事例】
PSV（pressure support ventilation）（ATC 使用中）で管理中の患者で，吃逆の発生とともに気道内圧上昇警報が頻発するとの連絡があった．

人工呼吸器のグラフィック波形は，図3a から図3b のように変化し，気道内圧上昇警報設定値である 40 cmH$_2$O に達していた．
ATC は気管チューブにより発生する抵抗を圧で補償する機能である．
気管チューブ両端の差圧 $\varDelta P$ は式（3）で求めることができる．

$$\varDelta P = R \times Flow^2 \tag{3}$$

R はチューブ抵抗であり，チューブ内径の 4 乗に反比例し，長さに比例する．
R はチューブ内径とチューブの種類（気管チューブもしくは気管切開チューブ）を入力することで得られる．したがって，$\varDelta P$ は吸気および呼気流量を測定することで計算できることになる．これが ATC の原理である．
ここで吸気流量が大きくなると $\varDelta P$ は増加するため，人工呼吸器はサポート圧を増加させるように動作する．吃逆が起こると吸気流量は 100 L/分を超えることがあり，そうなるとサポート圧が上昇して気道内圧上限設定値に達することになる．

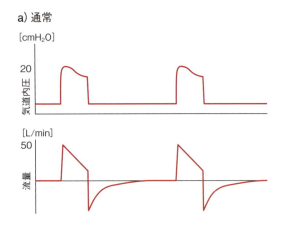
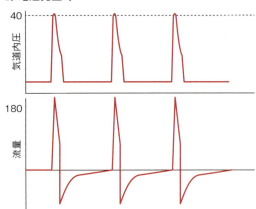

図3 ATC作動時のグラフィック波形

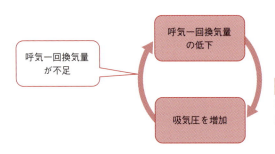

図4 PRVCの動作原理
呼気一回換気量が設定一回換気量に満たないと，吸気圧を増加させる．それでも一回換気量が不足している場合は，さらに吸気圧を増加させる．

②PRVC (pressure regulated volume control)

【事例】
外傷性気胸のある患者に対して人工呼吸管理中，気道内圧が上昇し，一回換気量低下警報が作動するとの連絡があった．

PRVCは，一回換気量を保障しながら吸気圧を調整する機能である．コントロールは呼気換気量で行われる．本症例では，胸腔ドレーンからのリークが存在するため，「測定換気量＝呼気一回換気量－リーク量」となり，見た目の一回換気量は低下する．

人工呼吸器は一回換気量が不足していると考え，吸気圧を徐々に増加させる（**図4**）．一回換気量が増加しないためさらに吸気圧を増加させることになり，最終的には気道内圧警報上限値の－5 cmH$_2$Oまで上昇する．それでも一回換気量が増加しないため，人工呼吸器は一回換気量低下および分時換気量低下警報を作動させることになる．

3 人工呼吸中のトラブル対応

3-1 DOPE（ドープ）の順にアセスメントを進める

　前述の事例から，人工呼吸中のトラブルは患者側，人工呼吸器側のいずれでも発生し，その原因はすぐにはわからない．リスクの度合いから考慮すると，患者への影響をまず判断することが重要である．すなわち，たとえ人工呼吸器にトラブルが発生していても，患者に影響が出ていなければ，対応には時間的猶予があると考えられる．

　DOPEとは，displacement（気管チューブの位置異常），obstruction（気道閉塞），pneumothorax（気胸），equipment failure（装置の異常）の頭文字をとったもので，人工呼吸管理中のトラブルへの対応の順番を表したものである．DOPEの順をみてみると，発生頻度と重要度が高いものが初めにきている．

　トラブルの原因で装置の異常が疑わしいときは，まず用手換気を行うことで器械的要因を取り除くことができる．

①気管チューブの位置異常（displacement）

　気管チューブは胸部単純X線写真上，先端が両側鎖骨下縁を結んだ線もしくは気管分岐部の2 cm上方に位置することが適切とされている．しかし，胸部単純X線写真による評価は頻繁に行うことはできないため，通常は上記の位置になることを確認したときの口角もしくは門歯での位置を記録し，これを適切なチューブの挿入長とする．

　ベッドサイドでは，気管チューブの挿入長の確認によりその位置が適切であることを確認しているが，固定位置に変化がなくても気管チューブの先端位置がずれていることがあるので，注意が必要である．

　気管チューブが声門から抜けてしまった場合には，口腔からの空気漏れが検出できる．気管チューブが深すぎる場合には，解剖学的に右気管支に挿入されている可能性が高いため，聴診し呼吸音に左右差がないか確認する．

②気道閉塞（obstruction）

　人工気道の位置が正常であることが確認できたら，気道内分泌物や気管支喘息などによる気道閉塞を考慮する．聴診により呼吸音を聴取し，原因を検索する．完全閉塞であれば呼吸音は聴取されず，胸郭の挙上もみられない．また量制御式換気では気道内圧の上昇，圧制御式換気では一回換気量の低下を呈する．

　図5は気管支喘息重積発作の患者に装着された人工呼吸器のグラフィック波形である．

③気胸（pneumothorax）

　陽圧換気を行っている場合に常に念頭に置くべき合併症として気胸があ

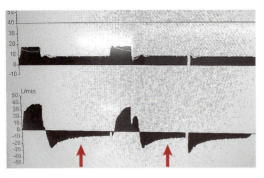

図5 気管支喘息重積発作患者のグラフィック波形

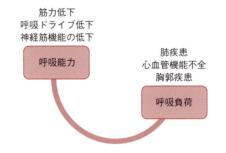

図6 呼吸筋力の機能と呼吸負荷のアンバランスな結果起こる病的状態

る．気胸を疑った場合は循環動態（血圧，心拍数）を評価し，緊張性気胸に陥っていないかを確認する．気胸は気胸側の呼吸音減弱，消失，鼓音で診断できる．

気胸が起こると肺コンプライアンスは低下し，量制御式換気では気道内圧の上昇，圧制御式換気では一回換気量の低下を招く．そのため気胸を疑った場合には，速やかに気道内圧を低下させるための措置をとることが必要である．

胸部単純X線写真により確定診断され，胸腔ドレーンが行われたら，再度人工呼吸器設定を検討する．

④機器の不具合（equipment failure）

機器の不具合要因をまず排除するため，最初に人工呼吸器を外し，用手換気に移行する．患者側の要因（DOP）の評価を行い，最後に人工呼吸器などの医療機器の故障の評価を行う．患者の評価をおろそかにして，医療機器の点検を優先してはいけない．

3-2 人工呼吸器からのウィーニングがうまくいかないときに考慮すること（Weansnow[9])）

①weaning parameter（人工呼吸器からの離脱指標）

人工呼吸器からのウィーニングに向けて各種パラメータについて評価する（図6)[10])．原則として，毎日以下の項目について評価し[11])，条件を満たす場合にはSBT（spontaneous breathing trial）を実施する．

- 呼吸不全の原因が解消されている．
- 十分な酸素化が得られている（P/F比 $\geq 150\sim 200$ mmHg，PEEP $\leq 5\sim 8$ cmH$_2$O，F$_1$O$_2$ $\leq 0.4\sim 0.5$，pH ≥ 7.25）．
- 血行動態が安定している．低容量の血管作動薬使用は容認（例：ドーパミン $\leq 5\,\mu$g/kg/分）．

②entotracheal tube（気管チューブ）

- 気管チューブの必要性について検討する．

> **Point**
> **人工呼吸器からのウィーニング**
> 人工呼吸器からの早期離脱は患者のADL，QOLを改善する．人工呼吸器からの早期離脱には訓練された医療チームによる，プロトコルに従った日々の患者評価が不可欠であり，人工呼吸管理中は常にウィーニングを念頭に置いて治療を進めることが重要である．

- 必要に応じて NPPV（noninvasive positive pressure ventilation）への移行を検討する．
- 気管チューブによる抵抗の存在を考慮する．

③ aterial blood gas（動脈血液ガス）

- 代謝性アルカローシスを確認する．
- PaO_2 を高くしすぎない．
- 慢性呼吸不全患者では $PaO_2 \geq 60$ mmHg あればよい．
- pH を参考に $PaCO_2$ を調整する．

④ nutrition（栄養）

- 適切な栄養サポートを確保する．
- 電解質を確認する．
- 過度の熱量を避ける．
- 炭水化物の過剰投与を避ける．

⑤ secretion（分泌物）

- 分泌物の量，性状を評価する．
- 適切な加温加湿をする．
- アセスメントに基づく気管吸引を実施する．
- 排痰訓練を行う．

⑥ neuromuscular factor（神経筋要因）

- ICU-AW を評価する．
- 筋弛緩薬，ステロイドの使用履歴，必要性．
- 多臓器不全の既往．
- 高血糖．

⑦ obstruction of airway（気道閉塞）

- 気道抵抗を評価する．
- 必要に応じて気管支拡張薬投与を行う．

⑧ wakefullness（覚醒）

- 過度の鎮静を避ける．
- 1日1回の鎮静を中止する．

■文献

1) Berger AM, Portenoy RK, Weissman DE, et al：Management of dyspnea. Principles and Practice of Palliative Care and Supportive Oncology 2nd ed. Lippincott Williams & Wilkins, 2002
2) 牛木辰男，小林弘祐：カラー図解 人体の正常構造と機能 第1巻 呼吸器（第2版），日本医事新報社，2012
3) Kress JPl, Hall JB：ICU-acquired weakness and recovery from critical illness, N Engl J Med 370（17）：1626-1635, 2014
4) Stevens RD, Dowdy DW, Michaels RK, et al：Neuromuscular dysfunction acquired in critical illness：a systematic review, Intensive Care Med 33（11）：1876-1891, 2007
5) Branson RD, Blakeman TC, Robinson BR：Asynchrony and Dyspnea, Respir Care 58（6）：973-989, 2013
6) Imanaka H, Nishimura M, Takeuchi M, et al：Autotriggering caused by cardiogenic oscillation during flow-triggered mechanical ventilation, Crit Care Med 28（2）：402-407,

2000
7) Arbour R：Cardiogenic oscillation and ventilator autotriggering in brain-dead patients：a case series, Am J Crit Care 18 (5)：496, 488-495, 2009
8) 黒川　清（監修）：体液異常と腎臓の病態生理第3版 (Renal pathophysiology the essentials fourth edition), メディカル・サイエンス・インターナショナル, 2015［原著］Helmut G. Rennke MD, Bradley M. Denker MD：Renal Pathophysiology：The Essentials fourth edition. Lippincott Williams & Wilkins, 2006
9) Washington University School of Medicine, Gopa B Green, Ian S Harris, et al：The Washington Manual of Medical Therapeutics 31st ed. Lippincott Williams & Wilkins, 2004
10) McConville JF, Kress JP：Weaning patients from the ventilator, N Engl J Med 367 (23)：2233-2239, 2012
11) MacIntyre NR：Evidence-based ventilator weaning and discontinuation, Respir Care 49 (7)：830-836, 2004

2 トラブル事例と対処
⑥ NPPV用マスク

> **概要**
>
> 非侵襲的陽圧換気（noninvasive positive pressure ventilation：NPPV）は挿管用人工呼吸器に比べ簡便であることが最大のメリットであるが，適切なケア・マスク管理が行われていないと患者は苦痛を感じてしまう．そのなかでもマスクに関連したトラブルは多く，マスクによるトラブルを回避することがNPPVの成功につながる．

1 はじめに

非侵襲的陽圧換気（NPPV）は気管挿管の手技が必要ないため迅速に導入でき，鎮静が不要，食事や会話が可能などのさまざまなメリットがあり[1]，院内および在宅で欠かせない人工呼吸療法となっている．筆者の施設でも人工呼吸療法の第一選択とされている．しかし，気管挿管による人工呼吸管理と異なり，患者の多くは意識があるため，適切なケア・マスク管理が行われていないと，かえって苦痛を感じてしまう．そのため，NPPVを快適に施行できるということが重要であるが，以下に示すようにNPPV施行中のトラブルの多くはマスクに関連する項目である．ゆえに，人工呼吸器と患者をつなぐマスクはNPPVの成功の鍵を握っているといっても過言ではない．ここでは，NPPV用マスクに関連するトラブルとその対処方法について解説する．

2 NPPV施行中のトラブル

NPPV用マスクを装着することは患者にとって楽なことではない．NPPV施行中のトラブルとして**表1**[2]のような項目があげられるが，そのほとんどがマスクに関連する項目である．

2-1 マスクによる不快感

マスクに対して不快感を示す場合，慣れないマスクに不安感や圧迫感を感じていることや，マスクをきつく締めすぎていることが多い．日常生活の中で，このようなマスクを装着することはないので当然である．NPPVを導入する際は，まず患者にマスクの必要性や効果をしっかりと説明し，理解してもらうことが重要である．マスクのバンドは装着後すぐに締める

> **Point**
>
> **マスクによる皮膚潰瘍**
> NPPV管理が長期化するとマスク装着部の皮膚潰瘍発生リスクが増えるが，マスクフィッティングが不良であると，1日のNPPV装着でも潰瘍が発生することもある．皮膚潰瘍の発生を防ぐにはマスクフィッティングに細心の注意を払う必要がある．

表1 NPPV施行中のトラブルと頻度（石川悠加：トラブルおよび副作用・合併症対策，NPPV（非侵襲的陽圧換気療法）のすべて これからの人工呼吸，JJNスペシャル83：70, 2008[2]より一部改変転載）

施行中のトラブル	頻度 [%]
インタフェース関連	
不快感	30〜50
顔面の皮膚発赤	20〜34
閉所恐怖	5〜10
鼻梁の潰瘍	5〜10
ニキビ様皮疹	5〜10
圧・流量関連	
鼻閉	20〜50
副鼻腔・耳の痛み	10〜30
鼻・口腔の乾燥	10〜20
眼への刺激	10〜20
胃の膨満	2〜10
エアリーク	80〜100

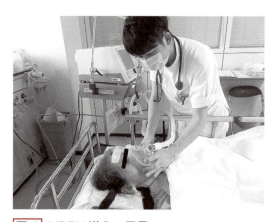

図1 NPPV導入の風景
マスクの下側をもつと，患者は圧迫感を感じにくい．

のではなく，患者がマスクでの換気に慣れるまではしばらく手で押さえ，何か訴えがあればすぐにマスクを外して，患者の声に耳を傾けることが患者の不安感の軽減にもつながる．

マスクを押さえる際，**図1**のようにマスクの下側をもつと，患者はより圧迫感を感じにくい．また，NPPVモードや設定が患者に合っているかを確認する必要がある．筆者の施設ではNPPV導入インストラクター制度を設けており，インストラクターが医師とともに導入している[3]．急性期の場合，口呼吸の問題からフェイスマスクを使用することが多いが，どうしても患者のマスクの受け入れが悪い場合，口を閉じての呼吸が可能であればネーザルマスクへの変更を試みてもよい．

2-2 マスクリーク

マスクリークが多いと，設定圧が効果的にかからず，有効な換気が得られないだけでなく，眼の渇きや乾燥にもつながり，結果的にはマスクによる不快感を訴えNPPVの拒否につながる可能性がある．反対に，マスクを締めすぎてしまうと皮膚潰瘍発生のリスクを上昇させてしまうため，NPPV専用機の場合，リーク量は10〜30 L/minを目安に調整する（ポートテストを行っていない場合は40〜60 L/min）[4]．マスクリークが発生する原因としては，マスクバンドがゆるい，マスクのサイズ・装着角度が適切でない，マスクと顔面の形状が合っていないなどがあげられる．

マスクは，下唇の下縁から鼻根部が無理なくクッション内に収まるサイズを選択する．付属のマスクサイズを計測するスケールを使用してもよ

2 トラブル事例と対処 ⑥NPPV用マスク

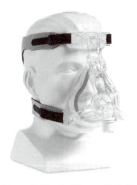
コンフォートジェルブルー フルフェイスマスク（フィリップス・レスピロニクス）

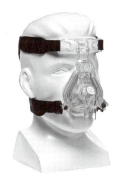
コンフォートジェルブルー ネーザルマスク（フィリップス・レスピロニクス）

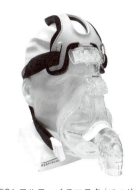
AF531 フルフェイスマスク（フィリップス・レスピロニクス）

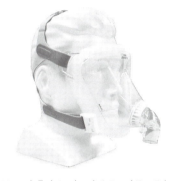
フィットライフ トータルフェイスマスク（フィリップス・レスピロニクス）

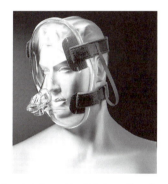
トータルフェースマスク（フィリップス・レスピロニクス）

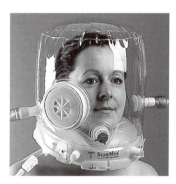
ヘルメット型マスク STARMED キャスター（エム・シー・メディカル）

図2 さまざまな種類のNPPV用マスク
NPPV用マスクは種類が多いほど選択肢が広がる．

い．図2にNPPV用マスクを示す．NPPV用のマスクはさまざまな種類のものをそろえておくと選択肢が広がる．高齢で痩せている患者はマスクと頬の間に隙間ができてしまい、フィッティングが難しい場合がある．その場合、後頭部とマスクバンドの間にタオルなどを挟み、頬の肉を前に押し出すことで隙間を埋めるなどの工夫が必要になる（図3）．特に義歯を装着している場合，外してしまうとマスクと頬の間に隙間ができやすくなってしまう．誤飲のおそれがない場合は，義歯は装着したままのほうがマスクフィットしやすい．

顔面を覆うトータルフェイスマスクやヘルメット型のマスクはフィッティングが困難な場合に有効であるが、マスク内容積が大きくなるほど死腔量は増え，再呼吸やミストリガの危険も増える．特にS/Tモード下でのヘルメット型マスクの使用は十分な換気サポートが行えず，$PaCO_2$の上昇の危険があるため注意が必要である[5]．なお，ヘルメット型マスクはCPAP (continuous positive airway pressure) モード時のみの使用とすることがよいと思われる（図4）．

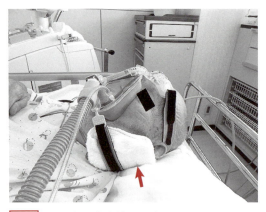

図3 マスク固定方法の工夫
後頭部とマスクバンドの間にタオルなどを挟むことで(→)，頬の肉を前にもってくる．

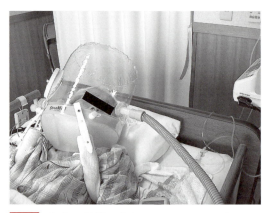

図4 患者の状態に合わせたマスクの選択
マスクフィッティングに難渋し，ヘルメット型マスクを使用した症例．

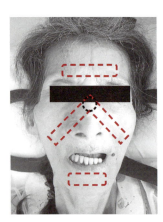

図5 皮膚潰瘍の好発部位（▭部分）
特に鼻根部（◯部分）に発生しやすい．

2-3 皮膚潰瘍（医原性褥瘡）の発生

　皮膚潰瘍（医原性褥瘡）の発生は患者に苦痛を与えるだけでなく，NPPVの継続を困難とするため大きな問題となる．潰瘍はマスクの締めすぎによる圧迫や血流障害，皮膚とマスクの摩擦やずれで発生する．**図5**に示すように，鼻根部，頬，下唇の下縁，額が皮膚潰瘍の好発部位である．

　筆者の施設で皮膚潰瘍の発生因子について検討したところ，マスク装着期間の長期化と経鼻栄養チューブの留置が発生因子としてあげられた．経鼻栄養チューブの留置ではリークが発生するため，マスクをきつく締め付ける傾向にあることが示唆された．皮膚潰瘍が発生するリスクはマスク装着期間が1日延びるごとに1.1倍，経鼻栄養チューブの留置により4倍に増加することが明らかになった．そのため，経鼻栄養チューブが留置されている患者では特にマスクフィッティングに留意し，可能な限り早期にNPPVの離脱，または部分離脱の時間を設けることが必要である[6]．完全にマスクの圧迫を取り除くことはできないが，マスクを数mm浮かすこ

> **Point**
> **医原性褥瘡**
> 医療機器の圧迫などによって生じた皮膚の損傷．

とで，一時的にマスク圧迫による血流の遮断を解除するプッシュアップといった手技もある．

　皮膚潰瘍の予防として皮膚保護材（シリコンジェルシートやポリエチレンジェルシート，ハイドロコロイド材など）を使用する場合があるが，創傷被覆材を使用する場合は保険適応外となることを理解しておかなければならない．また，これらを使用することでリークが増加することを認識しておく必要もある．皮膚保護材の素材によっては皮膚の状態が観察しにくくなるため，定期的に創部の観察をする際，皮膚保護材を剥がさなければならない．剥がす際に皮膚組織まで剥がれることもあるため，伸ばされる皮膚を指で押さえながら，皮膚保護材を90〜180°の角度でゆっくり剥がすようにするとよい．各施設でさまざまな素材の皮膚保護材が使用されているが，白色ワセリンの発赤予防効果が最も高かったとの報告もある[7]．白色ワセリンは安価で管理も簡便なため，筆者の施設でも積極的に使用している．

　また，皮膚潰瘍の予防にはマスクフィッティングや皮膚保護材の使用だけでなく，スキンケアも重要であることを忘れてはならない[8]．定期的に清拭を行い，皮脂汚れを除去し保湿剤を使用して，常に皮膚の清潔を保つことが大切である．皮膚潰瘍が発生した場合は創傷被覆材を使用するが，フィルム材を通して皮膚の観察ができるように，透明で薄いハイドロコロイド材が推奨されている[9]．さらに，複数のマスクを使用して，圧迫が加わる箇所を定期的に分散し，可能であればNPPVの離脱時間を設けて，創傷治癒を促進していく必要がある．

2-4 鼻・口腔の乾燥

　気管挿管中は人工鼻や加温加湿器で加湿を行っているが，NPPV施行中もブロワーで大量のエアを送気しているため加湿が必要である．ただし，人工鼻はNPPVのようなリークがある場合，十分に加湿することができないため，必ず加温加湿器を使用する．加温加湿器の種類により加湿性能は異なる[10]が，マスクリークが多いと十分な加湿がされないため，適切なマスクフィッティングと加温加湿器設定の調整が大切である．目安としてはマスク内が曇る程度がよい．

2-5 眼への刺激

　眼への刺激は，鼻根部からのリークやトータルフェイスマスクの使用が原因で発生する．トータルフェイスマスクを使用している場合は，眼がマスク内に覆われているため改善が難しいが，点眼薬を使用し，眼の潤いを保つよう注意する．鼻根部からリークがある場合はマスクフィッティングを調整しなければならないが，特にアームの角度を調整し，マスクと顔が平行になるようにフィッティングする．

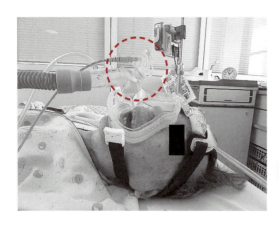

図6 NIVO/Pro-X ネブライザ・システム
NPPVマスクを取り外すことなく吸入療法が可能.

2-6　NPPV施行中の吸入

　NPPV施行中に吸入療法を行う場合，いったんマスクを取り外す必要があるが，呼吸状態が不安定な患者では低酸素，換気不全のリスクを伴う．そのため，これまでNPPV施行中の吸入は困難であったが，「NIVO/Pro-Xネブライザ・システム」(フィリップス・レスピロニクス，**図6**)を使用することで，安全にNPPV中の吸入が可能である．

3　おわりに

　ここでは，臨床でよく遭遇するNPPV用マスクに関連するトラブルと対処方法について解説した．現在，NPPVは日常的に使用されている．気管挿管に比べメリットは多いが，デメリットも存在する．ただし，その多くはマスクに関連した事例であり，適切なケアでカバーできると考えている．予測されるトラブルを事前に回避し，患者の訴えに応えることで質の高いNPPV管理が実践できる．

■文献
1) 石川悠加：NPPVの効果とメリット，NPPV（非侵襲的陽圧換気療法）のすべて これからの人工呼吸，JJNスペシャル 9 (83)：14-16，2008
2) 石川悠加：トラブルおよび副作用・合併症対策，NPPV（非侵襲的陽圧換気療法）のすべて これからの人工呼吸，JJNスペシャル 83：70-70，2008，Bach JR, et al：A Ventilator Requirement Index. Am J Phys Med Rehabil 87：285-291，2008
3) 宮崎慎二郎，片岡弘明，石川 淳ほか：急性期NPPV管理と医療スタッフ教育：NPPV導入インストラクター制度の取り組みと成績，日本呼吸ケア・リハビリテーション学会誌 23 (3)：313-317，2013
4) 四本竜一，卯野木 健（編著）：NPPV，決定版 人工呼吸ケアのポイント300，p253-254，メディカ出版，2012
5) 山本晃市，入谷拓也，広瀬卓哉ほか：ヘルメット型マスクCASTAR "R"の使用を経験して，日本呼吸器学会誌 1 (suppl)：354，2012
6) 山本晃市，塩見 基，片岡弘明ほか：NPPVマスクによる潰瘍発生因子の検討，日本呼吸ケア・リハビリテーション学会誌 23 (suppl)：219，2013

7) 菊池弘恵, 長谷川悠子, 三宅裕子ほか：非侵襲的陽圧換気療法のマスク接触部に用いる皮膚保護材の違いによる発赤発生率の比較, 日本呼吸ケア・リハビリテーション学会誌 23(2)：176-181, 2013
8) 野村好美：NPPV管理下の患者の皮膚障害予防対策, 呼吸器ケア 11(11)：1218-1222, 2013
9) 日本褥瘡学会（編）：科学的根拠に基づく 褥瘡局所治療ガイドライン, p49-48, 照林社, 2005
10) 木村政義, 大平順之, 武貞美喜ほか：流量の変化によるNPPV用加温加湿器性能比較. 日本臨床工学技士会会誌 36：206, 2009

3 人工呼吸療法中のヒューマンエラーを防止するために

> **概要**
> ヒューマンエラーの発生要因を検証し対策を講じることは，人工呼吸器による医療事故発生防止に効果がある．また，臨床工学技士の視点から，的確な人工呼吸器のヒューマンエラー対策を講じていくためのスキルを修得し，実践していく必要がある．

1 人工呼吸器とヒューマンエラー

　主要な事故の80～90％がヒューマンエラーによって起こるといわれている[1]．これは人工呼吸器においても例外ではない．日本医療機能評価機構の医療事故情報収集等事業の報告[2]によると，2014年1月から12月までの1年間で，医療機器に関するインシデント・アクシデントの報告は390件あり，そのうち人工呼吸器に関係するものは16％（64件）を占めた．この内訳を**表1**に示す．このように人工呼吸器に関するインシデント・アクシデントの要因の多くがヒューマンエラーによるものであり，ヒューマンエラーの発生要因を検証し対策を講じることが，人工呼吸器による医療事故の抑制に高い効果を示すと考えられる．

2 ヒューマンエラーの防止策

　実際に発生したインシデントの対策として，「今後注意をする」「教育を行う」「もう一度チェックを行う」というような対策が立てられていることがある．しかし実際は，このような対策ではヒューマンエラーの発生を防ぐことができない．人間の注意力には限界があり，知識を十分もっているベテランでもヒューマンエラーを起こす．チェックリストを用いてチェックを行っても，手抜きにより見逃すこともある．よって，ヒューマンエラーの防止策を検討する場合，表面に現れた事実に関してのみ検討するのではなく，背景にあることも含めて検討しなければならない．

　中條はヒューマンエラーの防止策を，「排除」「代替化」「容易化」の3つの観点から，ヒューマンエラーが事故に発展するのを防止する対策として，異常検出と影響緩和の2つの観点から行うべきと述べている[3]．実際にヒューマンエラー対策を行う場合も，これらの観点から対策を検討するのが効果的である．

> **Point**
> **効果的なヒューマンエラー防止策**
> 排除，代替化，容易化の3つの観点からヒューマンエラー発生の防止を図る．異常検出と影響緩和の2つの観点からヒューマンエラーの事故発展への防止を図る．

表1 人工呼吸器のインシデント・アクシデントの発生件数と内訳（文献2より作表）

分類	件数
設定	21
回路・配管	17
加温加湿器	9
故障・誤作動	6
気管チューブ	2
操作	2
点検不備	2
その他	5

分類	内訳	件数
設定	医師の指示と異なる	18
	その他	3
回路・配管	回路組立ミス	7
	配管接続忘れ	5
	回路外れ	2
	その他	3
加温加湿器	電源入れ忘れ	5
	蒸留水未接続・滴下不良	3
	温度プローブ外れ	1

図1 ウォータトラップの「ガスリーク注意」喚起シール

2-1 排除

　これは最も効果の高い対応策であるが，適応できるのは限られた場合のみである．鉄道でたとえると，新幹線の事故の発生率が低いのは，鉄道に関する事故の大きな要因である踏切がないためである．よって人工呼吸器を使用する際も，事故の要因となるものは可能な限り排除すべきである．

　たとえば，呼吸回路内に装着されているウォータトラップは，集水カップを正しく取り付けなかった場合にリークが生じることがある．製造販売業者側では「ガスリーク注意」という喚起シール（**図1**）を貼るようにしているが，注意喚起シールはその存在に慣れると背景と一体化してしまうため，人間は注意を払わなくなる．よってこのような対策では不十分であるが，吸気・呼気ともにヒータワイヤが挿入されているデュアルヒータ回路〔Fisher & Paykel Healthcare「F&Pシングルユース成人用回路EVAQUA 2」など〕を使用することにより，ウォータトラップを排除することが可能となるため，根本的な対策をとることができる．

2-2 代替化

　代替化は，ヒューマンエラーが生じやすい作業を，機械などのより信頼できるものに置き換えることである．人工呼吸器の使用前点検を人間が行

図2 半自動的な使用前点検
ドレーゲル・メディカルジャパン「Babylog VN500」の装置点検.

うと，知識不足や手抜きなどの要因によりヒューマンエラーが発生する危険性がある．最近の人工呼吸器は半自動的に使用前点検を行う機能（**図2**）が装備されており，人間から機械に代替することにより，ヒューマンエラーの発生を減らすことができる．

また，人工呼吸器の使用開始時には胸郭の動きや呼吸音などの確認事項があるが，これらの"抜け"がないようにチェックリストで人間の確認行動を支援することも代替化の1つである．

2-3 容易化

容易化は，人間が作業の中で果たしている記憶，知覚・判断，動作などの機能を確実に行えるよう，作業を人間にとって容易なものとすることである．たとえば，above PEEP（positive end-expiratory pressure）で設定する人工呼吸器と include PEEP で設定する人工呼吸器が混在していると，人工呼吸器を交換した際に設定を間違えるヒューマンエラーが起こるおそれがある（**図3**）．この対策として，1つの部署で使用する人工呼吸器はどちらかの設定で統一するのが容易化である．

2-4 異常検出

ヒューマンエラーによって引き起こされる異常を検知し，作業の担当者または他者が適切な是正処置をとることが異常検出である．人工呼吸器使用中にチェックを行い，ヒューマンエラーが生じていないか確認することや，フールプルーフ機能が充実している人工呼吸器を採用することなどが対策となる．

2-5 影響緩和

作業の中に冗長性や保護を組み入れることでヒューマンエラーの影響を緩和することが影響緩和である．人工呼吸器の作動停止に備えて，手動換気装置（バッグバルブマスクなど）をすぐに使用できる状態でベッドサイ

> **Point**
> **フールプルーフ**
> 作業従事者が異常に気付くように，ヒューマンエラーに基づく動作を制限するような機械設計のこと．

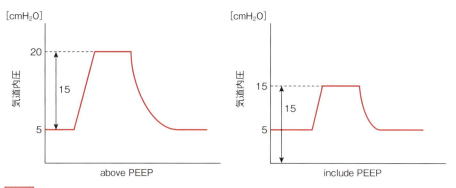

図3 above PEEP と include PEEP
PEEP 5 cmH$_2$O のときに吸気圧 15 cmH$_2$O と設定すると，above PEEP の装置は 20 cmH$_2$O まで加圧するが，include PEEP の装置は 15 cmH$_2$O までの加圧となる．

ドに設置しておくことや，フェイルセーフ機能が充実している人工呼吸器を採用することが対策となる．

> **Point**
> **フェイルセーフ**
> 故障や操作ミスなどの障害が発生することをあらかじめ想定し，起こった際の被害を最小限にとどめるような工夫を行う機械設計のこと．

3 人工呼吸器点検方法を再考する

人工呼吸器の使用前点検や使用中点検を人間が行う場合，"抜け"が生じないようにチェックリストを用いるのが有効である．ただし，チェックリストのデザインやチェックを行う方法により効果が異なってくる．

3-1 チェックリストのデザイン

安全性の確認のため，あれもこれもとチェックリストに盛り込んでしまうと，チェックする項目が増加してしまう．チェック項目が多くなれば時間もかかるため，きちんと確認していないのにOKとするような手抜きが起こる確率が高くなる．よってチェック項目は重要なことのみに絞ってできるだけ少なくすべきで，サイズもA4用紙1枚に収めるべきである．
チェックリストはマニュアルとは異なるため，チェックの仕方などを盛り込むべきではない．また，慣れも手抜きを誘発する原因となるため，チェックリストのデザインを定期的に見直すのも効果があると思われる．

> **Point**
> **効果的なチェックリスト**
> チェック項目は重要なことのみに絞り，項目数をできるだけ少なくする．サイズはA4用紙1枚とし，チェックの仕方は盛り込まない．

3-2 効果的なチェック方法

スイスチーズモデルから考えると，二重三重にチェックを重ねるほうが効果的であるように思われる．しかし，最も効果が高いのはダブルチェックであり，それ以上は社会的手抜きが発生するため，効果が低下してしまったという実験結果もある（**図4**）．人工呼吸器使用中点検には2人でのダブルチェックがよく行われるが，看護師同士，臨床工学技士同士で行うよりも，看護師，臨床工学技士と異職種で行うほうが良いと思われる．

> **Point**
> **効果的なチェック方法**
> ダブルチェックが最も効果的であり，異なる職種で，時間をずらして行う．

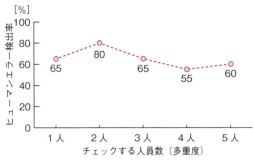

図4 多重度別のヒューマンエラー検出率（田中健次：ダブルチェックの方法とその選択，看護管理 24（5）：426-431，2014[4)]より抜粋して転載）

田中は，300人分の住所と名前，郵便番号を書いたリストと，宛名を書いた手紙300通を用意し，リストと手紙が合っているかをチェックする方法で，チェックする人員を1人，2人……と増やし，ヒューマンエラーの検出率を測定した．この実験では，2人によるチェックが最もヒューマンエラー検出率が高い結果となった．

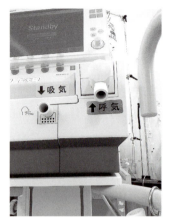

図5 吸気・呼気回路接続口の位置が日本人の感覚とは異なる

それぞれの職種から異なる視点でチェックを行うことにより，より効果が上がるのではないかと考える．また，同時にチェックを行うと，自分が見逃しても他者が確認してくれるであろうという社会的手抜きが生じるおそれがあるので，時間はずらして行うべきであると考える．

4 人工呼吸器の選定は重要なヒューマンエラー対策である

新たな人工呼吸器の機種選定を行うときは，ヒューマンエラーの発生を減らす大きなチャンスである．フェイルセーフ機能やフールプルーフ機能を十分備えている人工呼吸器を選択することにより，ヒューマンエラーの発生防止や事故防止に役立つことができる．これらに加えて，人間工学的に配慮した設計を行っているかどうかの確認も必要である．

図5の人工呼吸器は吸気回路の接続口が左側，呼気回路の接続口が右側に配置されている．日本人は「右から出て左に戻る」という感覚をもつため，このような人工呼吸器では吸気回路と呼気回路の付け間違いが生じやすい．また，ユニバーサルデザインの観点から人工呼吸器を検証することも有用である．ユニバーサルデザインには7つの原則が提示されており[5)]，この7原則をより多く満たす人工呼吸器を選択する必要がある（**表2**）．

以下に，人工呼吸装置側に潜むヒューマンエラーの要因例を示す．

> **Point**
> **社会的手抜き**
> 複数の人数で作業を行うとき，他の作業者に頼って手抜きをしてしまうこと．一人当たりの作業効率は人数に伴って低下する．リンゲルマン効果ともいわれる．

> **Point**
> **人工呼吸器の選定**
> ヒューマンエラーが起こる要因をできるだけ含まない人工呼吸器を選定する必要があり，選定時はさまざまな角度から検討を行う必要がある．

> **Point**
> **ユニバーサルデザイン**
> 改善または特殊化された設計の必要なしで，最大限可能な限り，すべての人々に利用しやすい製品と環境サービスのデザインのこと[5)]．

表2 ユニバーサルデザイン7原則（文献5より引用）

①公平な利用
②利用における柔軟性
③単純で直感的な利用
④認知できる情報
⑤失敗に対する寛大さ
⑥少ない身体的な努力
⑦接近や利用のためのサイズと空間

a) 正しく装着された状態

b) 表裏反対に装着された状態

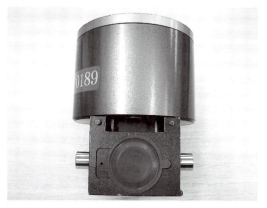
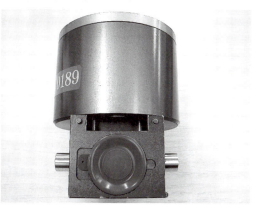

図6 HFO用ピストンへの呼気弁ダイアフラムの装着

【例1】

図6は新生児のHFO（high frequency oscillation，高頻度換気）に使用されるピストンである．このピストンに呼気弁ダイアフラムを装着する際，ダイアフラムを表裏反対に装着すると人工呼吸器が正しく機能しなくなるおそれがある．しかし表裏どちらでも装着が可能で，反対に装着しても違和感がない．そのため，正しい向きにしか装着できないように改善すべきである．

【例2】

図7は人工呼吸器電源投入時に表示される患者選択画面である．患者選択としてまず「新しい患者」と「既存の患者」から選択するようになっている．「既存の患者」を選択すると，前回使用した設定で動作開始となるが，「新しい患者」を選択すると換気設定とアラーム設定がデフォルト値で動作開始となる．このデフォルト値はユーザによる変更ができず，デフォルト値の設定は酸素濃度21％，分時換気量低下アラーム値は0.1 L/分となっているため，新規患者で使用する場合は注意が必要となる．

【例3】

図8aの人工呼吸器は，複数のアラームが作動しているとき，その項目を可能な限り表示する形式である．このような表示方法であると，多数のアラームの中に重要なアラームが埋もれてしまい，見逃してしまうおそれ

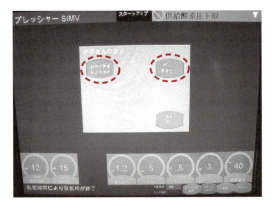

図7 電源投入時に表示される患者選択画面

a)
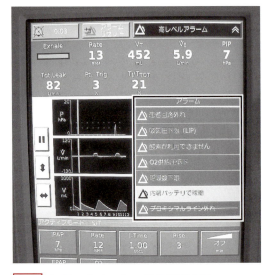

b)
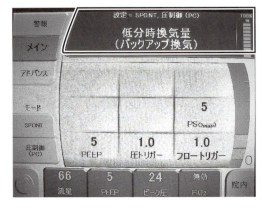

図8 アラームメッセージの表示方法

がある．

　図8bの人工呼吸器は，複数のアラームが作動しているとき，最も重要なアラームを1項目のみ表示する形式である．このような表示方法であると，表示されているアラームが解除されない限り他のアラームは表示されない．よって，表示されているアラームを許容して消音を行っていると，隠れているアラームに気付かない状況となる．

5
決められた確認手順を順守する

　人工呼吸器には，患者に装着する前に換気条件やアラームの設定などを行うときや，換気を一時中止するときに使用する「スタンバイモード」が装備されている．便利な機能であるが，スタンバイモードのまま患者に人

 Point

確認手順の順守
事故防止のためには，確認手順の順守が必要であり，理由を付けて例外を許すべきではない．

工呼吸器を装着し，換気がされていなかったという事故事例が報告されている．また，患者のケアを行うとき，一時的に人工呼吸器を患者から外してテスト肺を装着し，ケア終了後に人工呼吸器がテスト肺で動作しているのをみて，患者に装着されていると思い込んでしまったという事例もある．このような事故は，決められた確認手順を順守しなかったためにヒューマンエラーを検出できず，事故につながった例である．

　人工呼吸器を患者に装着したときは，患者の胸郭の動きや呼吸音を確認するという手順がある．多忙なときはおろそかになりがちであるが，手が回らないからといって特例を認めると，通常の業務時にも不順守が広まるおそれがある．なぜこのような確認が必要なのか，この確認がどのような事故を未然に防ぐことにつながるのかを明白に示し，浸透を図っていく必要がある．

6 ヒューマンエラー対策は永遠に続く

　加温加湿器の蒸留水交換に伴うヒューマンエラー対策として，自動給水チャンバを用いることは給水作業を排除できるため大きな効果がある[6]．しかし表1のインシデント・アクシデント報告にあるように，自動給水チャンバを用いることで，蒸留水とチャンバの落差不足や，給水ラインの折れによる蒸留水の滴下不良，蒸留水自体の接続忘れが発生している．このように，完璧なヒューマンエラー対策を行うことは困難であるため，人工呼吸器の操作や管理において人間という要素が完全になくなるまでは，永遠に対策を続けていかなければならないのだと感じる．

■文献
1) ジェームズ・リーズン：組織事故－起こるべくして起こる事故からの脱出－，塩見 弘，佐相邦英，高野研一（訳），p91，日科技連出版社，1999［原著］James Reason：Managing Risks of Organizational Accident, Ashgate Pub Ltd, 1997
2) 日本医療機能評価機構：医療事故情報収集等事業
　http://www.med-safe.jp（2017年6月19日現在）
3) 中條武志：人に起因するトラブル・事故の未然防止とRCA—未然防止の視点からマネジメントを見直す，p45-59，日本規格協会，2010
4) 田中健次：ダブルチェックの方法とその選択—有効性と効率性を探るシステム安全学の研究から，看護管理 24 (5)：426-431，2014
5) 実利用者研究機構：UD資料館
　http://www.ud-web.info/index.html（2017年6月19日現在）
6) 井上博満：加温加湿器に滅菌水を入れるのを忘れた，クリニカルエンジニアリング 16 (4)：335-339，2005

V 酸素療法

1 病態に適した酸素療法を行うために必要な知識

> **概要**
>
> 適切な酸素療法を行うには酸素吸入器具の利点と欠点を十分に理解する必要がある．特に，従来のネブライザやリザーバ付き酸素マスクでは，成人患者への高濃度酸素吸入ができないことに留意する．そのため最近は，吸入酸素濃度が低濃度から高濃度まで調節可能なネブライザや高流量式鼻カニューレが市販されている．

1 はじめに

酸素療法の目的は，室内空気より高い濃度の酸素を吸入することで動脈血酸素分圧（PaO_2）を上げ，組織への酸素供給を改善させるだけでなく，低酸素血症により引き起こされた換気亢進や心拍数増加を元に戻し，呼吸仕事量や心仕事量を軽減させ，同時に低酸素性肺血管攣縮を改善し，肺動脈圧を低下させて右心負荷を軽減させることである[1]．

現在，多くの酸素吸入器具があるが，それぞれの特徴を理解し，患者の状況に応じて正しい器具を選択しなければならない．

2 酸素吸入器具の種類

酸素吸入器具は低流量式と高流量式に分類される（**表1**）[1]．ここでいう低流量，高流量とは酸素流量の高低を意味するのではなく，患者が必要としている量の酸素を供給しているかどうかを意味する．

低流量式の鼻カニューレを例に具体的に説明する．

鼻カニューレで酸素2 L/分を吸入する場合（その患者の一回換気量を500 mL，吸気時間を1秒とする），1回の吸気に33 mL（＝2000 mL/60秒）の100％酸素と467 mL（＝500－33 mL）の空気を鼻孔周囲から吸入する．その結果，約28％の酸素を吸入することになる（正確には呼気終末時に鼻腔内にたまった100％酸素も一緒に吸入することになる）．そのため同じ酸素流量でも，1回換気量の少ない乳幼児では吸入酸素濃度は高くなり，過換気や1回換気量がより大きい成人の患者では吸入酸素濃度は低くなる．

一方，高流量式は，ベンチュリー効果を利用して設定した濃度の酸素を患者が必要とする十分な量（総流量）で吸入させる方法である．たとえば，

表1 酸素投与方法（文献1より一部改変転載）

1. 低流量システム
    - 鼻カニューレ
    - 簡易酸素マスク
    - オキシアーム
    - 経皮気管内カテーテル
2. 高流量システム
    - ベンチュリーマスク
    - ネブライザ付き酸素吸入装置（インスピロンネブライザー®, アクアパックネブライザー®, ハイホーネブライザー®）
    - 高流量式鼻カニューレ（ネーザルハイフロー®）
3. リザーバシステム
    - リザーバ付きマスク
    - リザーバ付き鼻カニューレ, ペンダント型リザーバ付き鼻カニューレ

リザーバシステムは基本的に低流量システムである.

表2 設定酸素濃度ガスの総流量と設定酸素濃度, 酸素流量の関係

設定酸素濃度 [%]	酸素流量 [L/分]													
	2	3	4	5	6	7	8	9	10	11	12	13	14	15
24	53	79	105	132	158	184	211	237	263	290	316	342	369	395
28	23	34	45	56	68	79	90	102	113	124	135	147	158	169
31	16	24	32	40	47	55	63	71	79	87	95	103	111	119
35	11	17	23	28	34	40	45	51	56	62	68	73	79	85
40	8	12	17	21	25	29	33	37	42	46	50	54	58	62
45	7	10	13	16	20	23	26	30	33	36	40	43	46	49
50	5	8	11	14	16	19	22	25	27	30	33	35	38	41
60	4	6	8	10	12	14	16	18	20	22	24	26	28	30
70	3	5	6	8	10	11	13	15	16	18	19	21	23	24
80	3	4	5	7	8	9	11	12	13	15	16	17	19	20
90	2	3	5	6	7	8	9	10	11	13	14	15	16	17
100	2	3	4	5	6	7	8	9	10	11	12	13	14	15

部分で総流量が30 L/分（500 mL/秒）以上になる.

1回換気量が500 mL（吸気時間1秒）の患者には, 設定濃度の酸素を30 L/分（＝500 mL×60秒）以上流さなければ, 患者は不足分をマスクの周囲の空気を吸うことで補い, 結局, 設定濃度の酸素を吸入することにはならない. 設定酸素濃度ガスの総流量と設定酸素濃度, 酸素流量の関係を**表2**に示す. これからも, 高流量式の「高流量」とは酸素流量計の流量の大小を意味しないことがわかる.

また, リザーバシステムは基本的には低流量式である. 呼気時にリザーババッグ（容量600～1000 mL）に酸素をため, 吸気時に通常流れる酸素とともにリザーババッグ内の酸素を吸入する. そのため, リザーバとマスクの間, マスクの左右の穴にそれぞれ一方弁が付いている. リザーバシス

表3 リザーバシステムにおける酸素流量と推定吸入酸素濃度の目安（文献1より一部改変転載）

酸素流量[L/分]	推定吸入酸素濃度の目安[%]
6	60
7	70
8	80
9	90
10	90〜

テムにおける酸素流量と推定吸入酸素濃度の目安を**表3**[1)]に示す．低流量式のため，患者の1回換気量が多いと（深呼吸やため息のときなど）マスク周囲の空気を吸入する量が多くなるため，吸入酸素濃度は低下する．さらに，マスク本体と顔との隙間，マスクと弁との隙間などにより，吸入時に空気が混入するため，酸素流量を10 L/分以上にしても実際の吸入酸素濃度はせいぜい60〜70%程度である．女性など顔が小さい患者ではマスクと顔の間に大きな隙間ができるため，吸気時にマスクの周りの空気が入り込み，高濃度酸素吸入はできない．最近は総流量を十分確保できる高流量ネブライザ式酸素吸入装置（ハイホーネブライザー®，小池メディカル）や高流量鼻カニューレ（ネーザルハイフロー®，フィッシャーアンドパイケルヘルスケア）が発売され，リザーバ付き酸素マスクを使用する機会は少なくなった．

Point

高流量鼻カニューレ
健康保険上，ハイフローセラピーとして取り扱われている．設定濃度21〜100%の酸素を最大60 L/分供給する．37℃，相対湿度100%の酸素を流すため，鼻腔への刺激はない．軽度のPEEP（positive end-expiratory pressure）効果（2〜4 cmH$_2$O）と解剖学的死腔のフラッシュ効果により，酸素化効率を高め，呼吸仕事量を軽減させる．

3 酸素吸入器具の選び方

　吸入酸素濃度を正確にコントロールしたい場合は高流量式を，正確にコントロールしなくてもよい場合は低流量式を採用する．

3-1 吸入酸素濃度を正確にコントロールしなくてもよい場合：低流量式を使う[2)]

① 鼻カニューレ
　両側あるいは片側の鼻腔から酸素を供給する．安価で簡便であり，酸素を吸入しながら会話や食事ができるため広く使われている．酸素が鼻腔粘膜に直接ぶつかって刺激するため，通常は酸素流量6 L/分以下の使用が薦められている．

② 簡易酸素マスク
　吸入酸素濃度を調節できないマスクで，マスクタイプとしてはわが国で最も普及している．マスク内にたまった呼気ガスを再吸入しないように酸素流量は通常5 L/分以上にする．40%以下の低濃度酸素吸入には適さな

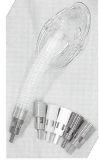 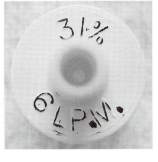

図1 ベンチュリーマスク
ダイリュータ（b）に，設定酸素濃度と酸素流量が記載されている．このマスクで31％の酸素を流すためには酸素流量は6 L/分にする．

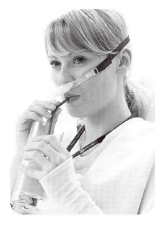

図2 高流量鼻カニューレ（ネーザルハイフロー®，フィッシャーアンドパイケルヘルスケア）

い．しかし，臨床現場では酸素流量5 L/分以下で使用している施設も少なくない．その場合，患者の$PaCO_2$が若干上昇していることを理解して実施することが重要で，動脈血ガス分析を適時行う．

3-2 吸入酸素濃度を正確にコントロールする場合：高流量式を使う

1 ベンチュリーマスク

24～50％までの酸素を供給する．濃度ごとにアダプタ（ダイリュータ）が用意されており，設定酸素の総流量が30 L/分以上になる酸素流量が記載してある（**図1**）．

2 高流量ネブライザ式酸素吸入装置

インスピロンネブライザー®（日本メディカルネクスト）やアクアパックネブライザー®（インターメドジャパン，輸入販売）の酸素濃度設定ダイヤルには24～100％（あるいは98％）と記載されているため，一見，高濃度酸素吸入が可能であるかのように錯覚する．しかし，装置自体の抵抗のため，総流量が最低でも酸素流量が30 L/分以上になる場合の酸素濃度は最大で60％程度である[3]．もちろん，一回換気量の少ない乳幼児では設定酸素濃度通りの高濃度酸素吸入が可能である．

なお，高流量ネブライザ式酸素吸入装置（ハイホーネブライザー®）は，高流量用の酸素流量計と併用することで酸素濃度98％まで総流量30 L/分以上流すことができ，成人の患者でも高濃度酸素吸入が可能である．

3 高流量鼻カニューレ（**図2**）

通常，鼻カニューレの酸素流量は最大でも6 L/分までである．これ以上の酸素を流すと鼻腔粘膜が強く刺激されるためである．しかし，酸素を37℃，湿度100％にすると，50～60 L/分以上流しても鼻の奥は痛くなら

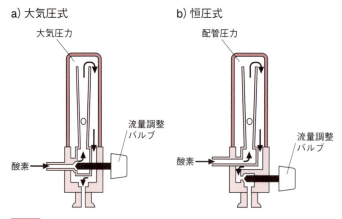

図3 2種類の酸素流量計
恒圧式酸素流量計は酸素配管口あるいは酸素ボンベ口に差し込むと，流量計の目盛りの白い球が一瞬上に持ち上がるので，両者の区別ができる．

ない．このように設定した酸素を鼻カニューレで流量 30 L/分以上流すことで，高濃度の酸素を吸入させることが可能である．しかも高流量により，軽度の PEEP 効果があるため，最近は ICU や CCU で使用されるようになった．

高流量鼻カニューレは，前述した高流量ネブライザ式酸素吸入装置と同様，確実に高濃度酸素吸入が可能なため，これらの使用により人工呼吸管理へ移行する頻度が減少した．

4 酸素流量計

通常，医療施設で使われている酸素流量計は大気圧式と恒圧式の2種類である（**図3**）．

大気圧式は流量調節バルブが酸素配管側に付いている．そのため，ベンチュリーマスクやネブライザなど流量抵抗が高い酸素吸入器具に使用すると，正しい酸素流量を示さない．よって，鼻カニューレや簡易酸素マスクなど流量抵抗が低い器具に使う．

一方，恒圧式は流量調節バルブが流量計出口側に付いている．そのため，流量抵抗が高いベンチュリーマスクやネブライザ付き酸素吸入装置でも酸素流量を正確に測ることができる．なお，恒圧式では流量計の中はボンベ内圧と同じになる．そのため，流量計のプラスチック部分に亀裂があると破裂するおそれがあるので，取り扱いに注意する．

 Point

酸素流量計（大気圧式，恒圧式）の選択はどうするのか

酸素濃度の設定ができる器具では恒圧式を，そうでない器具ではどちらを選択してもよい．ベンチュリー効果を利用した酸素マスクやネブライザは器具内部の酸素経路の抵抗が高いため，恒圧式を使用する．

5 在宅酸素療法（HOT）

5-1　歴史

　日本胸部疾患学会（現・日本呼吸器学会）が在宅酸素療法（HOT）適応基準を発表した翌年の1985年に，HOT（home oxygen therapy）がわが国で初めて健康保険の適用となった．その後，適用基準は改正が行われ，2004年4月からは睡眠時チェーン・ストークス呼吸を伴った慢性心不全患者にも適用が拡大され，現在に至っている．

5-2　健康保険のHOT適用基準

1 チアノーゼ型先天性心疾患

　先天性心疾患による低酸素血症の患者．チアノーゼ型先天性心疾患がHOTの適用であることを知らない医師が意外に多い．

2 高度慢性呼吸不全

　慢性呼吸器疾患だけでなく，その他の疾患により高度の慢性呼吸不全に陥った患者は適用になる．高度の慢性呼吸不全とは，安静時PaO_2が55 Torr以下，あるいは安静時PaO_2が55～60 Torrの間でも睡眠中や運動中にPaO_2が55 Torr以下になる状態をいう．医師がHOTの必要性を認めたものであれば，基礎疾患の制限はない．

3 肺高血圧症

　高度慢性呼吸不全の有無に関係なく，肺高血圧症の患者にもHOTが適用される．肺高血圧症の定義と対象疾患名について適用基準には記載がないが，通常，肺高血圧症とは平均肺動脈圧が25 mmHg以上をいう．酸素吸入が必要となるのは，原発性肺高血圧症，膠原病や慢性肺血栓塞栓症に伴う高度の肺高血圧症などである．

4 慢性心不全症

　医師の診断により，NYHA（New York Heart Association）Ⅲ度以上であると認められ，睡眠時チェーン・ストークス呼吸がみられ，無呼吸低呼吸指数（1時間当たりの無呼吸数および低呼吸数をいう）が20以上であることが，睡眠時ポリグラフィ上確認されている患者にHOTが適用される．

5-3　HOTの導入条件

1 施設側の条件

　「患者が急性増悪した場合に十分な対応が可能であること」を条件に，どの施設でもHOTを処方することができる．ただし，病床をもたない施設の場合は，病診連携が必須である．

2 患者側の条件

①患者が自宅で酸素療法を受けることで，入院加療を必要としないこと

慢性呼吸不全がすべてHOTの適用にはならない

適用基準をみてわかるように，PaO_2が55 Torr以下はHOTの絶対適用，55～60 Torrは相対的適用である．つまり，慢性呼吸不全で医療施設に入院している患者は医学的に酸素吸入の適応があるが，外来ではすべてHOTの適用にはならない．

NYHA Ⅲ度

「身体活動を軽度ないし高度に制限する必要のある心疾患患者．安静時には快適であるが日常の軽い身体活動でも，疲労・動悸・息切れ・狭心症状が起こる状態」をいう．

②患者とその家族がHOTの必要性を認識していること
③定期的に月1回外来受診できること
④HOT機器の取り扱いができること
⑤住宅環境

5-4 酸素供給装置の種類

1 酸素濃縮器

多孔質の吸着剤（ゼオライト）に窒素を吸着させ，高濃度の酸素を分離させる装置．理論上95.5％の高濃度酸素を得ることができる．ゼオライトに加圧した空気を流すと窒素が吸着され，逆に減圧した空気を流すと吸着した窒素が放出される．この減圧と加圧を繰り返すことにより半永久的に使用することができる（**図4**）．

この原理からわかるように，酸素濃縮器を使用しても室内の酸素濃度が上昇することはない．最近は小型の携帯用酸素濃縮器が実用化されているが，供給酸素濃度が90％以下であり，高流量ができないこと，連続使用時間が短いことなどの問題がある．

2 液化酸素

家庭用として大きな液化酸素タンク（親器，**図5a**）を設置し，そこから気化した酸素を吸入する．携帯用液化酸素ボンベ（子器，**図5b**）に液化酸素を充填し，それを家庭内や外出時に使用することも可能である．親器，子器ともに完全密閉型でないため，酸素が自然蒸発する．そのため，使用量が少なくても最低月2回は液化酸素を充填した親器の交換が必要である．酸素濃縮器に比べて電気代もかからないなどの利点があるが，親器の交換に要する問題などのため普及率は10％以下である．

3 携帯用酸素供給装置

①携帯用小型酸素ボンベ

自宅で酸素濃縮器を使用している患者が外出するときに使用する．ボンベはエポキシ樹脂を含浸させたガラス繊維でできており，軽くなっている．

②携帯用液化酸素ボンベ（子器，**図5b**）

自宅で液化酸素を使用している患者が外出時に使用する．自宅に設置し

> **Point**
> **ゼオライト**
> 天然品と合成品の2種類があるが，酸素濃縮器には合成品が使われている．

> **Point**
> **酸素供給装置の選択**
> HOTで使用する酸素供給装置には，酸素濃縮器と液化酸素がある．携帯用液化酸素ボンベ（子器）は長時間使用できるため（酸素流量2L/分で約6〜7時間），仕事など日常生活活動時間が長い患者には液化酸素を勧める．

> **column 酸素濃縮器と液化酸素の設置**
>
> 酸素濃縮器は火気（暖房器，ガスコンロなど）から2m以上離して設置する必要がある（酸素供給業者による自主規制）．液化酸素の設置型親容器も火気から2m以上離して設置するが，子器に液化酸素を充填するときは火気から5m以上離れなければならない（高圧ガス保安法による規制）．よって，設置型の暖房器を使用している家庭では，液化酸素型親容器を火気から5m以上離して設置する．

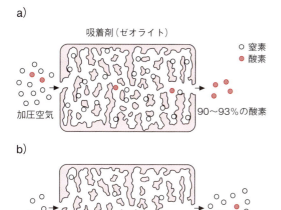

図4 吸着型酸素濃縮器の原理（宮本[4]より一部改変転載）

ゼオライトの入った筒に加圧した空気を通過させると，窒素が吸着され，90～93％の酸素が出てくる（a）．一方，減圧した空気を通過させると，ゼオライトに吸着した窒素が放出される（b）．

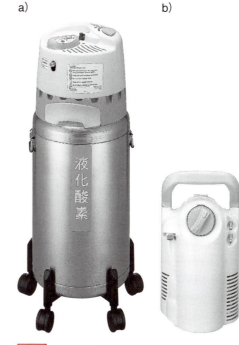

図5 液化酸素

aが液化酸素タンク（親器），bが携帯用液化酸素ボンベ（子器）．

た親器（**図5a**）から携帯用子器に液化酸素を充填して持ち運ぶ．酸素流量が2 L/分の場合，約6～7時間酸素を吸入できる．呼吸同調装置（デマンドバルブ）を内蔵した小型のものが開発されている．

6 おわりに

酸素療法に携わる医療者は各酸素吸入器具の長所と短所を十分理解し，適切に実践すべきである．

> **column**
>
> **呼吸同調装置（デマンドバルブ）**
>
> 携帯用小型酸素ボンベの連続使用時間の延長を目的に開発・実用化された装置で，吸気開始時に鼻腔内の陰圧を鼻カニューレを介して感知し，一定量の酸素を短時間流す．吸気後期と呼気中は酸素が流れないため，酸素の消費量を削減でき，酸素ボンベの使用時間を延長させることができる．
>
> 酸素供給方法は装置ごとに異なるため，使用に際しては，呼吸同調装置使用下に運動負荷（6分間歩行など）を行って酸素流量を処方する必要がある．

■文献

1) 日本呼吸器学会肺生理専門委員会, 日本呼吸管理学会酸素療法ガイドライン作成委員会（編）：酸素療法ガイドライン, メディカルレビュー社, 2006
2) 宮本顕二：吸入酸素濃度調節機能のない簡易酸素マスクにおける酸素流量と吸入酸素濃度の関係, 日本呼吸管理学会誌 15：264-269, 2005
3) 宮本顕二：ネブライザー付酸素吸入器（インスピロンネブライザー®, アクアパックネブライザー®）で高濃度酸素吸入はできない, 日本呼吸器学会雑誌 43(9)：502-507, 2005
4) 宮本顕二：楽しく学ぶ 肺の検査と酸素療法（改訂版）, メジカルビュー社, 2007

ネーザルハイフローシステム

ネーザルハイフローシステムとは，加温加湿した高流量ガスを鼻腔カニューレから注入する酸素療法である[1]．既存の酸素療法では，加湿が不足する，呼吸パターンによって吸入酸素濃度が変動する，高濃度の酸素を投与できない，などの問題点があった．これに対しネーザルハイフローシステムでは，高い加湿性能により気道粘膜線毛のクリアランス効果，快適性が保たれる．また，最大 60 L/分までの流量を流すことができ，21％から100％まで安定した吸入酸素濃度を供給できる．さらに高流量ガスによって，鼻咽頭腔の解剖学的死腔を洗い流し，PEEP（positive end-expiratory pressure）の効果で肺容量を増加させる．

ICU 成人患者では，ネーザルハイフローシステムにより呼吸数が減少し，胸郭と腹部運動の同調性が改善することを観察した[2]．今後は急性呼吸不全のほか，術後の呼吸合併症予防，抜管後の呼吸補助，粘稠な喀痰に対する対策など，適応が広まっていくものと考えられる．

■文献
1) Ward JJ：High-flow oxygen administration by nasal cannula for adult and perinatal patients, Respir Care 58 (1)：98-122, 2013
2) Itagaki T, Okuda N, Tsunano Y, et al：Effect of high-flow nasal cannula on thoraco-abdominal synchrony in adult critically ill patients, Respir Care 59 (1)：70-74, 2014

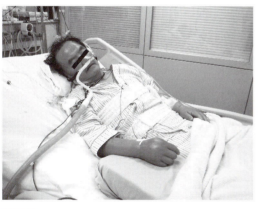

図1 成人でのネーザルハイフローシステム

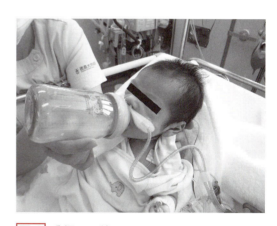

図2 乳児での使用
ミルク摂取の邪魔にならない．

索 引

欧 文・数 字

2相性陽圧換気（呼吸） ……………… 104, 127, 134
3ブレス法 …………………………………………… 120
40/40 ………………………………………………… 120
above PEEP（positive end-expiratory pressure）
　…………………………………………………… 272
A/C（assist/control）……………………………… 86
APRV（airway pressure release ventilation）
　…………………………………………………… 121
ARDS（acute respiratory distress syndrome）
　………………………………… 24, 115, 140, 164, 189
assist ………………………………………………… 85
ASV（adaptive support ventilation）………… 111
ATC（auto tube compensation）……………… 257
auto-PEEP ………………………………… 56, 164
auto release ……………………………………… 125
bland aerosol ……………………………………… 45
BPS（behavioral pain scale）………………… 166
CAM-ICU（confusion assessment method for
　the intensive care unit）…………………… 166
cardiogenic oscillation ……………………… 255
CMV（continuous mechanical ventilation）…… 85
CO_2 ナルコーシス ……………………………… 27
COPD（chronic obstructive pulmonary disease）
　……………………………………………… 105, 145
counter flow 型加温加湿器 …………………… 227
CPAP（continuous positive airway pressure）
　…………………………………………… 98, 111, 265
CPOT（critical care pain observation tool）… 166
DOPE（displacement, obstruction,
　pneumothorax, equipmetn failure）……… 259
drop and stretch 法 …………………………… 142
EIP（end-inspiratory pause）…………………… 74
EPAP（expiratory positive airway pressure）
　…………………………………………………… 112
Haldane 効果 ……………………………………… 28
HFO（high frequency oscillation）… 130, 229, 275
　HFO の導入基準 ……………………………… 131
high PEEP ……………………………………… 121
HOT（home oxygen therapy）………………… 285
hypovolemia …………………………………… 164
ICDSC（intensive care delirium screening
　checklist）……………………………………… 166

ICU-AW（ICU-acquired weakness）………… 254
　ICU-AW の診断基準 ………………………… 254
　ICU-AW のリスク要因 ……………………… 254
include PEEP …………………………………… 272
IPAP（inspiratory positive airway pressure）
　…………………………………………… 104, 112
iso-shunt diagram（line）……………………… 32
iVAPS（intelligent volume assured pressure
　support）……………………………………… 109
MRC（British Medical Research Council）スコア
　…………………………………………………… 254
NAVA（neurally adjusted ventilatory assist）
　…………………………………………………… 137
NPPV（noninvasive positive pressure
　ventilation）………………………… 104, 145, 212, 263
　NPPV 用マスク ……………………………… 265
NRS（numeric rating scale）………………… 166
pass-over 型加温加湿器 ………………… 41, 222
PAV（proportional assist ventilation）……… 137
PCV（pressure control ventilation）……… 85, 92
PEEP（positive end-expiratory pressure）
　………………………………………… 34, 98, 188
permissive hypercapnia ………………………… 36
P/F 比 ……………………………………………… 33
PIP（peak inspiratory pressure）…………… 135
P_L（transpulmonary pressure）……………… 145
PRVC（pressure regulated volume control）
　…………………………………………………… 258
PSV（pressure support ventilation）……… 85, 92
RASS（Richmond Agitation-Sedation Score）
　…………………………………………… 157, 240
RSBI（rapid shallow breathing index）……… 163
RST（respiration support team）…………… 195
SAS（sedation-agitation scale）……………… 166
SAT（spontaneous awakening trial）………… 159
　SAT 開始安全基準 …………………………… 160
SBT（spontaneous breathing trial）
　………………………………………… 91, 139, 159, 260
　SBT 開始安全基準 …………………………… 160
　SBT の失格基準 ……………………………… 171
SIMV（synchronized intermittent mandatory
　ventilation）…………………………………… 85

S/T モード	106
termination criteria	94
TQM (total quality management)	195
VAS (visual analogue scale)	166
VCV (volume control ventilation)	85
VS (volume support)	109

和　文

あ行

亜酸化窒素	235
アシデミア	15
アシドーシス	15
圧トリガ	76
圧支持換気	85
圧縮空気製造装置（コンプレッサ）	250
圧制御従量式換気	109
アテレクトラウマ	116
アルカリ血症	256
アルカレミア	15
アルカローシス	15
アンプリチュード	130
医原性褥瘡	266
意識障害	175
異常検出	270
異常波形	53
医療ガス	247
医療機器安全管理責任者	209
一回換気量	118
一酸化炭素ヘモグロビン	62
ウィーニング	90, 127, 154, 159, 170, 177
ウィーニング基準	154
ウィーニングの自動化	202
ウィーニングプロトコルの運用	185, 195
ウォータトラップ	215
ウォータトラップ不要回路	218
ヴォルトラウマ	116
影響緩和	270
栄養管理	161
栄養不良	254
液化酸素	286
延長回路	230
横隔膜	179
オートトリガ	96, 255
オープンバルブ	127
オープンラング法	119
温度センサ	225
温度プローブ	217

か行

解剖学的死腔	65, 130
回路交換	214
回路リーク	213
外気温	225
咳反射テスト	179
加温加湿	38, 238
加温加湿器	38, 222, 267
加温加湿チャンバ	231
加温加湿の評価	45
加温加湿不足	226, 232
化学的調節	251
拡散障害	23, 31, 188
覚醒	239, 261
喀痰吸引	185
加湿補助装置	44
過剰過熱	225
ガス交換	31
ガス交換障害	24
ガス交換不全	157
ガス透過性	235
可塑剤	235
片肺挿管	234
活動係数	167
合併症	154, 234
カフ圧	237
カフ形状	235
カプノメータ	63
カフ破損	239
カフ破裂	234
カフ漏れ	234
カフリークテスト	180, 190, 240
簡易酸素マスク	282
換気血流不均等	23, 188
換気需要	178
換気障害	21
換気障害型呼吸不全	21
換気状態	47
喚起シール	271
換気能力	178
換気パターン	182

換気不全	23, 134, 182, 268
換気補助	135
換気メカニクス	126
換気モード	70, 85, 134, 161
環境温対策	228
換気力学的	157
換気量－時間波形	50
換気量低下警報	96
還元ヘモグロビン	59
肝硬変	24
間質性肺炎	24
患者アセスメント	186
患者サイクル	72
患者／時間サイクル	72
関節可動域	166
完全窒息	183
乾燥ガス	38
陥没呼吸	182
気管吸引	234, 261
気管支拡張薬	261
気管支喘息	24
気管支喘息重積発作	259
気管支肺胞洗浄	118
気管切開	226
気管切開チューブ	235, 257
気管挿管	177, 226, 234
気管チューブ	234
気管チューブの位置異常	259
気管粘膜損傷	237
気胸	259
基礎エネルギー消費量	167
吃逆	257
気道圧開放換気	135
気道抵抗	130
気道内圧	232
気道内圧－換気量ループ	47
気道内圧－時間波形	48
気道内圧上昇警報	257
気道内圧低下アラーム	215
気道熱傷	224
気道粘膜	237
気道閉塞	259
機能的残気量	102
吸引	181, 216
吸気回路出口温度	226
吸気終了認識条件	94
吸気立ち上がり	94
吸気努力	135
吸気プラトー	74

吸気補助呼吸筋	179
休止時間	49
吸収性無気肺	188
給水ポート	231
急性呼吸不全	21
吸入気酸素分圧	188
吸入気酸素分画	13
胸腔ドレーン	258
胸骨挙上	182
強制換気	71
局所血流変動	62
巨大ブラ	102
虚脱肺	117
キンク	239
筋弛緩	135, 255
緊張性気胸	260
区域遮断弁	248
空気感染	44
口元温度センサ	225
口元温度プローブ	230
グラフィックモニタ	47, 218
計画外抜管	66, 239
携帯用酸素供給装置	286
経腸栄養	167
経皮穿刺式気管切開キット	180
経鼻栄養チューブ	266
血液ガス	10
血液浄化療法	183
血流障害	266
結露	40, 216, 225
高酸素性急性肺傷害	188
光線治療器	228
拘束性換気障害	143
喉頭浮腫	234
高度慢性呼吸不全	285
高流量ガス	289
高流量システム	281
高流量ネブライザ式酸素吸入装置	283
高流量鼻カニューレ	283
呼気気道陽圧	104
呼気終末 CO_2 分圧 ($P_{ET}CO_2$)	66
呼気の再呼吸	183
呼気弁ダイアフラム	275
呼気補助呼吸筋	179
呼気ホールド機能	125
呼吸音	241, 259
呼吸回路	213
呼吸筋	179
呼吸筋疲労	28, 136, 179, 182, 254

呼吸筋不全	28
呼吸ケアチーム加算	199, 209
呼吸ケアネットワーク	198
呼吸困難	183
呼吸サポートチーム	195
呼吸仕事量	29, 93, 134, 161, 203, 255
呼吸商	167
呼吸性アシドーシス	14
呼吸性アルカローシス	14, 135
呼吸性代償	255
呼吸同調装置（デマンドバルブ）	287
呼吸ドライブ	253
呼吸不全	21, 134
呼吸補助筋	190
呼吸抑制	168
誤挿管	241

さ行

細菌フィルタ機能	44
サイクルオフ	94
再呼吸	183, 265
在宅酸素療法	285
サイドストリーム方式	64
サポート圧	93
酸塩基平衡	14, 189
酸塩基平衡障害	15
酸塩基平衡診断	17
酸化ヘモグロビン	59
酸血症	15, 255
酸素化	177, 182
酸素化障害	13, 21, 140
酸素化障害型呼吸不全	21
酸素化不全	23, 134
酸素解離曲線	22, 61
酸素吸入器具	280
酸素供給圧低下アラーム	208
酸素親和性	61
酸素中毒	164
酸素投与誘発性高二酸化炭素血症	27
酸素濃縮器	286
酸素流量計	284
酸素療法	280, 289
シェアストレス	117
時間サイクル	72
磁気共鳴画像診断装置	240
死腔効果	44
事故抜管	239
自然気道	180
自然脱気	237

持続的カフ圧管理	237
持続的自動カフ圧調整装置	237
市中肺炎	138
自動給水チャンバ	231
自動チューブ補正	174, 202
自発覚醒トライアル	200, 239
自発呼吸	85, 105, 129
自発呼吸トライアル（試験）	170, 190, 200, 203, 240
シバリング	253
社会的手抜き	274
ジャクソンリース回路	190
シャント	32
シャント性心疾患	24
シャント率	33
周期性呼吸	163
重症呼吸不全	32
重炭酸イオン	17
手動給水チャンバ	231
除水	183
上気道狭窄	157, 240
上気道閉塞	157
商用交流電源	243
使用中点検	273
使用前点検	213, 273
深吸気	179
シンクロナイズ・ウィンドウ	79
神経筋疾患	136
心原性肺水腫	107
人工呼吸器関連肺炎	155, 198, 234
人工呼吸器関連肺損傷	115, 198
人工呼吸器離脱に関する3学会合同プロトコル	154
人工鼻	42, 231
深鎮静	135, 255
心停止後症候群	188
振動数	131
心不全	111
水分管理	168
水分貯留	216
水泡音	183
睡眠時無呼吸症候群	107
水様痰	231
スクリーニング	170, 190
スタイレット付き気管（切開）チューブ	241
スタンバイモード	224, 277
ステップ法	17
ストレス係数	167
ストロークボリューム	130

スリーブ付き回路	218	低流量酸素療法	183
静的コンプライアンス	119	低流量システム	281
静肺コンプライアンス	50	テスト肺	277
声門開放	179	電解質異常	168
ゼオライト	286	電気設備	243
舌根沈下	111	電気メス	240
絶対湿度	39	電子伝達系	11
接地極付き2Pコンセント	243	頭蓋内圧亢進	189
浅速換気（呼吸）指数	173, 178	統合失調	179
浅速呼吸	253	同調機能（シンクロナイズ機能）	78
選択的分離換気	235	独立肺換気	235
せん妄	166, 188	トリガ	165
挿管チューブ	202	トリガウィンドウ	89
早期抜管	204, 240	トリガ感度	95
早期リハビリテーション	166	トリガ方式	76
総消費エネルギー量	167		
創傷被覆材	267	**な行**	
相対湿度	38	内因性PEEP	125
送電停止	244	日本呼吸器学会市中肺炎重症度分類	138
蘇生器具	210	ネーザルハイフローシステム	289
		熱傷	240
た行		ネブライザ	44
ターミネーション・クライテリア	80	粘膜線毛運動機能	222
体位変換	225, 239		
代謝性アシドーシス	16, 255	**は行**	
代謝性アルカローシス	17, 189	肺炎	24
代償能力	179	バイオトラウマ	116
代償反応	18	敗血症性ショック	255
多臓器障害	117	肺血栓塞栓症	24
炭酸脱水酵素抑制薬	256	肺高血圧症	285
チアノーゼ型先天性心疾患	285	肺コンプライアンス	260
地域包括ケアシステム	201	肺サーファクタント	189
チェーンストークス呼吸	109	ハイフローセラピー	182
チェックリスト	196, 224	ハイポキシア	13
チャンバ出口温度センサ	225	肺胞死腔	66
チューブ補正	125	肺胞低換気	23, 188
注意喚起ラベル	215	肺保護換気	115
中央配管方式	247	白色ワセリン	267
中枢性睡眠時無呼吸	111	抜管	157, 177
中枢性低換気	183	バッキング	234
調節換気	85	バックアップ換気	92, 99
鎮静	166	バックアップ体制	247
鎮痛	166	バッテリー	245
低一回換気療法	118	発電機	244
低酸素血症	13, 23	発熱	168, 251
低酸素症	23	鼻カニューレ	182, 282
低酸素性肺血管収縮	188	パルスオキシメータ	59
低酸素性肺血管攣縮	25	バロトラウマ	116
定置式超低温液化ガス供給装置	247	ヒータプレート	227

非常電源 ……………………………………… 243
ピストン式 …………………………………… 229
皮膚潰瘍 ……………………………………… 266
皮膚保護材 …………………………………… 267
ヒューマンエラー …………………………… 270
貧血 …………………………………………… 168
頻呼吸 ………………………………………… 251
　頻呼吸警報 ………………………………… 96
ピンホール …………………………………… 237
ファイティング ……………………… 73, 86, 127
フールプルーフ機能 ………………………… 272
フェイスマスク ……………………………… 264
フェイルセーフ機能 ………………………… 273
不穏行動 ……………………………………… 183
腹圧 …………………………………………… 179
浮腫 …………………………………………… 180
フタル酸ジ（2-エチルヘキシル）………… 235
プラトー圧 …………………………………… 50
フリーラジカル ……………………………… 188
フレイルチェスト …………………………… 148
フローセンサ付き加温加湿器 ……………… 224
分圧 …………………………………………… 12
分時換気量 …………………………………… 163
　分時換気量低下警報 ……………………… 258
分泌物 ………………………………………… 234
平均気道内圧 ………………………………… 164
閉塞性換気障害 ……………………………… 145
閉塞性睡眠時無呼吸障害 …………………… 111
ベイビーラングコンセプト ………………… 119
ヘンダーソン・ハッセルバルヒの式 ……… 36
ベンチュリー効果 …………………………… 280
ベンチュリーマスク ………………………… 283
保育器 ………………………………………… 230
泡沫痰 ………………………………………… 231
飽和水蒸気 …………………………………… 39
補助換気 ……………………………………… 85
補助給水機能付きヒータ …………………… 222
補助呼吸筋 …………………………………… 179

ま行

マスク管理 …………………………………… 263
マスクフィッティング ……………………… 263
マスクリーク ………………………………… 264
マニフォールドシステム …………………… 247
慢性2型呼吸不全患者 ……………………… 189
慢性呼吸不全 ………………………………… 21, 189
慢性心不全 …………………………………… 285
ミストリガ …………………………………… 54, 265
無呼吸警報 …………………………… 96, 189, 256
無停電電源 …………………………………… 244
メインストリーム方式 ……………………… 63
メトヘモグロビン …………………………… 62
モビライゼーション ………………………… 142

や行

ユニバーサルデザイン ……………………… 274
陽圧換気 ……………………………………… 71, 111
用手換気装置 ………………………………… 180
予測体重 ……………………………………… 252

ら行

リーク ………………………………………… 56
　リーク圧 …………………………………… 193
　リークテスト ……………………………… 213
　リーク量 …………………………………… 228
リクルートメント手技 ……………………… 189
リクルートメントマニューバー …………… 120
リザーバシステム …………………………… 281
リザーババッグ ……………………………… 208
リザーバマスク ……………………………… 182
離床 …………………………………………… 166
理想体重 ……………………………………… 135
リドカイン局所エアゾール ………………… 240
リハビリテーション ………………………… 161
流量－換気量ループ ………………………… 47
流量－時間波形 ……………………………… 50
流量トリガ …………………………………… 76
リリーフ弁 …………………………………… 230
輪状甲状間膜穿刺 …………………………… 183
ループ利尿薬 ………………………………… 256

臨床工学技士のための人工呼吸療法

2017年8月15日 第1版第1刷発行

編 者	磨田 裕,廣瀬 稔
発行人	影山博之
編集人	向井直人
(企画編集)	三澤裕子
発行所	株式会社 学研メディカル秀潤社 〒141-8414 東京都品川区西五反田 2-11-8
発売元	株式会社 学研プラス 〒141-8415 東京都品川区西五反田 2-11-8
印刷	株式会社 真興社
製本	株式会社 若林製本工場

この本に関する各種お問い合わせ
【電話の場合】●編集内容については Tel. 03-6431-1211(編集部)
　　　　　　　●在庫,不良品(落丁・乱丁)については Tel. 03-6431-1234(営業部)
【文書の場合】〒141-8418　東京都品川区西五反田 2-11-8
　　　　　　　学研お客様センター
　　　　　　　『臨床工学技士のための人工呼吸療法』係

©Gakken Medical Shujunsha Co., Ltd. 2017 Printed in Japan.
●ショメイ：リンショウコウガクギシノタメノジンコウコキュウリョウホウ
本書の無断転載,複製,頒布,公衆送信,翻訳,翻案等を禁じます.
本書に掲載する著作物の複製権・翻訳権・上映権・譲渡権・公衆送信権(送信可能化権を含む)は株式会社 学研メディカル秀潤社が管理します.
本書を代行業者等の第三者に依頼してスキャンやデジタル化することは,たとえ個人や家庭内の利用であっても,著作権法上,認められておりません.
学研メディカル秀潤社の書籍・雑誌についての新刊情報・詳細情報は,下記をご覧ください.
http://gakken-mesh.jp/

JCOPY〈出版者著作権管理機構委託出版物〉
本書の無断複写は著作権法上での例外を除き禁じられています.複写される場合は,そのつど事前に,出版者著作権管理機構(電話 03-3513-6969,FAX 03-3513-6979,e-mail:info@jcopy.or.jp)の許諾を得てください.

カバー・表紙・扉・本文デザイン	糟谷一穂
DTP	株式会社 真興社
編集協力	オズボーン昌子,石井真紀,北谷みゆき,今井 茜